Dr. Alina Hübecker

Ayurveda Diät

Wie du mit indischer und westlicher Medizin ganzheitlich abnimmst und unbeschwert in dein neues Leben startest

riva

Bibliografische Information der Deutschen Nationalbibliothek
Die Deutsche Nationalbibliothek verzeichnet diese Publikation in der Deutschen Nationalbibliografie. Detaillierte bibliografische Daten sind im Internet über http://d-nb.de abrufbar.

Für Fragen und Anregungen
info@rivaverlag.de

Wichtiger Hinweis
Dieses Buch ist für Lernzwecke gedacht. Es stellt keinen Ersatz für eine individuelle medizinische Beratung dar und sollte auch nicht als solcher benutzt werden. Wenn Sie medizinischen Rat einholen wollen, konsultieren Sie bitte einen qualifizierten Arzt. Der Verlag und die Autorin haften für keine nachteiligen Auswirkungen, die in einem direkten oder indirekten Zusammenhang mit den Informationen stehen, die in diesem Buch enthalten sind.

Originalausgabe
1. Auflage 2021

Türkenstraße 89
80799 München
Tel.: 089 651285-0
Fax: 089 652096

Redaktion: Cornelia Lutz
Umschlaggestaltung: Manuela Amode
Umschlagabbildungen: Vorderseite: © Ann Christin Weiß, Foodstyling: Corinna Posny; Rückseite: Stephanie Just
Satz: Satzwerk Huber, Germering
Druck: Florjancic Tisk d.o.o., Slowenien
Printed in the EU

ISBN Print 978-3-7423-1533-5
ISBN E-Book (PDF) 978-3-7453-1202-7
ISBN E-Book (EPUB, Mobi) 978-3-7453-1203-4

Weitere Informationen zum Verlag finden Sie unter

www.rivaverlag.de

Beachten Sie auch unsere weiteren Verlage unter www.m-vg.de

Widmung

Dieses Buch widme ich allen Frauen und Männern, die auf gesunde und natürliche Weise ihr individuelles Idealgewicht erreichen möchten. Außerdem richtet es sich an alle, die ihren Selbstwert lange an ihrer Figur festgemacht haben. Glaube mir, du bist ganz wunderbar, so wie du bist! Da Übergewicht aber deine Gesundheit beeinträchtigen kann, möchte ich dir mit diesem Buch helfen, ganzheitlich in Balance zu kommen und die überschüssigen Kilos auf Dauer mithilfe des Ayurveda loszuwerden.

Inhalt

Vorwort

Hallo du,

schön, dass du den Weg zu mir gefunden hast. Du interessierst dich für ganzheitliche Medizin und möchtest gesund abnehmen? Dieses Buch kann dich hierbei ganz gezielt unterstützen und begleiten. Doch eines möchte ich vorweg klarstellen: In diesem Buch geht es nicht darum, irgendeinem unerreichbaren Schönheitsideal hinterherzujagen. Es geht vielmehr darum, dich in dein individuelles Gleichgewicht zu bringen. Das bedeutet eben auch, dein individuell richtiges Gewicht zu erreichen. Übergewicht ist eine der größten Volkskrankheiten überhaupt. Und damit meine ich nicht, hier und da ein paar Kilos zu viel zu haben. Ich rede davon, wirklich zu dick zu sein, was ein hohes Risiko birgt, an anderen chronischen Krankheiten zu erkranken. Wenn du dich in allen Bereichen deines Lebens ins Gleichgewicht bringst, wird auch dein Gewicht sich anpassen. Du wirst Schritt für Schritt dein persönliches Idealgewicht finden. Du lernst außerdem, welche Faktoren zu deinem Übergewicht geführt haben. Auf diese Weise wirst du nicht nur körperlich arbeiten, sondern auch mental wachsen. Denn auch Abnehmen ist ganzheitlich geprägt. Schließlich bestehen wir nicht nur aus unserem Körper, sondern gleichermaßen aus Seele und Geist. Um gesund und nachhaltig abzunehmen, genügt es oft nicht, nur die Ernährung zu ändern und mehr Sport zu treiben. Bei manchen Menschen mag das klappen, aber mit Sicherheit gelingt es nicht bei allen. Was aber meiner Erfahrung nach allen hilft, ist eine ganzheitliche Sicht auf die Dinge. In diesem Herzensprojekt werden wir also Körper, Seele und Geist in eine gesunde Balance bringen, um so dein passendes Körpergewicht zu erreichen und neue Lebensfreude in dein Leben zu bringen. Durch Ayurveda werden wir den Ursachen für dein Übergewicht auf den Grund gehen, zahlreiche Tipps und Tricks helfen dir gezielt auf deinem Weg. Durch spezielle Yoga-Übungen kannst du Stress reduzieren und in Bewegung kommen. Die Schulmedizin erklärt dir die wissenschaftlichen Grundlagen in Bezug auf dein Übergewicht. Ich wünsche dir von ganzem Herzen viel Spaß und Geduld bei der Umsetzung. Mit vielen kleinen Schritten kannst du dein Ziel erreichen!

Deine Alina

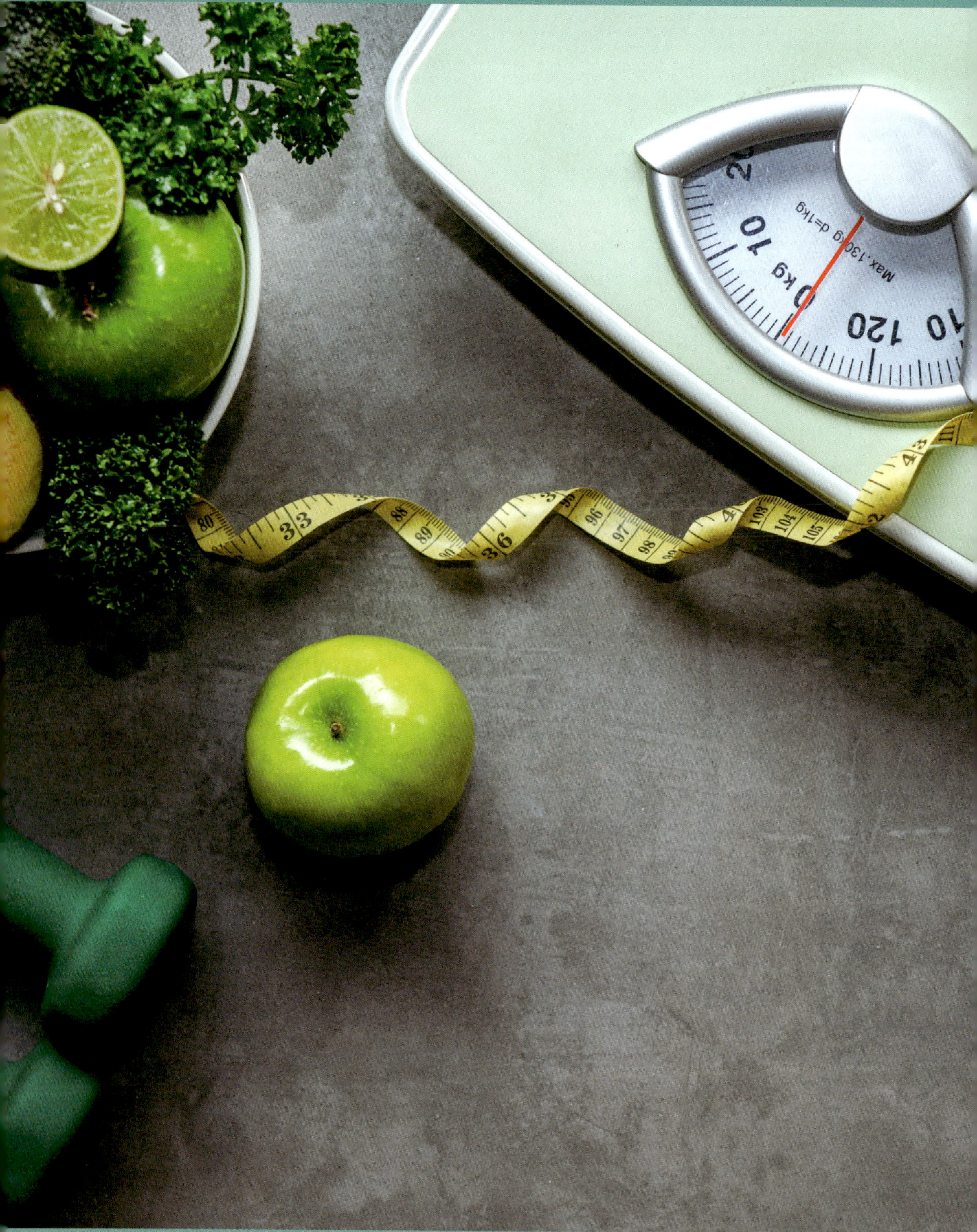

Wie alles begann – *die Geschichte des Übergewichts*

Wir alle haben eine Geschichte. Jeder von uns trägt etwas mit sich herum. Die einen mehr, die anderen weniger. Manche Personen haben mit ihrer Vergangenheit komplett abgeschlossen, andere hängen in ihr fest. Die Vergangenheit definiert uns zwar nicht, aber sie kann uns prägen. Es gibt Gründe, die dazu führen, dass wir an Gewicht zugenommen haben. Ich möchte, dass wir uns in diesem ersten Kapitel dem »Warum« widmen, damit wir die Ursache erkennen. Denn nur, wenn wir wissen, was hinter unserem Gewicht steckt, können wir versuchen, etwas zu ändern. Lass uns daher mit der Geschichte deines Übergewichts starten.

Ursachen von Übergewicht im Ayurveda

Um die Ursachen von Übergewicht, und genau betrachtet auch jeder anderen Erkrankung, im Ayurveda zu verstehen, musst du zunächst den Ayurveda an sich verstehen. Der Ayurveda zählt zu den ältesten naturheilkundlichen Lehren unserer Welt. Er basiert auf den Elementen der Natur und arbeitet ganzheitlich. Er sieht alles im Zusammenhang und erforscht die Ursachen von Krankheit, um nicht nur die Symptome zu behandeln, sondern den Kern der Erkrankung anzugehen. Neben der Behandlung von Erkrankungen kümmert er sich vor allem um den Aspekt der Prävention. In der Schulmedizin erlebe ich häufig, dass Patienten zu mir kommen, die gar nicht wissen wollen, wo ihre Beschwerden genau herkommen. Sie möchten viel lieber die Verantwortung abgeben und einfach von mir geheilt werden. Klar bin ich dankbar für das mir entgegengebrachte Vertrauen. Aber unter uns gesagt: Wie soll ich das denn schaffen? Ich kann Empfehlungen geben, Medikamente verschreiben und meinen Patienten bestmöglich zur Seite stehen, aber im Endeffekt müssen sie selbst die Verantwortung für ihre Gesundheit übernehmen. Ich kann für sie weder die Ernährung umstellen noch zum Sport gehen. Ich kann ihnen sagen, dass sie das machen müssen, um fit und gesund zu bleiben. Aber ich kann es nicht für sie ausführen. Und genauso bist auch du für deine Gesundheit zuständig. Den ersten Schritt hast du getan: Du hast dir dieses Buch gekauft und dir damit selbst bewiesen, dass du Verantwortung übernehmen möchtest. Dafür darfst du dir gerne auf die Schulter klopfen!

Zurück zum Ayurveda. Ayurveda ist das indische Medizinsystem, das über mehr als 5000 Jahre erfolgreich angewendet wird. Es bekämpft nicht nur Krankheiten, sondern beugt diesen mithilfe von Ernährung, Lebensstil, Bewegung, Achtsamkeit, Heilkräutern und manueller Therapie vor. Um den Ayurveda zu verstehen, musst du deine Umwelt verstehen. Laut Ayurveda wirken fünf Elemente in unserer Natur: Raum (Äther), Luft, Feuer, Wasser und Erde. Du findest diese Elemente in jedem Lebewesen, in jedem Gegenstand und sogar in jeder kleinsten Zelle. Raum bildet unter diesen fünf Elementen das Hauptelement, denn ohne Raum kann nichts existieren. Raum ist ein ziemlich subtiles Element, weil du es nicht greifen kannst – und trotzdem ist es da. Wir können uns bewegen, weil Raum um uns herum ist. Wir leben hier auf dieser Erde, weil es einen Kosmos gibt, einen riesigen Raum. Das zweite Element ist Luft. Ohne Luft könnten wir nicht leben. Schließlich brauchen wir Sauerstoff, damit unser Körper funktioniert. Die Elemente Luft und Raum findest du nicht nur in der Umwelt, sondern auch in deinem Körper. Du bist ein Teil dieser Umwelt, ein Teil der Natur, und so wirken auch alle Elemente in dir selbst. In unserem Körper brauchen wir beispielsweise Luft und Raum für alle Bewegungsabläufe. Ohne Luft zwischen unseren Knochen wäre eine Bewegung nicht möglich. Ohne Raum zwischen unseren Gewebeschichten könnten diese sich nicht unabhängig voneinander bewegen. Ohne Raum und Luft in unserem Bauch könnten sich weder Magen, Darm noch unsere Lungen füllen. Bewegung ist übrigens nur möglich, wenn der Impuls von unserem Gehirn zu unseren Muskeln gelangt. Deshalb zählt auch unser gesamtes Nervensystem zu den Elementen Luft und Raum.

Kommen wir zum nächsten Element, dem Feuer. Feuer ist in deinem Körper die Kraft, etwas umzuwandeln. Das Feuerelement ermöglicht es dir, Nahrung zu verstoffwechseln und die Nährstoffe deinem Körper zugänglich zu machen. Diesen Verarbeitungsprozess kannst du dir auch außerhalb deines Magen-Darm-Trakts vorstellen. Denn deine Gedanken, Erfahrungen und Erlebnisse müssen ebenso verarbeitet werden. Auch hierfür ist das Feuer in deinem Körper zuständig. Wasser ist das nächste wichtige (und zugleich fließende) Element. Wir bestehen zu etwa 75 Prozent aus Wasser. Wir brauchen dieses flüssige Element, um die Nährstoffe von A nach B zu transportieren; aber auch, um Zellen aufrechtzuerhalten. Jede einzelne Zelle deines Körpers ist mit Flüssigkeit gefüllt. Ohne Wasser wäre ein Leben undenkbar. Erde ist das fünfte Element. Sie verleiht allem, was ich bisher beschrieben habe, eine Struktur. Das Erdelement schafft Körperformen und -aufbau. Erde ist nicht subtil, sondern manifestierte Energie. Deine Muskeln, deine Knochen, deine Organe sind perfekt aufgebaute Körperteile, die durch das Erdelement zusammengehalten werden.

Um die Lehre der Elemente zu vereinfachen, greift der Ayurveda auf die Doshas zurück. Die Doshas sind unsere drei Bioenergien, die je zwei Elemente vereinen. Vata beinhaltet Luft und Raum, Pitta besteht aus Feuer und wenig Wasser, und Kapha vereint Wasser und Erde. Aus diesen Zusammenschlüssen ergeben sich gewisse Eigenschaften, die dir später helfen werden zu verstehen, wie Krankheiten im Körper entstehen und wie du die Ursache erkennst, um diese zu behandeln. Diese Elemente beziehungsweise die Doshas (und ihre spezifischen Eigenschaften) bringen auch Licht in die Ursachen und die Behandlung von Übergewicht oder Fettleibigkeit. Viele Menschen denken, Übergewicht sei eine reine Kapha-Störung. Schließlich steht Kapha für den anabolen, also den gewebeaufbauenden Prozess. Doch auch durch ein Übermaß am Raumelement kann Übergewicht entstehen. Unser Körper dehnt sich aus, nimmt neuen Raum ein. Bevor ich aber zu viel verrate, darfst du im nächsten Abschnitt mithilfe der Konstitutionsanalyse zuerst einmal testen, welche Anteile in dir schlummern.

Konstitutionsanalyse – der Dosha-Test

Wusstest du eigentlich, wie einzigartig du bist? Du bestehst aus ganz individuellen Anteilen der fünf Elemente beziehungsweise der drei Doshas. Das ist sozusagen wie bei deinem Fingerabdruck: Du bist unverwechselbar. Es gibt Körpermerkmale, die du durch genetische Anlagen geerbt hast. Vielleicht bist du eher klein wie deine Eltern. Oder dein Körper neigt zu einem schlechteren Stoffwechsel wie bei deinen Geschwistern. Alles, was schon von klein auf besteht, alles, was an deinem Körper unveränderlich ist, ist das, was dich ausmacht. Dieses volle Potenzial, das du erreichst, wenn du vollkommen im Gleichgewicht bist, nennt sich Prakriti und wird oft als Grundkonstitution bezeichnet. Du kannst sie bei dir erkennen, wenn du dich lediglich auf unveränderliche Merkmale konzentrierst. Anteile deines Körpers, wie deine Haarfarbe oder die Trockenheit deiner Haut beziehungsweise dein Verhalten, können durch Erziehung oder Ernährungs- und Lebensstilgewohnheiten verändert werden. Sie bilden daher nicht die beste Grundlage, um deine Prakriti herauszufinden. Diese veränderlichen Anteile deines Körpers können aber ein guter Hinweis auf eine Disbalance sein, welche als Vikriti (Ungleichgewicht oder Störung der Doshas) bezeichnet wird. Prakriti beschreibt also dein Gleichgewicht, in dem du in voller Gesundheit, Vitalität und Zufriedenheit leben kannst, wohingegen deine Vikriti ein Zustand ist, der dich belastet und zu Krankheit führen kann. Veränderlich ist natürlich auch deine Verdauung, dein Appetit oder dein Schlaf. Dennoch geben diese Aspekte Hinweise auf deine Prakriti. Wenn du seit du denken kannst einen unregelmäßigen Appetit hast, unter einer unregelmäßigen Verdauung leidest oder noch nie wirklich durchschlafen konntest, können das einerseits Hinweise darauf sein, dass du ein extrem starker Vata-Typ bist oder dass der Vata-Anteil in deinem Körper schon seit Längerem aus dem Gleichgewicht ist. Deshalb ist dieser Test in zwei Teile geteilt: Der eine wird auf unveränderliche Anteile eingehen, der andere bezieht sich auf die veränderlichen. Die Gewichtung ist 2:1, sodass dem unveränderlichen Anteil eine größere Bedeutung zukommt als dem veränderlichen. Ich weiß, dass die Selbsteinschätzung hier häufig problematisch sein kann. Tests geben oft einen guten Hinweis auf die Konstitution, wenn du aber ganz sichergehen möchtest, kannst du über meine Website einen Termin mit mir vereinbaren: www.dralinahuebecker.com.

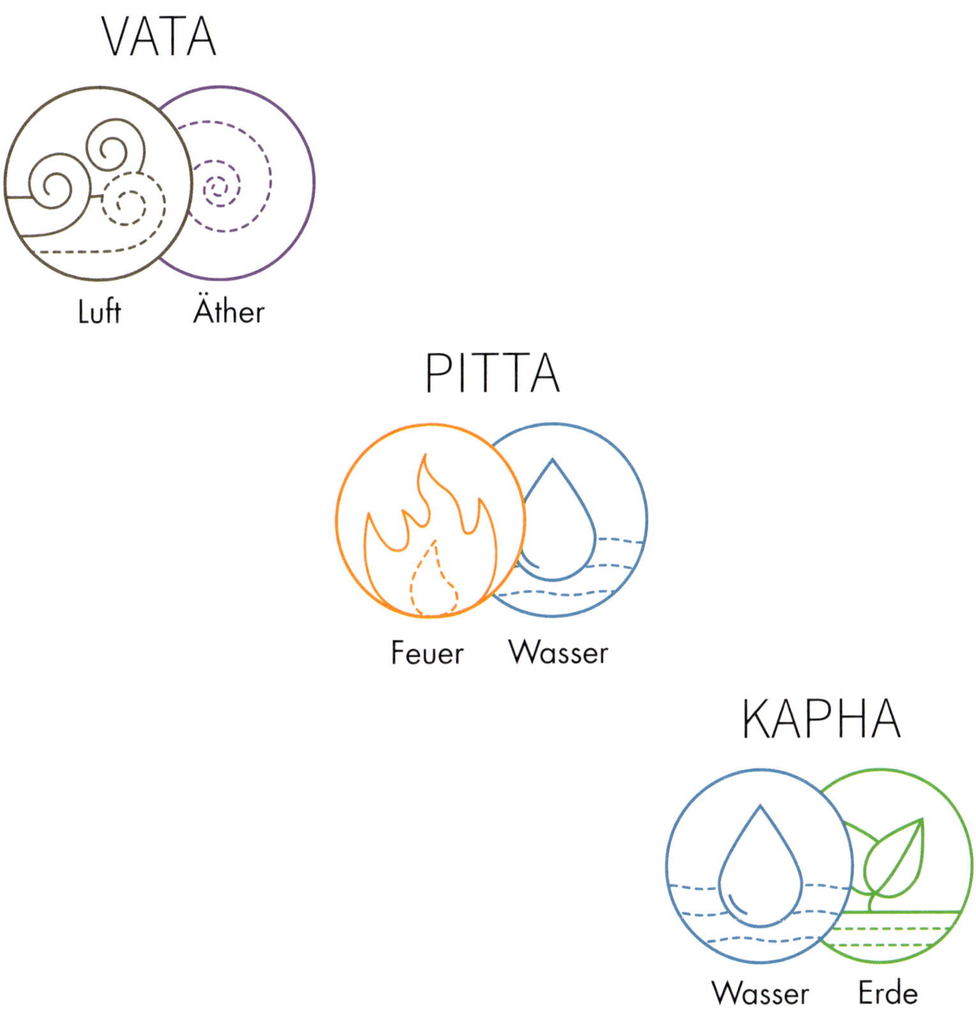

Teil 1: Unveränderliche Anteile

	VATA	PITTA	KAPHA
Körperbau	○ dünn, schmal, feingliedrig, hervorstechende Sehnen, Gefäße und Knochen	○ mittlerer Körperbau, sportlich	○ stark, stämmig, gut ausgebildet, kein Durchscheinen von Sehnen, Gefäßen oder Knochen
Körpergröße	○ sehr groß und schlaksig oder sehr klein	○ mittelgroß	○ groß
Körperformen	○ länglich	○ oval, kantig	○ rund
Haut	○ dünn	○ mittel	○ dick
Gelenke	○ schmal	○ mittel	○ groß und stabil
Gesicht	○ markante Wangenknochen, länglich, asymmetrisch	○ rötliche Wangen, markante Gesichtszüge	○ symmetrisch, große, breite Formen
Augen	○ kleine Augen, nicht vollständig geöffnet, schnelle Bewegungen, dunkelbraun, ausgedünnte Wimpern, schmale Augenbrauen	○ leuchtend, grün oder blau, mittelgroß, mandelförmig, durchdringender Blick	○ große Augen, helleres Braun, dicke Wimpern, ruhiger Blick
Nase	○ schief, klein oder groß, länglich	○ gerade Nase, vorne etwas spitz	○ breite gerade Nase
Lippen	○ schmal	○ mittel	○ groß und füllig

	VATA	PITTA	KAPHA
Zähne	◯ schmal, länglich, schief	◯ mittelgroß, quadratisch, etwas gelblich	◯ groß und weiß, gerade
Kinn	◯ schmal und eckig	◯ spitz	◯ rund
Haarstruktur	◯ lockig, kraus, schwer zu bändigen, unregelmäßiger Haaransatz	◯ glatt und mitteldick, Geheimratsecken und früh ergrauend	◯ dickes Haar mit Naturwelle, gleichmäßiger Haaransatz
Haarfarbe	◯ dunkel	◯ hell, rötlich	◯ hellbraun
Hals	◯ langer, dünner Hals	◯ mittelgroßer Hals mit muskulösem Nacken	◯ breiter Hals
Brust	◯ flache Brust, eventuell eingefallen	◯ mittelgroß und muskulös	◯ breit und üppig
Hüfte	◯ schlanke Hüfte, Knochen sichtbar	◯ mittelbreit	◯ breit und kräftig
Hände	◯ schmal, längliche Finger, Gefäße, Knochen, Sehnen sichtbar, längliches Nagelbett	◯ mittelgroße Hand, quadratisches Nagelbett	◯ große Hände, keine Knochen, Gefäße oder Sehnen sichtbar

Teil 2: Veränderliche Anteile

	VATA	PITTA	KAPHA
Gewicht	◯ dünn, schnelles Abnehmen, langsames Zunehmen	◯ mittleres Gewicht, schnelles Zunehmen, schnelles Abnehmen	◯ Neigung zu Übergewicht, schnelles Zunehmen, langsames Abnehmen
Hautbeschaffenheit	◯ trocken, blass, rissig, rau	◯ warm, feucht, rosig, Sommersprossen, Muttermale, Neigung zu Pickeln	◯ fest, glatt, feucht, kalt
Haarbeschaffenheit	◯ trocken, spröde, dünn	◯ fettig, Haarausfall	◯ kräftig
Lippenzustand	◯ trocken, rissig	◯ rot	◯ glatt, ölig
Schweiß	◯ geringe Schweißproduktion	◯ starke Schweißproduktion	◯ geringe Schweißproduktion, kaltschweißig
Appetit	◯ unregelmäßig	◯ sehr groß	◯ mittel, aber stetig
Verdauung	◯ unregelmäßig, Neigung zu Verstopfung	◯ schnell und gut, Neigung zu Durchfall	◯ langsam und träge, voluminös, schleimig
Schlaf	◯ wenig, unterbrochen, Zähneknirschen	◯ meist gut, teils Einschlafprobleme, Neigung zu spätem Zubettgehen, 7 bis 8 Stunden	◯ guter, langer und tiefer Schlaf

	VATA	PITTA	KAPHA
Sprechweise	○ schnell und unstrukturiert	○ klar und strukturiert, gute Argumentationsführung	○ moderat und langsam
Körperkraft	○ schwach	○ gute Körperkraft	○ gute Ausdauer
Immunsystem	○ schwach	○ mittel	○ stark
Temperaturempfinden	○ friert sehr schnell	○ friert fast nie, verträgt Hitze nicht so gut	○ friert schnell
Gedächtnis	○ gutes Kurzzeitgedächtnis, Langzeitgedächtnis weniger gut	○ Kurzzeit- und Langzeitgedächtnis gut	○ Kurzzeitgedächtnis weniger gut, Langzeitgedächtnis sehr gut
Emotionen	○ Angst, Nervosität, wechselnd	○ Wut, Aggressionen, leidenschaftlich, aufbrausend	○ Geduld, Toleranz, glücklich, zufrieden

Zähle die Antworten, die du im ersten Teil bei Vata angekreuzt hast, multipliziere sie mal 2. Zähle dann die Antworten, die du im zweiten Teil bei Vata angekreuzt hast. Addiere sie zu den Punkten aus dem ersten Teil. Trage die Gesamtzahl hier ein:

Zähle die Antworten, die du im ersten Teil bei Pitta angekreuzt hast, multipliziere sie mal 2. Zähle dann die Antworten, die du im zweiten Teil bei Pitta angekreuzt hast. Addiere sie zu den Punkten aus dem ersten Teil. Trage die Gesamtzahl hier ein:

Zähle die Antworten, die du im ersten Teil bei Kapha angekreuzt hast, multipliziere sie mal 2. Zähle dann die Antworten, die du im zweiten Teil bei Kapha angekreuzt hast. Addiere sie zu den Punkten aus dem ersten Teil. Trage die Gesamtzahl hier ein:

Das Dosha, bei dem du die meisten Punkte hast, ist mit großer Wahrscheinlichkeit deine Konstitution. Denke bei der Auswertung des Tests daran, dass du grundsätzlich immer alle drei Prinzipien in Körper und Geist vereinst. Es können ein oder zwei Doshas dominieren und so deiner Grundkonstitution entsprechen. Ganz selten kommt es vor, dass alle drei Doshas im Gleichgewicht vorhanden sind – solche Konstitutionstypen werden Tridosha genannt.

Alle Elemente vereint – die Konstitutionstypen

Nachdem du die Elemente und deine Konstitution kennengelernt hast, ist es an der Zeit, mehr über die Doshas zu erfahren. Grundsätzlich vereinst du immer alle Doshas in deinem Körper. Niemand besitzt nur Vata, nur Pitta oder nur Kapha. Wir sprechen zwar von Vata-, Pitta- oder Kapha-Typen, das bedeutet aber nur, dass eines der Doshas überwiegt. Besitzt du zum Beispiel 10 Prozent Kapha, 15 Prozent Vata und 75 Prozent Pitta, dann würde man dich als Pitta-Typ bezeichnen. Das bedeutet, du hast viele feurige Eigenschaften und neigst dazu, eine Pitta-Störung zu entwickeln. Wenn das passiert, nimmt dein Pitta im Körper zu, und du tendierst zu Entzündungen, Aggressionen oder Durchfall. Gehen wir die einzelnen Doshas und ihre Eigenschaften einmal gemeinsam durch und beleuchten, inwiefern diese am Übergewicht beteiligt sein können.

Das Vata-Dosha und seine Beteiligung am Übergewicht

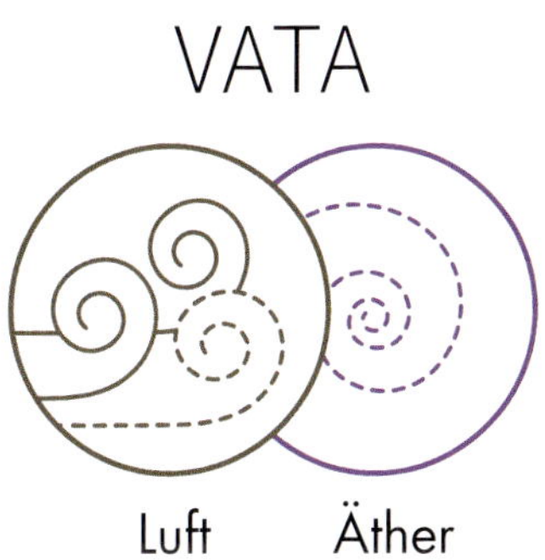

Das Vata-Dosha setzt sich aus den Elementen Luft und Raum zusammen. Vata-Typen sind ständig in Bewegung, sowohl körperlich als auch geistig, und haben oft kleine, zierliche, aber auch längliche Körperformen. Dadurch können sie sowohl sehr klein als auch sehr groß und schlaksig sein. Sie neigen dazu, ein niedriges Gewicht zu halten und nehmen schneller ab als zu. Ihre Hände sind meist knochig mit länglichen Formen. Die Gefäße, Sehnen und Knochen scheinen durch die dünne Haut durch. Die Gelenke sind schmal und flexibel. Sie neigen dazu, ihre Gelenke zu überstrecken, und haben dann teils Probleme mit Schmerzen in Knien oder Handgelenken. Die Kopfform ist klein oder länglich, mit interessanten, teils asymmetrischen Gesichtszügen. Auch eine große Charakternase ist nicht selten. Die Lippen sind schmal, trocken und teils sogar rissig. Die Haare sind eher dünn, widerspenstig und lockig. Das Raumelement verleiht Vata-Typen dunkle Farben, sodass hier häufig eine dunkle Augen- und Haarfarbe vorhanden ist. Die Dunkelheit des Raumelements schlägt sich auch auf den Nachtschlaf nieder. Vata-Naturen haben schon in jungen Jahren Probleme mit Albträumen und unterbrochenem Schlaf. Sie haben häufig sowohl unregelmäßigen Appetit als auch eine unregelmäßige Verdauung. Das Luftelement kann Trockenheit im Darm fördern und auf diese Weise zu Verstopfung führen.

Luft und Raum gelten als kalte Elemente. Dementsprechend frieren Vata-Typen sehr schnell und brauchen schneller als andere Menschen eine Decke oder einen zusätzlichen Pullover. Mentale Eigenschaften von Vata sind vor allem die übermäßige Begeisterungs- und Anpassungsfähigkeit, Kreativität und Empathie. Aber auch Ängstlichkeit, Unsicherheit, Unentschlossenheit und Nervosität können bei Vata-Typen schnell auftreten, was den Nachtschlaf negativ beeinflussen kann. Vata-Menschen sind sehr luftige und sprunghafte Naturen. Ideen kommen genauso schnell, wie sie wieder verworfen werden. Ordnung und Struktur fallen diesen Typen eher schwer. Reisen, Kultur, Musik und Kunst sind große Interessengebiete eines Vata-Typs. Sie haben oft einen großen Freundeskreis und viele Bekanntschaften.

Wie kann nun ein zierlicher Vata-Typ, der tendenziell schneller ab- als zunimmt, Übergewicht entwickeln? Ich habe dir vor dem Dosha-Test erklärt, dass auch eine Zunahme des Raumelements für ein erhöhtes Gewicht sorgen kann. Das kann einerseits an körperlichen, andererseits an mentalen Problemen liegen. Ich möchte im Folgenden die verschiedenen Ursachen mit dir gemeinsam durchgehen, damit du im zweiten Teil des Buchs verstehst, warum du die jeweiligen Ernährungs- und Lebensstiländerungen vornehmen solltest. Vata-Typen neigen dazu, unregelmäßig Nahrung aufzunehmen, und vergessen dabei häufig auch zu trinken. Durch diese Unregelmäßigkeit kann es passieren, dass der Körper zum Essenszeitpunkt gar nicht bereit zur Nahrungsaufnahme ist. Beispielsweise kann ein sehr spätes Essen den nächtlichen Schlaf und damit die Regeneration und Stressverarbeitung stören. In einer Studie von Wissenschaftlern des King's College London und der University of São Paulo, die im »British Journal of Nutrition« veröffentlicht wurde, konnte festgestellt werden, dass ein unregelmäßiges Essverhalten der Gesundheit unseres Körpers schadet. Ähnliche Ergebnisse zeigten sich bei Menschen, die ihre Mahlzeiten immer in Eile einnehmen oder erst spät abendessen. Viele Stoffwechselvorgänge unseres Körpers unterliegen einem zirkadianen Rhythmus (Tagesrhythmus) und können durch eine unregelmäßige Nahrungsaufnahme behindert werden. Nahrung wird dann nicht gut verstoffwechselt, unsere Verdauung belastet, und Giftstoffe sammeln sich in unserem Körper an.

Außerdem führt diese unregelmäßige Nahrungsaufnahme, zusammen mit der generellen Trockenheit des Vata-Doshas, zu chronischen Verdauungsproblemen wie Verstopfung, Blähungen und Nahrungsmittelunverträglichkeiten. Dies resultiert wiederum in Problemen mit der Nährstoffverwertung, die dafür sorgen, dass unser Stoffwechsel nicht optimal funktioniert, und die zudem den Hunger fördern. Denn: Ist unser Körper nicht optimal mit Nährstoffen versorgt, versucht er über das Hungersignal, mehr Nahrung (und somit mehr Nährstoffe) einzufordern. Das Problem hierbei ist, dass nicht unbedingt die Nahrung, die wir zu uns geführt haben, schuld am Nährstoffmangel ist, sondern vielmehr die Insuffizienz unseres Verdauungstrakts – die Nahrung kann nicht ausreichend verwertet werden!

Wichtig für dich zu wissen ist, dass die oben genannten Störungen auch dann auftreten können, wenn du kein Vata-Typ bist. Da du immer Anteile aller Bioenergien besitzt, kann Vata generell durch innere und äußere Einflüsse im Körper zunehmen. Was passiert, wenn dein Vata überhandnimmt? Dann entwickelt sich eine Vata-Störung. Mögliche Folgen sind etwa Verdauungsprobleme, aber auch mentale Auswirkungen. Ängste, Erschöpfung und Nervosität können zu »emotionalem Essen« führen. Das bedeutet, du isst nicht, um dich zu nähren, sondern um Emotionen zu unterdrücken. Mit großer Wahrscheinlichkeit läuft dieser Prozess unterbewusst ab. Du denkst vielleicht: »Mein Arbeitstag war so anstrengend, jetzt habe ich mir ein Stück Schokolade verdient!« Oder: »Ich fühle mich heute so schlecht, da möchte ich nicht mehr kochen, sondern mir etwas gönnen!« Wir essen in solchen Momenten, ohne dass wir Hunger haben. Meist ist es etwas Süßes oder Salziges, denn das reduziert den Einfluss von Vata in unserem Körper. Machen wir das über viele Jahre hinweg, stören wir unser Gleichgewicht – und dies kann zu Übergewicht führen. Dieses Belohnungssystem hast du möglicherweise über viele Jahre gelernt, und es mag zunächst schwerfallen, dieses wegzulassen. Es ist oft ein langwieriger Veränderungsprozess. Aber keine Sorge: Auf dieses Thema werde ich später im Buch nochmals eingehen und dir Tools an die Hand geben, wie du dich aus diesem Teufelskreis befreien kannst.

Ein letzter Aspekt, der vor allem bei Vata-, aber auch bei Pitta-Störungen häufig auftritt, ist der Cortisolüberschuss. Durch emotionalen oder körperlichen Stress erhöhen wir unser Cortisollevel. Ist dies dauerhaft erhöht, führt das zu Verdauungs- und Stoffwechseleinbußen. Auch auf dieses Thema komme ich noch einmal zurück. Wie sieht es nun mit der Beteiligung von Pitta aus, wenn du an Übergewicht leidest?

Das Pitta-Dosha und seine Beteiligung am Übergewicht

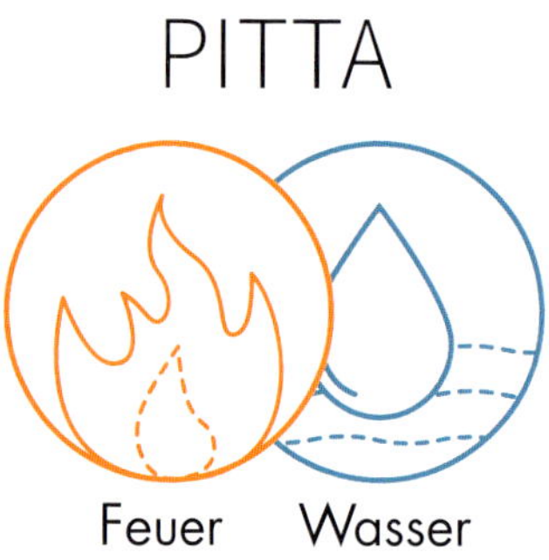

Pitta vereint die Elemente Feuer und (wenig) Wasser. Pitta-Typen sind die typischen Macher. Sie sind meist mittelgroß und besitzen auch ansonsten mittlere, ovale bis quadratische Körperformen. Sie haben meist keine Probleme mit der Verdauung und somit auch selten Probleme mit dem Gewicht, trotz des stark ausgeprägten Hungergefühls. Bekommen sie nicht regelmäßig große Mahlzeiten, können sie auch mal ungehalten werden. Wenn sie doch einmal ein, zwei Kilos zugenommen haben, nehmen sie in der Regel schnell wieder ab. Sie neigen eher zu entzündlichen Erkrankungen, etwa zu Diarrhöen. Pitta-Hände sind meist mittelgroß mit teils geröteter Haut. Die Gelenke sind weder schmal noch groß. Ihre Muskulatur ist gut ausgeprägt, und durch ihren Ehrgeiz findet man sie häufig im Profisportbereich. Sie besitzen eine gute Körperkraft und Ausdauer. Die Kopfform ist mittelgroß, mit kantigen, aber symmetrischen Gesichtszügen. Auf der Haut finden sich häufig Sommersprossen oder Muttermale sowie Rötungen und Unreinheiten. Sowohl die Wangen als auch die Augen können gerötet erscheinen. Das Feuerelement verleiht ihnen dennoch strahlende, mandelförmige Augen in Blau- oder Grüntönen. Die Lippen sind mittelgroß mit einem wohlgeformten Lippenherz. Die Haare sind glatt, hell und weder besonders dünn noch auffallend dick. Auch die rötlichen Haarfarben werden Pitta zugeordnet. Wenn das Feuer zu groß wird, leiden Pitta-Typen unter frühem Ergrauen oder gar Haarausfall. Pitta-Naturen haben meist einen guten Nachtschlaf, gehen allerdings häufig zu spät ins Bett. Sie neigen dazu, bis spät in die Nacht zu arbeiten oder aktiv zu sein. Feuer ist das heißeste Element. Das bringt sehr viel körperliche und mentale Hitze mit sich. Mentale Eigenschaften von Pitta sind dementsprechend Leidenschaftlichkeit, scharfsinnige Intelligenz und Selbstbewusstsein. Aber auch Wut, Aggression, Pessimismus und Konkurrenzdenken können bei Pitta-Typen auftreten. Diese Eigenschaften können die Gesundheit negativ beeinflussen. Pitta-Menschen brauchen Sport, um auch Emotionen verarbeiten zu können. Was den Sozialkontakt angeht, haben sie oft einen festen Freundeskreis über lange Jahre bestehend, mit dem sie sich gern austauschen.

Wie kann es bei einer so sportlichen Konstitution zu Übergewicht kommen? Neben einer Vata-Störung kann es durch eine Ansammlung von Feuer im Körper auch zu einer Pitta-Disbalance kommen. Wenn das Feuer in deinem Körper zunimmt, hast du zunächst einen übersteigerten Appetit. Das bedeutet, du isst mehr oder auch größere Portionen. Wenn du dir deine Verdauung wie ein Lagerfeuer vorstellst, weißt du, was passiert, wenn du zu viel Holz aufs Feuer legst. Genau, das Feuer erlischt. In deinem Fall heißt das, dass du die Nahrung, die du gerade zu dir genommen hast, nicht gut genug verstoffwechseln kannst. Nahrungsmittelrückstände bleiben zurück, belasten deinen Körper und können zu Übergewicht führen. Außerdem: Wer ständig brennt, kann irgendwann ausbrennen. So ist es nicht verwunderlich, dass vor allem Pitta-Typen Probleme mit Burn-out haben. Sie arbeiten hart und viel, um den gewünschten Erfolg zu erreichen. Und dabei ist es egal, um welchen Lebensbereich es sich handelt. Übermäßige körperliche Anstrengung kann genauso gut zum Ausbrennen führen wie übermäßiger Stress im Arbeitsleben. In der Anfangsphase finden wir meist einen erhöhten Cortisolspiegel, während es im späteren Verlauf zu einem Cortisolmangel kommen kann. Das liegt vor allem an einer Nebennieren-Ermüdung, die durch massiven Stress mit unzureichenden Erholungsphasen ausgelöst wird. Akuter wie auch chronischer Stress sind Alarmsignale für den Körper und werden von diesem immer als Erstes behandelt. Das bedeutet, die Stresshormon-Achse nimmt Einfluss auf weitere Organsysteme unseres Körpers, wie zum Beispiel auf die Schilddrüse, die dein innerer Motor ist und die einen großen Einfluss auf die Gewichtsabnahme besitzt. Bei einer Nebennierenschwäche wird es dir nichts bringen, mehr Sport zu treiben, um deinen Kalorienverbrauch zu erhöhen. Das sorgt eher für den gegenteiligen Effekt. Wenn du dich in diesem Szenario wiedererkennst, solltest du mit deinem behandelnden Arzt sprechen und gegebenenfalls eine Hormontestung in Erwägung ziehen.

Das Kapha-Dosha und seine Beteiligung am Übergewicht

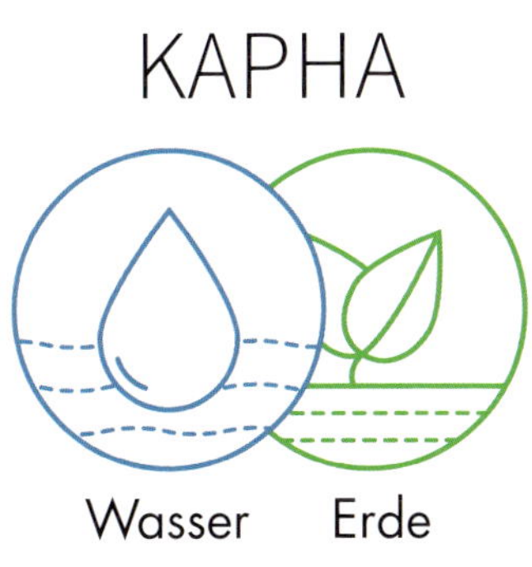

Das Kapha-Dosha besteht aus den Elementen Wasser und Erde. Kapha-Typen sind meist ausgeglichen, zufrieden und der Fels in der Brandung. Sie sind in der Regel groß und besitzen große, rundliche Körperformen. Sie sind in ihrem Verhalten und Auftreten eher langsam und gemächlich; genau das spiegelt sich auch in ihrer Verdauung wider. Appetit ist ein ständiger Begleiter, Hunger eher weniger vorhanden. Sie können durchaus auf eine Mahlzeit verzichten, ohne Energie einzubüßen. Kapha-Typen nehmen schneller zu als ab, weshalb viele Menschen denken, dass alle Kapha-Menschen übergewichtig sind. Es ist jedoch viel mehr so, dass sie neben Fettgewebe auch Muskelgewebe schnell aufbauen. Kapha ist nicht der alleinige Grund für Übergewicht, kann aber bei einer Disbalance Ursache sein. Kapha-Hände sind meist groß, ohne dass Knochen, Sehnen oder Gefäße durchscheinen. Generell haben sie eine feste, kalte und weiche Haut mit festem Bindegewebe. Auch die Gelenke sind groß, und ihre Muskulatur ist gut ausgeprägt. Sie sind im Bereich Sport nicht die ehrgeizigsten Menschen und bevorzugen ausdauernde Sportarten. Sie besitzen eine sehr gute Körperkraft und Ausdauer. Die Kopfform ist groß und rund mit weichen, harmonischen sowie symmetrischen Gesichtszügen. Die Haut ist meist hell und frei von Unreinheiten. Sie haben große, kastanienbraune Augen mit einem liebevollen Blick. Die Lippen sind groß und füllig. Die kastanienfarbenen Haare erscheinen glatt oder gewellt, sind stark und dick. Kapha-Naturen haben in der Regel einen guten Nachtschlaf und schlafen gerne lange. Frühes Aufstehen ist für Kapha mühsam, aber aus ayurvedischer Sicht wünschenswert. Mentale Eigenschaften von Kapha sind Zufriedenheit, Harmonie und Ausgeglichenheit. Sie gehen die Dinge gerne ruhig und gewissenhaft an. Sie neigen zu körperlicher und mentaler Trägheit, was zu einer trägen Verdauung und Lethargie führen kann. Sie brauchen Sport und geistige Aufgaben (etwa eine neue Sprache lernen), um dieser Trägheit zu entkommen. Sie haben oft wenige Bezugspersonen, dafür aber sehr gute.

Diese Trägheit ist der Grund, warum Kapha-Typen häufig an Übergewicht leiden. Trägheit kann dich aber auch beeinflussen, wenn du kein Kapha-Typ bist, sondern durch besondere Einflüsse das Kapha in deinem Körper gefördert hast. Durch einen langsamen Stoffwechsel und eine langsame Verdauung kann dein Körper die Nahrung nicht verwerten und Fettzellen vermehren sich. Die mentale Trägheit kann zu verminderter Motivation und reduziertem Bewegungsdrang führen, wodurch du lieber zu Hause auf dem Sofa bleibst, als nach dem Abendessen noch eine Runde spazieren zu gehen. Ein verminderter Stoffwechsel sowie eine träge Verdauung in Kombination mit Bewegungsmangel und ständigem Appetit ist eine äußerst ungünstige Mischung, wenn es um dein Gewicht geht. Aber auch in dem Fall werde ich dir Tipps und Tricks verraten, wie du dich in Balance bringen kannst. Als Kapha-Typ wirst du vermutlich niemals spindeldürr werden. Aber ganz ehrlich, das ist auch nicht das Ziel des Abnehmens! Das Ziel ist nicht, jeden Knochen an deinem Körper erkennen zu können. Wünschenswert ist vielmehr, dein ganz individuelles Idealgewicht zu erreichen und zu halten. Und als Kapha-Typ bedeutet dies eben, eine harmonisch geformte, rundliche Figur zu haben, die gesundheitlich vollkommen förderlich ist!

Mischtypen

Vielleicht hast du dich aufgrund deines Testergebnisses gefragt, was du für ein Konstitutionstyp bist, wenn du bei zwei Doshas eine annähernd identische Punktzahl besitzt. Dann bist du mit großer Wahrscheinlichkeit ein Mischtyp. Es wirken immer alle drei Bioenergien in deinem Körper, die Anteile sind allerdings individuell unterschiedlich ausgeprägt. Hast du beispielsweise Vata und Pitta sehr ausgeglichen, entspricht das einem Vata-Pitta-Typ. Bei zwei ausgeglichenen Doshas kannst du aber auch ein Pitta-Kapha- oder ein Vata-Kapha-Typ sein. In seltenen Fällen sind die Bioenergien in deinem Körper von Natur aus so ausgeglichen, dass du ein sogenannter »Tridosha« bist, also ein Vata-Pitta-Kapha-Typ. Wenn du weißt, welche Eigenschaften mit den Einzeltypen einhergehen, kannst du dir daraus ableiten, welche Merkmale dein Körper von dem jeweiligen Typ besitzt.

Wodurch zeichnen sich Vata-Pitta-Typen aus? Durch die Kombination aus Luft, Raum und Feuer sind Vata-Pitta-Typen oft lebendig und dynamisch. Der Vata-Einfluss verleiht ihnen Empfindsamkeit, wohingegen Pitta mit dem nötigen Feuer gegensteuert. Um dir den Einfluss der beiden Doshas bildlich vorzustellen, habe ich ein kleines Beispiel für dich. Stell dir noch einmal das Pitta-Lagerfeuer vor. Was geschieht mit Feuer, wenn Wind dazukommt? Wenn der Wind nicht zu stark bläst, kann er das Feuer antreiben und aufrechterhalten. Weht der Wind jedoch zu stark, kann das Feuer unterdrückt werden und erlöschen. Dieses Prinzip verleiht Vata-Pitta-Typen Wechselhaftigkeit und Impulsivität. Körperlich gesehen sind Vata-Pitta-Typen mittelgroß und sportlich. Die kantigen Züge von Pitta werden durch Vata feiner. Je nachdem, welches Dosha überwiegt, kann der Körper eher feingliedrig oder kraftvoll gebaut sein. Grundsätzlich sind das Aussehen und der Charakter eine Mischung beider Doshas. So können rote, blonde oder auch dunkelbraune Haare auftreten, die Augenfarbe entweder leuchtend hell oder tiefdunkel sein. Im Herbst, wenn das Vata-Dosha in der Natur zunimmt, sollte dieser Mischtyp zur Ruhe kommen und Stress reduzieren. Im Sommer ist es wichtig, auf intensives Sonnenbaden zu verzichten und emotionale Reizbarkeit loszulassen. Vata verleiht diesem Mischtyp Ideenreichtum, wohingegen Pitta das notwendige Durchsetzungsvermögen mitbringt. Vata-Pitta-Typen sind unternehmungslustig und gerne unter Menschen. Vor allem im Jugendalter sind sie oft regelrechte Energiebündel und der typische Ausreißer. Im späteren Leben haben sie den Mut, ihren Träumen zu folgen. Wenn Vata oder Pitta aus dem Gleichgewicht gerät, können starke Stimmungsschwankungen auftreten. Diese können das Familienleben ab und zu anstrengender machen. Vata-Pitta-Typen sind von Natur aus anfälliger für Vata- oder Pitta-Störungen. Unterdrückte Emotionen führen oft zu Problemen gastrointestinaler Natur wie beispielsweise Magenschmerzen oder Durchfall. In jüngeren Jahren sind Fieber oder Hautprobleme keine Seltenheit. Sie sind anfälliger für Stress und übernehmen sich schnell. Ein Vata-Überschuss kann zu Ängstlichkeit, Anspannung und Unkonzentriertheit beziehungsweise Schlaflosigkeit führen. Ebenso wie dominante Pitta-Typen muss auch dieser Mischtyp im Laufe des Lebens darauf achten, nicht auszubrennen.

Bist du dagegen ein Pitta-Kapha-Typ, solltest du Folgendes wissen: Feuer, Erde und Wasser verleihen dir die notwendige Geduld und Gelassenheit, auch die schwierigsten Ideen und Pläne in die Tat umzusetzen. Wenn dieser Mischtyp im Gleichgewicht ist, kann er alles schaffen, was er sich vornimmt, ohne dabei auszubrennen. Pitta-Kapha-Typen sind immer relativ groß, kräftig und doch sportlich. Man könnte sie als den typischen »Boxer« beschreiben. Generell besitzt dieser Mischtyp eine große Ausdauer und Kraft. Viele Spitzensportler gehören dieser Konstitution an. Kapha verleiht ihnen die körperliche und geistige Stabilität, um auch harte Trainingspläne mit Disziplin und Geduld umzusetzen. Pitta bringt das nötige Feuer und den Kampfgeist mit, um sich in Wettkämpfen zu behaupten. Kinder, die diesen Mischtyp besitzen, haben ihren eigenen Kopf und können sich gleichzeitig gut in die familiären Strukturen integrieren. Sie brauchen genügend Bewegung und gleichzeitig Kuscheleinheiten mit den Eltern. Die weicheren Gesichtszüge und die strahlenden Augen lassen diesen Mischtyp sympathisch wirken. Die Kombination aus einem guten Immunsystem durch den Kapha-Einfluss und einem aktiven Stoffwechsel durch Pitta schenken diesen Menschen eine gute Gesundheit. Die Kapha-Bioenergie sorgt außerdem für eine emotionale Stabilität. Wenn das Feuer einmal hochkocht, können Wut, Neid und Impulsivität ans Licht kommen. Pitta-Kapha-Naturen brauchen Anerkennung und Lob und möchten in der Schule von Mitschülern und Lehrern respektiert werden. Menschen von diesem Mischtyp sind im Beruf meist erfolgreich und streben Führungspositionen an. Wenn der Pitta-Anteil aber aus dem Gleichgewicht gerät, können sich entzündliche Erkrankungen breitmachen. Die Leber wird überlastet (teils auch durch unverarbeitete Emotionen) und sorgt damit für ständige Müdigkeit und eine Abneigung gegenüber fetten Nahrungsmitteln. Bei Fieber, Kopfschmerzen, Ausschlägen auf der Haut oder einer Gelbfärbung der Augen sollte Pitta dringend ins Gleichgewicht gebracht werden. Die Bioenergie von Pitta kann vor Kapha-Störungen wie Übergewicht schützen. Aber wenn Kapha für eine sehr lange Zeit aus dem Gleichgewicht ist, können sich auch chronische Verdauungsprobleme einschleichen, die dann den Stoffwechsel belasten und schlussendlich doch zu einer Kapha-Störung führen.

Bei einer Vata-Kapha-Konstitution treffen Gegensätze aufeinander. Vata eher luftig, leicht – Kapha tendenziell schwer und stabil. Menschen, die diese Konstitution besitzen, sind meist große Personen mit einem relativ kräftigen Körperbau und dennoch feingliedrigen Elementen. Vata und Kapha teilen die Eigenschaft der Kälte: Dies kann Personen mit dieser Konstitution zurückhaltend und introvertiert erscheinen lassen. Alles in allem sind sie aber sehr freundliche und gutmütige Wesen. Die Gesichtszüge sind weich und fein gezeichnet. Meist haben Personen dieser Konstitution dunkle Haare. Überwiegt der Vata-Anteil, finden sich häufig eine schlanke Figur, große Hände und feine Haare. Ein hoher Kapha-Anteil hingegen sorgt für dicke Haare, eine fülligere Statur und eine helle, weiche Haut. Manchmal kannst du Menschen mit dieser Konstitution an den Gegensätzen ihres Körpers erkennen. Zum Beispiel könnte der Oberkörper fein und leicht erscheinen mit schmalen Schultern und der Unterkörper stämmig mit breiter Hüfte und starken Beinen. Im absoluten Gleichgewicht sind Vata-Kapha-Typen zufrieden und bodenständig. Sie gehen nur wenige Risiken ein, und neue Ideen werden langfristig geplant und in aller Ruhe umgesetzt. Außerdem gehen diese Personen Konflikten eher aus dem Weg und machen Probleme oft mit sich allein aus. Deshalb sind sie lieber im Hintergrund tätig, anstatt das Ruder selbst in die Hand zu nehmen. Sowohl das Vata- als auch das Kapha-Dosha haben sehr sensible Eigenschaften, sodass ein Mensch mit einer dominanten Vata-Kapha-Konstitution hochsensibel ist und teils leichtgläubig anderen vertraut. Typische Erkrankungen von Personen dieser Konstitution sind vor allem Verdauungsprobleme. Die Trägheit von Kapha und die Unregelmäßigkeit von Vata macht die Nahrungsverwertung wirklich schwierig. Auch ein schwacher Kreislauf und eine schlechte Durchblutung sind bei diesen Typen keine Seltenheit. Das kann im Umkehrschluss zu Müdigkeit und einem schlechten Stoffwechsel führen. Im Winter herrschen, der Jahreszeit entsprechend, Vata und Kapha vor. Das ist eine Zeit, in der bei diesem Mischtyp häufig Probleme auftreten: Husten, Schnupfen, verschleimte Nasennebenhöhlen sind dann typisch. Auch der Urogenitaltrakt ist ein Schwachpunkt dieser Konstitution. Durch Kälte können sich leicht Harnwegsinfekte bis hin zu Steinbildungen entwickeln.

Nun fehlt nur noch der Tridosha-Typ: Konstitutionen, die Vata, Pitta und Kapha zu annähernd gleichen Teilen besitzen, neigen dazu, im totalen Gleichgewicht zu sein, aber jeder Einfluss kann sie leicht aus ihrem Gleichgewicht holen. Es ist schwer, einen Tridosha-Typ körperlich zu beschreiben, weil sich jeder Funktionstyp in jedem Körperteil mehr oder weniger ausdrücken kann. Wenn ich in der Praxis eine Konstitutionsanalyse durchführe, versuche ich immer, die einzelnen Körperteile Schritt für Schritt durchzugehen. Nehmen wir beispielsweise die Fingernägel. Ein Tridosha-Typ hat alle drei Einflüsse vorhanden. Das bedeutet, die Fingernägel könnten die längliche Form von Vata, die Größe von Kapha und die rötliche Färbung des Nagelbetts von Pitta besitzen. Bei den Haaren könnte die helle Farbe auf Pitta, die Dicke und Festigkeit der Haare auf Kapha und die widerspenstigen Locken auf Vata hindeuten. So zieht sich die Analyse durch den gesamten Körper. Alle drei Energien sind fast immer zu gleichen Teilen vorhanden. Du weißt mittlerweile, dass die Persönlichkeit, die einen Menschen ausmacht, im Laufe des Lebens durch äußere Einflüsse, wie Erziehung, Regeln und Normen, geformt sein kann. Wie unsere Gene, so gibt uns auch unsere Konstitution gewisse Prädispositionen (Anfälligkeiten) mit auf den Weg. Das bedeutet aber nicht, dass, wenn wir ein Gen für Krebs oder eine andere Erkrankung besitzen, wir diese auch tatsächlich im Leben ausbilden. Ein Tridosha-Typ hat das Potenzial, komplett in seiner inneren Mitte zu sein. Er besitzt das Potenzial, alles zu erreichen, was er sich vornimmt. Er ist wortgewandt, lustig und ideenreich. Tridosha-Konstitutionen haben viel Mitgefühl und Verständnis, sind offen und warmherzig. Durch ihre gute Anpassungsfähigkeit sind sie leicht durch äußere Einflüsse und Erwartungen anderer beeinflussbar. Ihre große Aufgabe wird es sein, sich nicht nur nach den anderen zu richten, sondern den eigenen Weg zu gehen und zielgerichtete Entscheidungen zu treffen. Tridosha-Typen haben prinzipiell ein gutes Immunsystem. Gerät jedoch eines der Bioenergien aus dem Gleichgewicht, können sich entsprechende Störungen entwickeln. Damit du verstehst, was ich damit meine, gebe ich dir hier noch ein Beispiel: Nehmen wir an, ein Tridosha-Typ sitzt im Sommer stundenlang in der Sonne und ernährt sich größtenteils von scharfem oder saurem Essen. Dadurch kommt es zu einer Erhöhung von Pitta, was im Umkehrschluss zu entzündlichen Problemen wie Magenschmerzen, Durchfall oder Hautreizungen führen kann. Andersherum kann ein Tridosha-Typ, der eine sitzende Tätigkeit ausübt und sich von schweren Mahlzeiten ernährt, eine Ansammlung von Kapha in seinem Körper provozieren. Dadurch kann sich etwa Übergewicht entwickeln. In dem großen Potenzial, welches ein Tridosha-Typ mitbringt, steckt also auch eine große Verantwortung. Tridosha-Menschen müssen besonders darauf achten, alle drei Doshas auszubalancieren.

Agni und Ama

Um zu verstehen, wie Übergewicht aus ayurvedischer Sicht entsteht, sind zwei Begriffe aus dem Ayurveda von entscheidender Bedeutung: Agni und Ama. Agni wird als Verdauungsfeuer bezeichnet. Wir haben mehrere Agni im Körper, die für die Verstoffwechselung zuständig sind – sei es die Verarbeitung von Emotionen oder die Verdauung von Nahrung. Ein großes Agni befindet sich in deiner Körpermitte: Dein Verdauungsorgan ist dafür zuständig, alles, was du an Nahrung zu dir nimmst, aufzuspalten und dir die Nährstoffe zugänglich zu machen. Wenn du deine Verdauung belastest, zum Beispiel durch übermäßiges Essen oder durch kalte Speisen und Getränke, kann dein Körper die Nahrung nicht effizient verdauen. Das bedeutet, es bleibt ein (unverdauter) Teil übrig. Diese Nahrungsmittelrückstände werden im Ayurveda als »Ama« bezeichnet. Ama lagert sich in den Geweben und Kanälen deines Körpers ab und belastet auf diese Weise deinen Stoffwechsel und deine Verdauung. Ama bildet im Ayurveda eine der Hauptursachen von Erkrankungen. Ama entsteht nicht nur dann, wenn dein Agni zu schwach oder belastet ist, sondern generell bei einem aus dem Gleichgewicht geratenen Agni. Brennt das Feuer nicht gleichmäßig, kann das zu Heißhungerattacken führen. Brennt das Feuer zu stark, hast du ebenso Heißhungerattacken und neigst dazu, zu viel zu essen. Erinnere dich noch einmal an das Lagerfeuer-Beispiel: Wenn du zu viel Holz aufs Feuer legst, schwächst du es. Die Folge: Durch das starke Hungergefühl isst du zu viel und belastest damit wiederum deine Verdauung. Es kommt zur Gewichtszunahme, auch wenn du nur einmal am Tag eine riesige Portion isst. Für eine gesunde Gewichtsabnahme ist es deshalb essenziell, dein Verdauungsfeuer auszubalancieren und gleichzeitig zu prüfen, ob dein Körper mit Ama belastet ist. Ama, oder auch andere Giftstoffe, sammelt dein Körper gerne in Fettzellen an, damit sie dort gebunden sind und im restlichen Körper keinen Schaden anrichten. Das heißt konkret, dass du deine überflüssigen Pfunde so lange nicht verlierst, wie deine Verdauung nicht optimal funktioniert! Denn der Körper ist schlau und möchte dich schützen: Würde dein Körper Fett abbauen, bevor deine Verdauung die Giftstoffe auf natürlichem Wege ausgeleitet hat, könnten sie deinen Körper schädigen. Deshalb habe ich für dich im Folgenden einen kleinen Fragebogen erstellt, damit du erkennst, ob deine Verdauung optimal funktioniert und ob dein System gegebenenfalls mit Ama behaftet ist.

Übermäßiges Agni:
- Nahrung wird zu stark verstoffwechselt
- Durchfälle, übermäßiger Appetit
- Nährstoffaufnahme vermindert

Ausgeglichenes Agni:
- Nahrung wird optimal verstoffwechselt
- Verdauung und Appetit sind regelmäßig
- Gute Nährstoffaufnahme

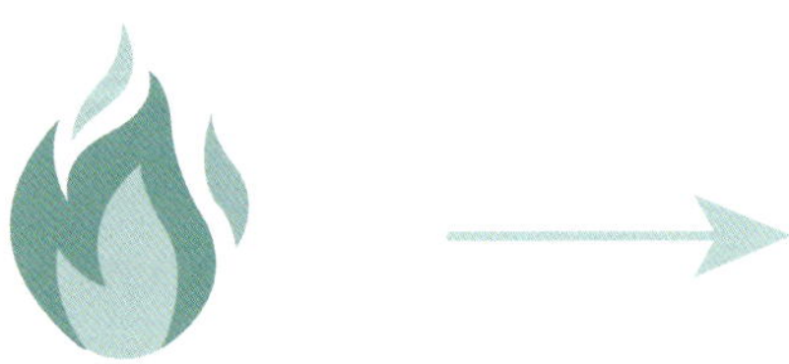

Schwaches Agni:
- Nahrung wird nicht richtig verstoffwechselt
- Träge Verdauung, Ama-Produktion
- Nährstoffaufnahme vermindert

Ama-Fragebogen

0 (0 Prozent) = trifft nicht zu
1 (25 Prozent)
2 (50 Prozent)
3 (75 Prozent)
4 (100 Prozent) = trifft immer zu

1. Ich leide unter Verstopfung, muss häufig die Klobürste und viel Klopapier benutzen.

   ◯ 0 ◯ 1 ◯ 2 ◯ 3 ◯ 4

2. Ich leide unter einer ständig verstopften Nase und habe ein dumpfes Gefühl im Kopf.

   ◯ 0 ◯ 1 ◯ 2 ◯ 3 ◯ 4

3. Ich brauche morgens eine Weile, bis ich wirklich wach bin.

   ◯ 0 ◯ 1 ◯ 2 ◯ 3 ◯ 4

4. Nach dem Aufstehen fühle ich mich steif und muss mich erst einmal bewegen.

   ◯ 0 ◯ 1 ◯ 2 ◯ 3 ◯ 4

5. Ich fühle mich oft mental und auch körperlich erschöpft, ohne viel getan zu haben.

   ◯ 0 ◯ 1 ◯ 2 ◯ 3 ◯ 4

6. Ich habe oft keinen Appetit oder kein Verlangen, etwas zu essen.

   ◯ 0 ◯ 1 ◯ 2 ◯ 3 ◯ 4

7. Ich leide unter Blähungen oder anderen Verdauungsproblemen.

   ◯ 0 ◯ 1 ◯ 2 ◯ 3 ◯ 4

8. Ich verspüre häufig ein Jucken an verschiedenen Stellen meiner Haut.

◯ 0 ◯ 1 ◯ 2 ◯ 3 ◯ 4

9. Ich habe morgens eine belegte Zunge.

◯ 0 ◯ 1 ◯ 2 ◯ 3 ◯ 4

10. Ich friere schnell.

◯ 0 ◯ 1 ◯ 2 ◯ 3 ◯ 4

11. Ich fühle mich häufig müde und energielos.

◯ 0 ◯ 1 ◯ 2 ◯ 3 ◯ 4

Zähle deine Punkte aus dem Test zusammen. Im Folgenden siehst du, wie groß die Ama-Belastung deines Körpers ist.

Von 0–5:	keine Ama-Belastung
Von 6–11:	geringe Ama-Belastung
Von 12–22:	mittlere Ama-Belastung
Größer als 23:	starke Ama-Belastung

Im Anschluss möchte ich dir noch ein paar zentrale Aspekte zum Thema Ama erklären. Es gibt Lebensmittel, die dazu beitragen, dass dein Körper Ama ansammelt. Außerdem finden sich ungünstige Nahrungsmittelkombinationen, die du vermeiden solltest. Es gibt aber auch andere Faktoren, die Ama erhöhen: Das können zum Beispiel Abgase aus der Luft sein oder unverdaute Emotionen wie Wut und Aggression. Ama sammelst du eben nicht nur über die Ernährung an. Im Folgenden habe ich dir eine Liste zusammengestellt, die dir zeigt, wodurch Ama erhöht wird. Diese Faktoren solltest du unbedingt beachten, wenn du abnehmen und auf lange Sicht gesund leben möchtest.

Wie kannst du am effizientesten verhindern, dass sich Ama in deinem Körper ansammelt? Am besten gelingt das, indem du deine Verdauung stärkst. Unsere Ausscheidungsprodukte wie Urin, Stuhl oder Schweiß werden im Ayurveda als »Malas« bezeichnet. Wenn wir über ein ausgeglichenes Verhältnis von

Faktoren und Lebensmittel, die Ama erhöhen

- Ungünstige Nahrungsmittelkombinationen (siehe Seite 74)
- Überessen
- Schwere Nahrung, sehr kalte Nahrung
- Nahrung, die Blähungen, Entzündungen und Irritationen verursacht
- Kontaminierte Nahrung wie beispielsweise in Konserven oder gespritzte Nahrungsmittel
- Mentaler Stress
- Übermäßiges Fasten oder falsches Fastenabbrechen
- Ungünstige und unregelmäßige Essenszeiten
- Körperliche Überanstrengung, aber auch übermäßiges Sitzen und Schlafen

Nahrungsaufnahme und Ausscheidung verfügen, können wir davon ausgehen, dass unsere Verdauung gut funktioniert. Solltest du aber unter Blähungen, Verstopfung oder Darmkrämpfen leiden, ist dein Vata-Anteil vermutlich aus dem Gleichgewicht. Sollte dein Pitta-Anteil überhandnehmen, leidest du an Durchfall. Wenn du eher selten Stuhlgang hast, dich schwer fühlst oder unter Appetitlosigkeit leidest, ist dein Kapha-Anteil gerade im Übermaß vorhanden. All diese Disbalancen können zur Verminderung der Malas führen. Die Folge: Ama bleibt im Körper zurück und verhindert die Gewichtsabnahme.

Der Einfluss von Jahres- und Tageszeit auf deinen Körper

Hast du schon einmal bemerkt, dass es Jahres- und Tageszeiten gibt, wo du dich leichter fühlst? Der Ayurveda hat schon früh diesen Einfluss der Jahres- und Tageszeiten erkannt und die Doshas den einzelnen Jahres- beziehungsweise Tagesabschnitten zugeordnet. Pitta dominiert üblicherweise die Sommermonate, wenn die Sonne uns mit ihrer Wärme erfreut. Wenn die Hitze im Außen sehr stark ist, muss unser Körper die innere Hitze ausgleichen: Dein Agni wird reduziert, wir haben an heißen Sommertagen weniger Appetit und wollen etwas Leichtes, Kühlendes zu uns nehmen. Der Fehler in unseren Breitengraden besteht darin, dass wir fälschlicherweise Salat als etwas leicht Verdauliches ansehen. Salat, Rohkost, kalte Getränke und kalte Speisen belasten unsere Verdauung, anstatt sie zu unterstützen. Unser Körper muss, vor allem für eiskalte Speisen, sehr viel Energie aufwenden. Wenn wir also etwas Kaltes essen, muss unser Körper das sowieso schon geringe Verdauungsfeuer ankurbeln, damit alle Enzyme vernünftig arbeiten können, um die Nahrung zu verstoffwechseln. Meist wandert diese Nahrung dann weitestgehend unverdaut in weitere Abschnitte des Magen-Darm-Trakts und verursacht dort Blähungen. Wir scheiden viele wichtige Nährstoffe wieder aus, ohne sie für unseren Körper nutzen zu können.

Achte deshalb vor allem im Sommer darauf, keine kalten Speisen zu essen und keine kalten Getränke zum Essen zu trinken. Dein Essen sollte aber genauso wenig heiß und erhitzend sein. Nimm dir ein Beispiel an den südlichen Ländern: In der mediterranen Diät gibt es mittags eine kleine Portion Pasta oder gegartes Gemüse mit Fisch. In sehr heißen Ländern wird häufig den ganzen Tag lang warmer Tee getrunken. Auch das ist anfangs vielleicht ungewohnt, unterstützt aber deine Verdauung im Sommer. Hast du schon einmal etwas von der Körperkerntemperatur gehört? Diese versucht dein Körper jederzeit aufrechtzuerhalten – egal, wie warm oder kalt es draußen ist. Denn bei dieser Temperatur funktioniert dein Körper am effizientesten. Wenn du also im Sommer mit kalten Getränken versuchst, dich abzukühlen, schmeißt dein Körper die innere Heizung an. Das Resultat: Du kühlst dich nicht ab, sondern fühlst dich nach wenigen Minuten eher richtig warm. Natürlich gönne auch ich mir im Sommer ab und zu ein Kaltgetränk oder ein Eis – schließlich gehört Genuss zum Leben. Aber versuche einmal, den Unterschied zu spüren, wie es dir nach einer kalten Mahlzeit geht und wie nach einer gekochten. Überprüfe, wie sich deine Verdauung nach den unterschiedlichen Mahlzeiten anpasst. Höre auf die Zeichen deines Körpers. Das wird eine deiner Hauptaufgaben sein, um gesund und ganzheitlich abzunehmen!

Im Herbst steht alles im Zeichen des Loslassens. Wenn die Bäume ihre Blätter in sämtlichen Rottönen verfärben, gibt es zum Jahresende noch einmal ein richtiges Pitta-Hoch. Aber sobald die Blätter langsam Richtung Boden sinken, der Wind zunimmt, Kälte durch die Straßen zieht und die Tage dunkler werden, wird Vata dominant. Was bedeutet das für dich und dein Gewicht? Im Herbst ist nicht nur die Natur bereit zum Loslassen. Vata bedeutet Substanzverlust, Bewegung und Antrieb. Es ist also eine ideale Jahreszeit zur Entgiftung deines Körpers, zur Entschlackung und Gewichtsreduktion. Das gelingt aber nur, wenn du weißt, wie. Denn Eigenschaften von Vata sind gleichermaßen ein schnelleres Gedankenkarussell, Selbstzweifel, schnellere Erschöpfung und Überforderung. Das heißt, wenn du nicht gut auf dich achtgibst, kannst du die gewonnene Energie schnell wieder verlieren. Deshalb ist ein zentrales Thema dieses Buchs der richtige Umgang mit deinem Energiehaushalt. Es ist wichtig für dich zu verstehen, dass Abnehmen nicht allein mit Kalorien zu tun hat. Abnehmen beginnt im Kopf! Du musst für die Veränderung bereit sein und die Balance schaffen zwischen den Anforderungen des Alltags, deinem Ziel, abzunehmen, und liebevollen Auszeiten, um zu entspannen. Sei auf jeden Fall nicht zu streng zu dir. Schritt für Schritt wirst du deinem Ziel näherkommen …

Was prägt die anschließende Winterzeit? Sie zeichnet sich vor allem durch Kälte und Dunkelheit aus. Aber hast du die Natur beobachtet, wenn es geschneit hat? Diese weiße Decke, die sich über unsere Straßen legt, lässt alles ganz ruhig und hell erscheinen. Manchmal fühlt es sich so an, als würde die Zeit stehen bleiben.

Diese zwei Gegensätze kommen durch den unterschiedlichen Einfluss der Doshas innerhalb dieser Jahreszeit. Vata dominiert im Winter – und dennoch spürt man den Einfluss der Kapha-Energie. Wie ist es in dieser Jahreszeit um dein Agni bestellt? Wenn es draußen kalt ist, steigt die Kraft deines Verdauungsfeuers an und ist im gesunden Zustand im Winter am größten. Das bedeutet, dein kleines Lagerfeuer kann deine Nahrung sehr gut verstoffwechseln. Leider belasten wir es im Winter aber besonders gerne mit Süßigkeiten und fetten Weihnachtsgerichten. Deshalb nehmen wir im Winter oftmals zu, trotz des guten Verdauungsfeuers. Aber auch hier gibt es Möglichkeiten, in Balance zu bleiben und das Gewicht im richtigen Bereich zu halten. Ein wichtiger Schritt ist, das Verdauungsfeuer zu fördern. Du hast schon gelernt, was dein Verdauungsfeuer belastet. Es geht also zunächst darum, jeden Tag darauf zu achten, die Faktoren, die Ama erhöhen können, weitestgehend wegzulassen.

Sobald das Wetter wieder wärmer wird und die ersten Sonnenstrahlen die Tage versüßen, wissen wir, es geht auf den Frühling zu. Im Frühjahr beginnt in der Natur unfassbar viel zu wachsen. Das Prinzip des Wachstums wird dem Kapha-Dosha zugeordnet. Kapha ist also im Frühjahr dominant. Wir neigen im Frühjahr dazu, Wasser einzulagern, und die Kraft unseres Verdauungsfeuers lässt ein wenig nach. Kapha bringt zusätzlich die bekannte Frühjahrsmüdigkeit. Was die Bioenergie aber auch beinhaltet ist Stabilität, Struktur und innerliches Wachstum. Das heißt: Du bist mental stabiler, und es kann dich nichts so schnell aus der Ruhe bringen. Wenn du es schaffst, deinen inneren Schweinehund zu besiegen, kannst du in dieser Jahreszeit genauso viel bezüglich deines Idealgewichts erreichen wie in den anderen Jahreszeiten. Versuche hierzu, im Frühjahr aktiv zu bleiben! Das reduziert den Kapha-Einfluss auf deinen Körper und mindert Müdigkeit und Antriebslosigkeit.

Fassen wir zum Abschluss den Einfluss der Doshas auf die Jahreszeiten nochmals kurz zusammen: Im Frühjahr ist Kapha dominant, deine Nahrung sollte leicht und anregend sein, um die Kapha-Energie auszugleichen. Im Sommer herrscht Pitta vor, und dein Verdauungsfeuer ist schwach. Versuche, leicht verdauliche, kühlende und gleichzeitig nährstoffreiche Nahrung zu dir zu nehmen. Im Herbst nimmt Vata richtig Fahrt auf, sodass deine Mahlzeiten nährend, schwer und feucht sein sollten. Der Winter wird von Vata und teils von Kapha geprägt. Hier ist warme, nährstoffreiche Nahrung ein Muss.

Auch die Tageszeiten werden nach den Doshas eingeteilt. Kapha dominiert die Morgenstunden von 6 bis 10 Uhr sowie die Abendstunden von 18 bis 22 Uhr. Das bedeutet, du fühlst dich morgens vielleicht etwas träge und kommst nicht so recht aus dem Bett (vor allem, wenn du sowieso ein Kapha-Typ bist). Hier kann es helfen, dich in den Morgenstunden zu aktivieren – zum Beispiel mit einem einheizenden Yoga-Flow. Abends ist es jedoch wichtig, die Kapha-Energie mitzunehmen, um einen guten Schlaf zu fördern. Von 10 bis 14 Uhr beziehungsweise von 22 bis 2 Uhr, ist Pitta am Werk. Vielleicht kennst du das: Du bist hundemüde und kurz nach 22 Uhr spürst du, wie du wieder aktiver wirst und Hunger bekommst. Das liegt am Pitta-Einfluss! Mittags ist nicht nur Pitta stark, sondern auch dein Verdauungsfeuer auf dem Höhepunkt. Deshalb solltest du in der Mittagszeit deine größte und nährstoffreichste Mahlzeit essen. In der Nacht nutzt dein Körper die Pitta-Zeit, um Erfahrungen und Emotionen des Tages zu verdauen. Deshalb sprechen wir später auch noch über die Bedeutung des Schlafs beim Abnehmen. Mir ist nicht nur wichtig, dass wir das Thema Gewichtsabnahme ganzheitlich und individuell betrachten, sondern dass du wirklich verstehst, warum du bestimmte Dinge in deinem Leben ändern solltest, um ganzheitlich gesund zu sein. Zu guter Letzt haben wir die Vata-Zeit von 14 bis 18 Uhr abends und von 2 bis 6 Uhr morgens. Vata bringt Bewegung ins Spiel. Diese Bewegung kann in Form von körperlichem Training ausgelebt werden oder in erhöhter geistiger Aktivität. Vata kann dich anfeuern, aber genauso gut müde, unruhig und nervös machen. Nachts wachst du vielleicht genau zu dieser Uhrzeit mehrfach auf und bist hellwach. Deswegen empfehlen viele Ayurveda-Experten, früher ins Bett zu gehen und noch vor 6 Uhr aufzustehen. Hierdurch umgehst du die Kapha-Müdigkeit und startest wacher in den Tag. Wie du den Vata-Nachmittag perfekt für dich nutzen kannst, erfährst du, sobald es um den Energiehaushalt geht (siehe Seite 84).

Die Krankheitsentstehung aus ayurvedischer Sicht

Du hast auf den letzten Seiten viel über die Wirkung der Doshas gelernt. Damit hast du ein gewisses Grundverständnis erworben, welches dir dabei hilft, über das Jahr hinweg in deinen Körper hineinzuspüren und immer wieder Anpassungen vorzunehmen. Ayurvedisch gesehen ist Übergewicht nicht einfach nur eine Kapha-Zunahme. Die Kapha-Bioenergie ist nicht allein für dein Übergewicht verantwortlich. Wenn du Halsschmerzen hast, dann ist auch nicht immer ein Bakterium dafür verantwortlich. Es kann auch sein, dass du unter einem Rückfluss der Magensäure leidest, welche nachts die Schleimhaut in deinem Hals reizt. Was ich damit sagen will ist, dass Übergewicht im Endeffekt nur ein Symptom ist; ein Teil einer Disbalance in deinem Körper oder deinem Geist. Ayurvedisch ausgedrückt: Du kannst zu viele Kilos besitzen und dein eigentliches Problem ist ein Vata-Überschuss, der dich derart nervös und ängstlich macht, dass deine Hormone im Ungleichgewicht sind. Du musst also zunächst herausfinden, wo deine spezielle Ursache liegt, um dir ganzheitlich und nachhaltig zu helfen.

Die folgenden Mechanismen geben dir eine Vorstellung davon, wie dein Übergewicht entstanden sein kann und was du tun kannst, um dieses zu reduzieren.

Provokation

Durch deine Ernährung, deinen Lebensstil, deinen Beruf oder deine Freizeitgestaltung hast du einen enormen Einfluss auf deine Gesundheit. Alles, was du tust, wirkt auf dich, deinen Körper und deinen Geist! Alles, was du tust, zieht irgendetwas nach sich. Es liegt in deiner Hand: Du kannst von nun an meine wertvollen Tipps umsetzen und wirst in ein paar Monaten die Ergebnisse ernten. Oder du entscheidest dich dazu, dieses Buch einmal durchzulesen und es nie wieder anzufassen. Es liegt an dir, du trägst die Verantwortung für deine Entscheidungen und deinen zukünftigen Weg! Genauso ist es bei der Geschichte deines Übergewichts. Es geht nicht um Schuld, es geht um Verantwortung. Es ist egal, was du getan hast; es ist aber nicht egal, was du in den nächsten Tagen, Wochen und Monaten unternimmst. Du entscheidest: Möchtest du heute den ersten Schritt gehen oder einfach weiterleben wie bisher?

Ziemlich provokativ meine Worte, oder? Manchmal muss das sein. Manchmal tut Veränderung weh. Darin liegt aber auch eine große Chance, aufzuwachen, Ursachen zu erkennen und einen neuen Weg einzuschlagen! Provokation ist der erste Mechanismus, den ich dir vorstellen möchte. Ein Mechanismus, den wir auch in der Schulmedizin anwenden. Durch falsche Ernährung, mangelnde Bewegung, Stress und vielem mehr provozierst du deinen Körper, an Gewicht zuzulegen. Zum Beispiel kannst du durch einen Bewegungsmangel deinen Kapha-Anteil in deinem Körper provozieren. Kapha nimmt in deinem Körper zu und kann zu Übergewicht, Lethargie und Antriebslosigkeit führen. Es gibt aber noch weitere zentrale Mechanismen wie zum Beispiel die Akkumulation.

Akkumulation

Bei der Akkumulation (Anhäufung) kommt es zu einer Dosha-Erhöhung aufgrund einer Ansammlung durch Unterdrückung eines Doshas. Wenn du zum Beispiel ein Vata-Typ bist und einen sehr unflexiblen Beruf mit vielem Sitzen und monotoner Arbeit ausübst, kann das zu verstärkten Ängsten, Unruhe und Nervosität führen. Durch den Stress, der durch die Unterdrückung innerlich zunimmt, wird vermehrt Cortisol ausgeschüttet. Das bringt im Umkehrschluss die Hormone in Disbalance und begünstigt die Gewichtszunahme. Auch Pitta kann durch den Mechanismus der Akkumulation zu einer Gewichtszunahme führen. Wenn Pitta sich unbrauchbar fühlt und keine eigenen Aufgaben übernehmen kann, kann dies in einer Ansammlung von Pitta im Körper resultieren. Diese Ansammlung kann ein saures Milieu im Körper fördern, wodurch Stoffwechselvorgänge nicht mehr gut funktionieren. Auch Entzündungen im Magen-Darm-Trakt können durch einen Pitta-Aufstau entstehen. Die Folge: Deine Verdauung und die Verwertung der Nahrung werden beeinträchtigt. Du siehst, Übergewicht ist nicht gleich Übergewicht.

Kompensation

Auch bei der Kompensation handelt es sich um einen Mechanismus im Kontext der Entstehung von Krankheiten. Vor allem durch das »emotionale Essen« werden andere Dinge gern kompensiert. Wenn wir beispielsweise durch unseren Lebensstil stark gestresst sind, uns nervös fühlen oder unruhig sind, versuchen wir, diesen Vata-Überschuss mit süßer Nahrung auszugleichen. Wir wollen uns dann am Ende des stressigen Tages etwas gönnen. Wenn wir das einmal machen, ist das nicht schlimm. Wird dieses Kompensationsverhalten allerdings eher die Regel als die Ausnahme, sind in kurzer Zeit schnell ein paar Kilos mehr auf den Rippen. Genau das Gleiche kann passieren, wenn ein Kapha-Typ sich nicht genug Ruhe gönnt. Ja, Kapha-Typen sollen sich ausgleichen, indem sie aktiv sind, weniger schlafen und weniger sitzen sowie anregende Mahlzeiten zu sich nehmen. Nimmt sich ein Kapha-Mensch allerdings überhaupt keine Auszeiten, kann der Körper auch dann mit einer Gewichtszunahme reagieren. Was der schulmedizinische Gedanke dahinter ist, erfährst du im Abschnitt der Nebennierenschwäche (Seite 44). Deshalb ist es außerordentlich wichtig, das persönliche Gleichgewicht zu finden. Sei vor allem liebevoll zu dir selbst. Niemand ist perfekt, und es wird eine Zeit dauern, bis du all das Neue integriert und deine eigene Balance herausgefunden hast. Ich arbeite in meinen Coachings gerne mit dem »4-von-7-Prinzip«. Vier Tage die Woche mit Vollgas dem Ziel entgegen und drei Tage liebevoll Grenzen setzen. Denn selbst, wenn du nur vier Tage Vollgas gibst, investierst du immer noch mehr Tage die Woche in dein Ziel als die verbleibende Zeit. Aber: Die Geschmäcker und Bedürfnisse sind unterschiedlich. Vielleicht bist du ein ausgeprägter Kapha-Typ, der tägliche Routinen braucht, um eine Veränderung im Leben herbeizuführen. Achte also bei der Umsetzung darauf, was dir persönlich am besten bekommt.

Transmission

Der letzte Mechanismus, den ich in Bezug auf die Krankheitsentstehung erklären möchte, ist die Transmission. Hierbei kommt es durch eine Disbalance eines Doshas zu einer anderen Dosha-Erhöhung. Nehmen wir an, dein Vata erhöht sich durch einen eintönigen und belastenden Alltag. Du fühlst dich erschöpft und unfähig, nach der Arbeit noch irgendetwas zu unternehmen. Durch die Vata-Erschöpfung sitzt du nach der Arbeit also nur noch auf dem Sofa. Das wiederum erhöht den Kapha-Anteil in deinem Körper. Du fühlst dich schwer und träge, und die Motivation, noch zum Sport zu gehen, sinkt gegen null. Aus der Vata-Störung resultiert eine Kapha-Störung. Dann ist dein eigentliches Problem nicht, dass du dich abends auf dein Sofa verkriechst, sondern, dass dich dein Alltag vollkommen auslaugt. Das Vata-Dosha muss also ins Gleichgewicht gebracht werden, nicht das Kapha-Dosha. Denn wenn die Erschöpfung durch deinen toxischen Lebensstil anhält, wirst du es nicht schaffen, abends fit und motiviert zu sein, um deinen Körper zu bewegen.

Emotionale Ursachen von Übergewicht

Als ich klein war, habe ich des Öfteren den Satz gehört: »Wenn du nicht aufisst, dann gibt es die nächsten Tage Regenwetter.« Diese Vorstellung war für mich als Kind fürchterlich, war ich doch damals schon eine kleine Sonnenanbeterin. Aber nicht nur dieser Satz hat dazu geführt, dass ich Nahrungsaufnahme (teilweise auch heute noch) mit Emotionen verbinde. Ein Mädelsabend darf nicht ohne Süßigkeiten auskommen, und bei einem Familienessen muss jeder vom Kuchen probieren. Beim »emotionalen Essen« verbinden wir Gefühle, Normen und Werte mit Nahrung. Möglicherweise hast du irgendwann gelernt, dir nach einem anstrengenden Arbeitstag eine Tafel Schokolade zu gönnen. Oder du kannst bei Einladungen schlecht Nein zum Essen sagen, weil du Angst hast, andere zu verärgern. All das sind Formen des emotionalen Essens und geschieht zu 90 Prozent unbewusst. Das ist auch der Grund, warum es häufig schwer ist, aus diesem Teufelskreis auszubrechen. Wichtig ist: Hierbei geht es nicht um Schuld. Deine Eltern haben keine Schuld und du hast auch keine Schuld. Es ist vielmehr ein erlerntes Verhalten, das du dir über Jahre angeeignet hast. Dieses zu erkennen und zu verändern, ist ein Lernprozess. Wenn man ab und zu emotional isst, ist das kein Problem. Die Regelmäßigkeit schadet jedoch deiner Gesundheit. Versuche, dich hier nicht abzuwerten oder zu verurteilen – sieh es als Chance, etwas zu verändern. Um zu verstehen, was alles unter die Kategorie »emotionales Essen« fällt, stelle ich dir die verschiedenen Typen vor.

Typ 1: Das schlechte Gewissen

Ich habe mich vor ein paar Jahren dazu entschieden, mich vegan zu ernähren. Ich war topinformiert und wusste, wie ich auch ohne tierische Produkte zu meinen Vitaminen und Mineralstoffen komme. Als ich meiner Familie davon erzählte, waren sie nur mäßig begeistert. Nicht zuletzt gab es Probleme zu verstehen, was jetzt zu tierischen und was zu veganen Nahrungsmitteln zählt. Ich war damals relativ konfliktscheu und wollte niemandem auf die Füße treten. Ich hatte mich zwar für einen anderen Weg entschieden, aber ich wollte es dennoch allen recht machen. Ich hatte ein schlechtes Gewissen, jedes Mal sagen zu müssen, dass ich eine Mahlzeit nicht essen wollte, weil darin tierische Produkte enthalten waren. Den leckeren Kuchen meiner Oma ausschlagen, weil Eier und Milch verwendet wurden? Konnte ich einfach nicht! Es war mir wichtiger, dass die anderen ein gutes Gefühl hatten, als dass ich mich gut fühlte. Vielleicht kennst du solche Situationen und reagierst ähnlich wie ich damals. So hart das klingen mag, aber das ist nicht gut! Es ist nie gut, die Bedürfnisse der anderen über seine eigenen zu stellen. Es ist nie gut, die Fürsorge für andere Menschen über die Selbstfürsorge zu stellen. Machst du das ab und zu, ist das eher kein Problem. Wird es jedoch zur Gewohnheit, ist es sehr bedenklich und kann dich krank machen.

Typ 2: Ich muss mir etwas Gutes tun

Auch diesen Typ kenne ich aus eigener Erfahrung. Ich habe mich lange Zeit mit Essen belohnt. Sei es für einen stressigen Arbeitstag im Krankenhaus oder für Erfolge. Sei es als Ausgleich für traurige Stunden oder als Belohnung für etwas, was gut gelaufen ist. Und ich höre auch sehr oft von meinen Patienten den Satz: »Wenn ich dann abends nach Hause komme, möchte ich mir etwas Gutes tun.« Das Problem ist, Essen wird die Traurigkeit oder den Stress nicht besser machen.

Essen ist in dem Fall eine Kompensation für Emotionen, die wir nicht spüren möchten. Mit denen wir vielleicht nie gelernt haben, richtig umzugehen. Vielleicht hast du nie gelernt, deine Traurigkeit zuzulassen oder sie auf einem anderen Wege zu verarbeiten. Dies ist aber kein Grund, um den Kopf in den Sand zu stecken. Es ist gut, wenn du dich hierin wiedererkennst. Denn das Bewusstmachen der Muster des emotionalen Essens ist der erste Schritt zu deinem Wohlfühlgewicht. Nur wenn du ein Bewusstsein schaffst, kannst du eine Veränderung bewirken. Übrigens ist auch ein häufiger Grund für diese Verhaltensweisen, dass wir nie gelernt haben, mit unserer Energie zu haushalten. Wir verschwenden Energie zum Beispiel bei unserer Arbeit und kommen dann energielos nach Hause und wollen uns mit Essen belohnen, um die Energiereserven aufzufüllen. Lerne also unbedingt, mit deinen Energien zu haushalten! Baue kurze Alltagspausen in dein Leben ein. Fahre beispielsweise übers Wochenende ans Meer, nimm dir auf der Arbeit fünf Minuten für dich, in denen du die Augen schließt und dich nur auf deine Atmung fokussierst. Lerne auch, Nein zu sagen! Es ist okay, nicht alles mitzumachen, nicht immer zu helfen und nicht jeden Geburtstagskuchen zu probieren. Du bist ebenso wenig ein Auffangbecken für Emotionen anderer. Es ist lieb, wenn du dir die Geschichten und Leiden der Menschen um dich herum anhörst, aber bedenke auch, was das bei dir bewirkt. Es kann wirklich auszehrend sein, sich immer den Problemen anderer anzunehmen. Lass dir von keinem die Energie stehlen. Du hast das Recht, in deiner Kraft zu bleiben. Hier ein paar Möglichkeiten, Nein zu sagen:

- »Danke, dass du dabei an mich gedacht hast, aber es passt mir gerade nicht.«
- »Ich brauche heute ein bisschen Zeit für mich, aber ich danke dir, dass du an mich gedacht hast.«
- »Ich brauche gerade eine Pause, aber vielleicht passt es ja zu einem späteren Zeitpunkt.«
- »Ich möchte es mir noch einmal überlegen, danke für dein Verständnis.«

Typ 3: Das Essen schmeckt so gut

Kennst du das? Du bist eingeladen, es gibt ein Buffet, und das Essen schmeckt wirklich köstlich. Du kannst einfach nicht aufhören zu essen. Du isst immer wieder kleine Portionen, obwohl du eigentlich keinen Hunger hast. Und irgendwann fühlst du dich ziemlich vollgefressen. Auch hier liegt die Antwort auf die Frage »Warum?« in deinem Unterbewusstsein. Vielleicht hast du dieses Verhalten von jemandem übernommen oder du verbindest damit andere Emotionen. Warum auch immer es dir schwerfällt, dich nicht zu überessen, versuche in solchen Momenten ganz bewusst, mit dir und deinen Gefühlen umzugehen. Frage dich: »Ist es wirklich gut für mich, weiterzuessen?« Oder: »Wie fühle ich mich, wenn ich mich überesse? Geht es mir danach gut?« Mit dem mentalen Training in Phase 1 wird dir ein neuer Umgang mit solchen Situationen leichtfallen!

Typ 4: Der Diättyp

Der letzte Typ des emotionalen Essens liegt mir besonders am Herzen. Er ist sehr wichtig, damit du das Ziel dieses Buchs verstehst. Vielleicht hast du schon eine, vielleicht sogar zehn Diäten gemacht. Diäten gehen häufig mit Verboten einher. Das wird in diesem Buch nicht der Fall sein, weil es nicht funktioniert. Ich werde dir nichts verbieten. Ich werde dir zeigen, wie du zu deinem individuellen und ganzheitlichen Gleichgewicht kommst und damit dein eigenes Wohlfühlgewicht erlangst. Wir alle haben Gelüste. Wenn du beispielsweise Heißhunger auf Schokolade hast, kann dies an einem Magnesiummangel liegen. Wenn du dir Lebensmittel komplett verbietest, ohne zu verstehen, warum du diese Gelüste hast, wirst du über kurz oder lang immer wieder zu diesen Lebensmitteln zurückfinden. Der Grund: Durch das Verbot ist nicht die emotionale Verbindung zu diesem Lebensmittel gekappt. Im Gegenteil, meist wird das Verlangen nur noch stärker. Du wirst es mit diesem Buch schaffen, eine Veränderung zu erreichen, wo du ganz intuitiv essen kannst und nicht darauf angewiesen bist, Kalorien zu zählen.

Egal, was für ein Typ du bist und was genau dazu geführt hat, dass du deine Nahrung mit Emotionen gekoppelt hast – ich zeige dir in der ersten Phase, wie du aus diesem Teufelskreis ausbrechen kannst. Durch mentales Training wirst du es schaffen, deine Gewohnheiten zu ändern. Das ist der erste und wichtigste Schritt, um erfolgreich dein Wohlfühlgewicht zu erreichen. Abnehmen beginnt im Kopf. Du übernimmst Verantwortung, um das emotionale Essen zu verabschieden. In der Phase 1 werde ich dir die wichtigsten Tools dazu an die Hand geben.

Ursachen von Übergewicht in der Schulmedizin

Emotionales Essen ist auch in der Schulmedizin ein großes Thema. Wir wissen heute, dass Essstörungen wie die Anorexia nervosa (Magersucht) häufig aufgrund von Angst bezüglich Kontrollverlusten auftritt. Denn das Einzige, was du vermeintlich kontrollieren kannst, ist das, was du zu dir nimmst. Menschen, die Binge Eating (Heißhungeranfälle) praktizieren, versuchen häufig, eine innerliche Leere mithilfe von Nahrung zu füllen. Es gibt aber auch viele andere Aspekte, die die Schulmedizin als Ursache von Übergewicht beschreibt: allen voran Kalorienüberschuss und Bewegungsmangel. Zu meinem großen Ärgernis höre ich häufig die Meinung, »Dicke« müssten ja nur weniger essen und sich mehr bewegen, dann würden sie automatisch abnehmen. Klar, da ist etwas dran; aber das ist eben nicht die ganze Wahrheit. Nicht immer sind Lösungen so einfach. Wenn du über Jahre gelernt hast, Nahrung emotional zu behaften, wird es dir unter Umständen nicht leichtfallen, ohne fremde Hilfe herauszukommen. Auch Stoffwechselprobleme durch hormonelle Disbalancen können zu Übergewicht führen. Es gibt Menschen, die so viel Sport machen, dass ihr Körper eine Nebennierenschwäche entwickelt, die dafür sorgt, dass Abnehmen nicht möglich ist. Mehr Sport ist in dem Fall absolut kontraproduktiv! Neben all diesen potenziellen Ursachen möchte ich noch auf eine entscheidende eingehen. Sie soll dir klarmachen, warum die Phase 1 in diesem Buch so wichtig für dich und deine Veränderung ist: Es geht um Stress!

Stress – der Stoffwechselkiller

Jeder weiß, dass Stress nicht gut für unseren Körper ist. Akuten Stress können wir in der Regel ziemlich gut wegstecken, dafür ist unser Körper evolutionsbedingt ausgerichtet. Ist beispielsweise ein Tiger in der Nähe, können wir schnell fokussiert reagieren. Doch in unserer heutigen Gesellschaft leiden wir meist unter Dauerstress. Wir hetzen zur Arbeit, versuchen alle Dinge unserer To-do-Liste abzuhaken sowie Freunden und Familie gerecht zu werden. Dabei spielt die subjektive Empfindung eine große Rolle. Dein Tag kann noch so durchgetaktet sein, wenn du dich damit gut und entspannt fühlst, wird auch dein Körper keine

Stressreaktion auslösen. Hast du allerdings das Gefühl einer andauernden Anspannung, ist dein Körper dauerhaft im Kampfmodus.

Was steckt eigentlich hinter der Stressreaktion in unserem Körper? Und was hat das mit einem gesunden Körpergewicht zu tun? Stress ist einer der wichtigsten Faktoren, wenn es um ein hormonelles Ungleichgewicht geht. Wenn wir unter Stress stehen, schüttet unser Körper Adrenalin und Cortisol aus. Diese beiden Hormone sind dafür zuständig, dass Blut in die Muskeln gepumpt wird, um bei einer potenziellen Gefahr fliehen oder kämpfen zu können. Unsere Aufmerksamkeit ist geschärft. Adrenalin wird relativ schnell ins Blut abgegeben und fällt dann wieder ab. Bei Cortisol ist es so, dass es zeitverzögert freigesetzt wird und länger in der Blutlaufbahn verweilt. Wenn Cortisol bei chronischem Stress dauerhaft ausgeschüttet wird, kann dies schädlich sein. Aber nicht nur chronischer Stress führt zu einem erhöhten Cortisolspiegel. Auch exzessiver Sport und ein gestörter Schlafrhythmus erhöhen das Cortisol und führen zu einem gestörten Hormonhaushalt. Wieso kommt es zu diesem gestörten Hormonhaushalt? Cortisol wird in der Nebennierenrinde gebildet. Ist diese Hormondrüse durch die oben genannten Faktoren überfordert, nutzt dein Körper Progesteron, um daraus Cortisol herzustellen. Progesteron und Östrogen müssen in unserem Körper in einem gewissen Gleichgewicht zueinander sein. Wenn Progesteron fehlt, ist der Östrogenanteil in unserem Körper zu stark vorhanden. Das bedeutet, es liegt eine Östrogendominanz vor, die zu einer Gewichtszunahme, Schlafstörungen, Müdigkeit und Erschöpfung führen kann. Und schon stecken wir im ersten Teufelskreis: Die Schlafstörungen führen wiederum zu einem erhöhten Cortisol, welches im Umkehrschluss das Östrogen weiter fördert.

Symptome für eine Östrogendominanz

schnelle Gewichtszunahme, Reizbarkeit, Angstattacken, Schlaflosigkeit, Heißhunger auf Zucker, Müdigkeit, Erschöpfung, aufgeblähtes Gefühl, geringe Libido, Wassereinlagerungen

Ein weiterer wichtiger Schaltkreis, auf den Cortisol einwirkt, sind die Schilddrüsenhormone. Du kannst dir deine Schilddrüse wie einen inneren Motor vorstellen: Funktioniert sie einwandfrei, kannst du energiegeladen und motiviert deinen Alltag bestreiten. Der ständig erhöhte Cortisolspiegel führt jedoch dazu, dass die Schilddrüse in ihrer Hormonproduktion eingeschränkt wird. Durch diese Schilddrüsenunterfunktion fühlst du dich müde und erschöpft, hast eine höhere Infektanfälligkeit, leidest unter Verdauungsproblemen und nimmst an Gewicht zu. Dein Stoffwechsel wird durch diesen Einfluss massiv eingeschränkt! Lass deshalb die Schilddrüsenhormone auf jeden Fall bei deinem Arzt testen und erhöhe deinen Jodkonsum, um deine Schilddrüse auf natürlichem Weg zu unterstützen. Jod steckt zum Beispiel in Nori-Blättern (einer essbaren Meeresalge), Fisch und in Wakame (einer Braunalgenart).

Ein letzter wichtiger Aspekt ist, dass ein übermäßiger Cortisolspiegel den Blutzucker erhöht. Wir wollen ja genug Energie zur Verfügung haben, um im »Fight-or-Flight-Modus« (»Kampf-oder-Flucht-Modus«) zu überleben. Wird Stress aber zum Dauerzustand und fehlen ausreichend Erholungsphasen, kann das zu Krankheiten führen. Wenn der Blutzucker erhöht ist, meldet sich ein weiteres Hormon deines Körpers, das Insulin. Insulin ist dafür zuständig, die Zellen für die Zuckeraufnahme zugänglich zu machen, damit uns entweder die Energie direkt zur Verfügung steht oder wir den Zucker in Fettzellen speichern können. Ist dein Blutzucker permanent zu hoch, egal ob durch chronischen Stress oder durch eine Ernährung mit vielen einfachen Kohlenhydraten oder künstlichen Zuckern, kommt dein Insulin irgendwann nicht mehr hinterher. Dann kann es zu einer Insulinresistenz kommen. Das bedeutet, dass deine Zellen nicht mehr auf das Insulin reagieren und du deshalb den Zucker nicht mehr aufnehmen kannst.

Symptome einer Schilddrüsenunterfunktion

Gewichtszunahme, Übergewicht, wenig Appetit, Verstopfung, Müdigkeit, Erschöpfung, Kälteempfindlichkeit, Haarausfall, geringe Libido, Depression, Motivationslosigkeit

Dein Körper muss in dem Fall noch mehr Insulin produzieren, damit dein Blutzuckerspiegel in einem normalen Gleichgewicht gehalten wird. Ein ständig hoher Insulinspiegel führt wiederum dazu, dass Östrogen vermehrt produziert wird. Du steckst also wieder im Teufelskreis Nummer 1 fest. Die Gewichtszunahme, die durch das Östrogen hervorgerufen werden kann, sorgt dafür, dass mehr Insulin produziert werden muss. Wenn dein Körper es irgendwann nicht mehr schafft, den Blutzuckerspiegel auszugleichen, bist du in einer Vorstufe des Diabetes Typ 2 angelangt. Folgeerkrankungen wie Nierenversagen und Polyneuropathie (eine Nervenerkrankung, die zum Gefühlsverlust in den Extremitäten oder zum Sehverlust führen kann) können entstehen. Es gibt also drei Mechanismen, die bei chronischem Stress, Schlafmangel und Bewegungsmangel Ursache für eine Gewichtszunahme sein können: Cortisol, Östrogen und Insulin. Erschwerend kommt noch hinzu, dass der Fettabbau schlichtweg unmöglich ist, wenn Insulin im Blut umherschwirrt. Denn dein Körper geht nur an die Fettreserven, wenn er keinen Zucker zur Energiegewinnung zur Verfügung hat. Deshalb wird beispielsweise das Intervallfasten (siehe Seite 49) immer beliebter.

Was deine Problemzonen über deine Hormone verraten

Tatsächlich gibt es bestimmte Stellen an deinem Körper, die bei den verschiedenen hormonellen Disbalancen Fett ansetzen.

Typ 1:

Leidest du unter chronischem emotionalen, mentalen oder körperlichen Stress? Dann hast du damit die letzten Monate oder vielleicht sogar Jahre deine Nebennieren geschwächt. Die gestörte Cortisolproduktion führt vor allem zu einem erhöhten Körperfettanteil am Bauch. Was du dagegen tun kannst, erfährst du etwas weiter hinten.

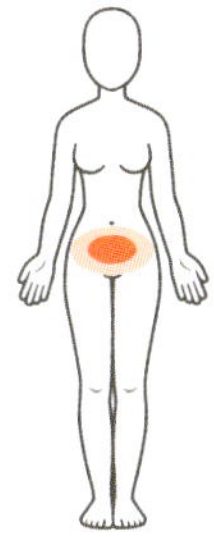

Typ 2:

Wie du gerade gelernt hast, kann eine chronische Stressbelastung zu einer Östrogendominanz führen. Dadurch möchte dein Körper besonders an Gesäß, Hüften und Oberschenkel Fett einlagern. Um dieser Östrogendominanz entgegenzuwirken, solltest du nicht nur Stress reduzieren, sondern ebenso deine Ernährung und deine Lebensweise überdenken. Probiere ein-

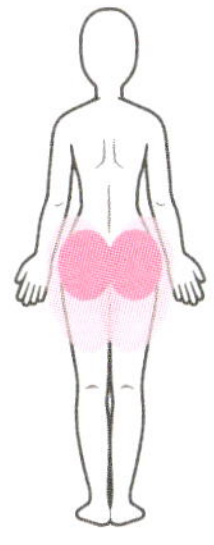

mal aus, wie sich eine gesunde und ausgewogene vegane Ernährung auf deinen Körper auswirkt. Diese Testphase sollte mindestens einen Monat andauern, um erste Ergebnisse zu spüren. Außerdem solltest du den Ballaststoffanteil deiner Nahrung erhöhen, um deine Verdauung zu unterstützen. Kreuzblütler-Gemüsesorten wie Brokkoli, Blumenkohl, Pak Choi, Grünkohl und diverse Rüben hemmen wissenschaftlich erwiesen die Produktion von Östrogen. Achte zusätzlich auf eine ausreichende Magnesiumzufuhr. Auch Kurkuma kann eine sinnvolle Ergänzung sein, denn diese Wunderwurzel vermag deinen Östrogenhaushalt zu regulieren. Versuche in dieser Zeit, pünktlich vor 22 Uhr ins Bett zu gehen, um deinem Körper ausreichend Zeit zur Regeneration und Entgiftung zu schenken. Versuche zusätzlich, Xenoöstrogene (also synthetisch hergestellte chemische Verbindungen mit östrogenartiger Wirkung) zu vermeiden. Diese »Umwelthormone« wirken im Körper wie Östrogen und werden für viele Reproduktions- und Entwicklungsstörungen bei Tieren eingesetzt. Sie werden mit einer Zunahme bestimmter maligner (bösartiger) Erkrankungen beim Menschen, wie Brust- und Hodenkrebs, in Verbindung gebracht. Sie finden sich vor allem in Plastikflaschen, Pappkartons, der inneren Beschichtung von Konservendosen und Aluminium.

Typ 3:

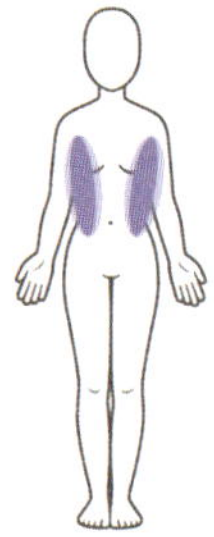

Bei einer Schilddrüsenunterfunktion kommt es nicht nur zu Fett-, sondern auch vermehrt zu Wassereinlagerungen. Eine Schilddrüsenunterfunktion hat meist eine gleichmäßige Zunahme von Körperfett am gesamten Körper zur Folge. Häufig ist davon der Rumpf betroffen. Bei dieser hormonellen Disbalance solltest du deinen Stoffwechsel in Schwung bringen und dich ausreichend mit Nährstoffen versorgen. Bewegung ist hier das A und O. Ich weiß, die Motivation ist durch diese Störung beeinträchtigt, aber versuche, Sport zu deinem täglichen Begleiter werden zu lassen – selbst wenn es nur ein schneller zehnminütiger Spaziergang nach jeder Mahlzeit ist. Kritische Nährstoffe, die zu einer Schilddrüsenunterfunktion führen können, wenn ein Mangel vorhanden ist, sind Zink, Jod, Selen, Eisen und Vitamin A. Zink findest du beispielsweise in Kürbiskernen, Leinsamen oder Haferflocken. Letztere sind übrigens auch ein super Eisenlieferant. Selen findest du vor allem in Paranusskernen; Vitamin A ist in Möhren, Brokkoli und Süßkartoffeln enthalten.

Typ 4:

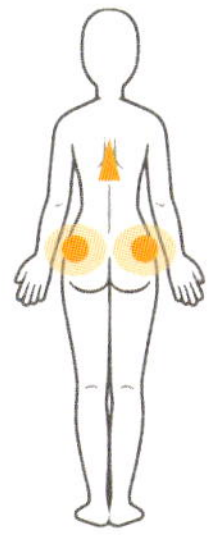

Du hast in den letzten Monaten vermehrt Körperfett an den Hüften und zwischen beziehungsweise unter den Schulterblättern angesammelt? Dann ist dies ein Hinweis darauf, dass du unter hohen Insulinausschüttungen leidest. Das kann an einer übermäßigen zucker- beziehungsweise kohlenhydratreichen Ernährung, Bewegungs- und Schlafmangel oder Stress liegen. Denn das sind die Faktoren, die mit einer Insulinresistenz einhergehen können. Intervallfasten ist eine effektive Methode, um deinen Insulinhaushalt wieder ins Gleichgewicht zu bringen. Es gibt verschiedene Arten des Intervallfastens. Die erste, und wie ich finde einfachste, Methode ist das 16:8-Fasten, das meistens über Nacht durchgeführt wird. Du isst das letzte Mal um 18 oder 19 Uhr und nimmst dann 16 Stunden keine Nahrung zu dir. Auch zuckerhaltige Getränke oder Säfte zählen zu »Nahrung«. Du solltest also wirklich in dieser Zeit nichts aufnehmen, was deinen Insulinspiegel erhöht. Deine erste Mahlzeit am nächsten Tag sollte dann nicht vor 10 oder 11 Uhr liegen. Das ist insofern ayurvedisch vertretbar, weil vor dieser Zeit dein Verdauungsfeuer nicht wirklich aktiv ist und deine Nahrung nicht gut verwerten kann. Ab 10 Uhr morgens beginnt die Pitta-Zeit und unser Körper ist bereit, Nahrung aufzunehmen. Du hast nach dieser Methode acht Stunden täglich Zeit zum Essen. Das bedeutet aber nicht, dass du in der Zeit alles essen solltest. Es ist wichtig, auch hier intuitiv zu essen. Also dann, wenn du wirklich Hunger hast. Für Vata-Typen kann diese Fastenzeit zu lange sein. Als Vata-Typ reduzierst du am besten das nächtliche Fasten: 12 bis 14 Stunden Intervallfasten sind für dich ausreichend. Für Vata kann außerdem ein regelmäßiges Fasten zwischen den Mahlzeiten von Vorteil sein. Dabei versuchst du, mindestens vier Stunden zwischen den Mahlzeiten nichts zu essen. Du lässt deiner Verdauung Zeit, die Nahrung zu verarbeiten und alle Nährstoffe aufzunehmen. Außerdem reduzierst du hierdurch Verdauungsprobleme wie Blähungen und Müdigkeit. Eine weitere Methode ist das 5:2-Fasten. Hierbei fastest du regelmäßig zwei Tage die Woche und isst an fünf Tagen normal. Dieses Fastenmodell ist, wenn überhaupt, nur für Kapha-Typen zu empfehlen. Wenn Pitta-Menschen den ganzen Tag nichts essen, kann die Magensäure die Magenschleimhaut angreifen. Vata-Konstitutionen können unter starker Nervosität und einer unregelmäßigen Verdauung leiden, was der Gewichtsabnahme im Weg stünde. Probiere dich auch hier aus und achte darauf, was dir am besten bekommt.

Neben dem Intervallfasten solltest du bei einer Insulinresistenz Zucker und einfache Kohlenhydrate vermeiden. Einfache Kohlenhydrate findest du in Weißmehlprodukten und in so ziemlich allen Fertigmahlzeiten. Du kannst zum Beispiel auf Kokosblütenzucker umsteigen: Dieser erhöht deinen Blutzucker nicht so stark wie herkömmlicher Zucker. Auch Sirup ist eine Alternative. Ballaststoffe regulieren zudem den Blutzuckerspiegel. Versuche also, immer ausreichend Gemüse und hochwertige Getreidesorten in deinen Speiseplan zu integrieren. Gesunde pflanzliche Eiweiße wie Hülsenfrüchte oder Quinoa helfen, Heißhunger zu minimieren. Wenn deine Muskeln nach dem Essen aktiviert werden, helfen sie dir, den Zucker aus dem Blut zu entfernen und halten so den Blutzucker stabil. Deshalb nochmals mein Tipp: Bewege dich nach jeder Mahlzeit mindestens zehn Minuten. Sei es ein kleiner Spaziergang oder eine Mini-Yoga-Einheit.

Wie du Stress effektiv reduzieren kannst

Stress ist subjektiv. Das bedeutet, du entscheidest, ob sich etwas für dich stressig anfühlt oder nicht. Wir denken oft, dass Stress etwas ist, was uns passiert. Aber im Grunde haben wir es selbst in der Hand. Du hast es in der Hand, wie viele Termine du dir in deinen Kalender einträgst. Es ist deine Entscheidung, ob du alle möglichen Aufgaben annimmst oder ob du Nein sagst. Wir reagieren auf verschiedene Stressoren mit körperlich unterschiedlichen Stressreaktionen. Für manche ist schon ein Abendessen mit Freunden zu viel und anderen macht es gar nichts aus, bis spät in die Nacht zu arbeiten.

Die gute Nachricht ist: Egal, wie gestresst du dich fühlst, du kannst etwas dagegen tun! Du kannst zum Beispiel kleine Auszeiten in deinen Alltag einbauen. Hierbei darfst du deiner Fantasie freien Lauf lassen. Ich nehme mir auch während der Arbeit immer mal wieder Momente, in denen ich meine Augen schließe und bewusst ein- und ausatme. Wenn du in einem großen Büroraum sitzt und es dir unangenehm ist, dies dort zu probieren, gehe hierfür einfach kurz raus oder zur Toilette. Du kannst diese Miniübung übrigens auch in Situationen anwenden, in denen du dich unwohl fühlst. Eine Diskussion mit dem Chef? Einfach mal die Ohren auf Durchzug stellen und die Aufmerksamkeit auf die Atmung lenken.

Warum hat die Atmung einen derartigen Einfluss auf unsere Entspannung? Wenn du dich mit deiner Atmung verbindest, verbindest du dich gleichzeitig mit dem gegenwärtigen Moment. Deine Gedanken können sich um die Vergangenheit oder die Zukunft drehen, aber deine Atmung findet stets im Hier und Jetzt statt. Du kommst mithilfe deiner Atmung in diesem Moment an, und die kleinen Dinge, um die du dich sorgst, werden dadurch unbedeutender. Medizinisch hat eine gleichmäßige, langsame sowie tiefe Ein- und Ausatmung noch einen weiteren Vorteil: Erstens verbesserst du deinen Sauerstoffhaushalt, wodurch deine Organe besser versorgt sind und effektiver arbeiten können. Zweitens vergessen wir häufig zu atmen. Damit meine ich nicht, dass wir die Atmung anhalten. Aber in stressigen Situationen ist es so, dass wir sehr kurz und flach atmen. Wenn du tief und gleichmäßig atmest, sendest du ein Zeichen an deinen Körper und deinen Geist, dass du sicher bist, dass dir nichts passieren kann und dass er keinen Stress empfinden muss. Auf diesem Mechanismus beruht unter anderem die Meditation. Du verbindest dich mit dem aktuellen Moment und vermittelst deinem Körper und Geist mit deiner bewussten Atmung Ruhe und Entspannung. Verstehst du, was das für dich bedeutet? Du hast ein wesentliches Anti-Stress-Tool immer dabei! Du kannst jederzeit dafür sorgen, dass sich dein Stresslevel reduziert. Und das ist einer der Gründe, warum es so wichtig ist, die Verbindung von Körper und Geist wertzuschätzen.

Meditation und Pranayama zur Stressreduktion

Meditation hat in den letzten Jahren immer mehr an Bekanntheit gewonnen, nicht zuletzt aufgrund zahlreicher positiver Studienergebnisse. Eine regelmäßige Meditation unterstützt das Immunsystem, soll kardiale Risikofaktoren reduzieren und hilft dabei, den Stresspegel langfristig runterzufahren. Wir schaffen es durch Meditation nicht nur, in diesem Moment anzukommen, sondern die gesamte Stress-Resilienz wird verbessert. Das bedeutet, du lernst auch abseits der Meditation mit Ruhe und Gelassenheit auf Situationen zu reagieren. Du lernst, Diskussionen und Konflikte auf einer sachlicheren Basis zu bewerten und leichter mit ihnen umzugehen. Meditation stärkt die Selbstwahrnehmung: Du kannst dich besser einschätzen, und dein Selbstvertrauen wird gestärkt. Genau durch diesen Effekt wird eine regelmäßige Meditation dir dabei helfen, in manchen Situationen eben nicht zur Schoki zu greifen.

Wie funktioniert meditieren? Ich glaube, einige Menschen denken, Meditation sei irgendein abgehobenes Zeug. Du wirst sehen, dass Meditation supereinfach umzusetzen ist und dir zudem den Alltag erleichtern kann, indem sie dei-

Meditation

Das Einzige, was du tun musst, ist, dich gemütlich und aufrecht auf dein Sofa, einen Stuhl oder eine Matte zu setzen. Wähle einen ruhigen Ort für deine Meditation aus und nimm dir eine fünfminütige Auszeit, was auch immer du gerade tust. Deine Augen darfst du schließen oder geöffnet lassen. Sind sie offen, blicke sanft auf einen Punkt vor dir auf dem Boden.

Atme tief ein, atme tief aus.

In dieser sitzenden Position entspanne deinen Rücken, deine Beine und deine Hüfte. Spüre, wie du dich der Schwerkraft mit deinem gesamten Körpergewicht mehr und mehr hingibst.

Nimm jetzt einen tiefen, nährenden Atemzug. Atme ein und sanft wieder aus. Noch einmal – atme tief ein und spüre bei der Ausatmung, wie deine Arme, deine Beine und deine Hüften immer schwerer Richtung Erde sinken.

Atme noch einmal tief ein, atme tief wieder aus. Lenke nun deine Aufmerksamkeit auf deine Atmung, auf deinen ganz natürlichen Atemfluss. Nimm ihn bewusst wahr. An welchem Ort deines Körpers spürst du deine Atmung besonders?

An welcher Stelle kannst du spüren, wie dein Atem ein- und ausfließt? An deiner Nasenspitze, in deiner Kehle, in deiner Brust oder in deinem Bauch? Nimm es einfach wahr.

An diesem Ort in deinem Körper, an dem du deine Atmung besonders stark wahrnehmen kannst, spürst du den Einfluss deiner Atmung. Wie sie wie die Wellen des Meeres kommt und geht. Was kannst du hier wahrnehmen? Wie dein Brustkorb sich weitet, wie er sich wieder zusammenzieht? Fühlt es sich schon frei oder noch etwas eng an?

Beobachte weiter jeden einzelnen Atemzug – ein und wieder aus. Spüre den Rhythmus, die Tiefe, das Fließen deines Atems – ein und wieder aus, genau in diesem Moment.

Lass deinen Atem ganz natürlich fließen, ohne irgendetwas zu verändern. Wie fühlt sich dein Atem an? Spüre, wie sich dein Körper durch die achtsame Atmung komplett entspannt. Beobachte ganz sanft, was in dir passiert.

Spüre den erfrischenden Effekt jeder einzelnen Einatmung und die entspannende Wirkung jeder einzelnen Ausatmung.

Atme ein letztes Mal tief ein und tief wieder aus.

Bewege deine Fingerspitzen und deine Zehen. Öffne langsam deine Augen, wenn du sie geschlossen hattest. Beginne mit geöffneten Augen, langsam um dich herumzublicken und nimm deine Umgebung wieder wahr. Nimm dir Zeit, wieder im Hier und Jetzt anzukommen.

nen Stresslevel reduziert. Du kannst zeit- und ortsunabhängig meditieren und jederzeit die positiven Effekte nutzen – eine geniale Methode! Um einen ersten Einblick zu bekommen, wie Meditation auf dich wirkt, habe ich eine kleine Einsteigermeditation für dich vorbereitet. Schreibe mir gerne eine E-Mail an info@dralinahuebecker.com, wenn du die Meditation im Audioformat zugesandt bekommen möchtest.

Als Nächstes möchte ich dir Pranayama vorstellen. Hierbei handelt es sich um yogische Atemübungen, die unterschiedliche Wirkungen auf deinen Körper haben. »Prana« bedeutet Lebenskraft oder Lebensenergie. Durch die bewusste Atmung sollst du also neue Lebensenergie sammeln. Außerdem kannst du neben der Kontrolle deines Atems und der Beruhigung deines Nervensystems zusätzlich deine Doshas ins Gleichgewicht bringen. Mehr zu Pranayama und wie du sie entsprechend den Jahreszeiten einsetzen kannst, findest du in meinem Buch »Ayurveda-Yoga«. Eine Atemtechnik, die ich dir heute ans Herz legen möchte, ist die Wechselatmung. Bei der Wechselatmung bringst du dich mental und körperlich ins Gleichgewicht. Du atmest abwechselnd durch deine beiden Nasenlöcher ein und aus, wodurch deine beiden Gehirnhälften synchronisiert und in Balance gebracht werden. Besonders geeignet ist die Wechselatmung morgens, um dich für den Tag zu wappnen, oder abends, um dich vor dem Schlafengehen ins Gleichgewicht zu bringen.

Weitere Methoden, um einen stressigen Alltag zu meistern

Es gibt zig Methoden, um Stress zu reduzieren, und jeder muss die richtige Methode für sich entdecken. Mir helfen beispielsweise Meditation, Yoga und Pranayama sehr gut. Für andere sind autogenes Training und ausgiebige Sporteinheiten genau das Richtige. Der Begriff »autogenes Training« bezeichnet eine autogene, also eine von innen heraus erzeugte Entspannung. Du lernst im autogenen Training, dich selbst mehr wahrzunehmen und wie du dich in einen entspannten Zustand bringst. Viele Krankenkassen ersetzen einem die Kosten für autogenes Training. Diese Methode kannst du jederzeit anwenden und damit potenziellem Stress entgegenwirken.

Bewegung ist eine der wichtigsten Methoden, um Stress abzubauen. Dabei kommt es allerdings auf die Sportart und das richtige Maß an, welches jeder für sich selbst herausfinden muss. Beachte dabei: Übermäßiges Training kann zu einer Stressreaktion und erhöhten Cortisolwerten führen. Mein letzter Tipp, um Stress effektiv abzubauen, ist die Nähe zu Menschen, die du magst. Kennst du Oxytocin, das Kuschelhormon? Es spielt unter anderem bei der Paarbindung, Orgasmen, der mütterlichen Bindung, Gruppen- und Angstverhalten eine Rolle. Auch bei der Geburt wird es ausgeschüttet. Die Oxytocinausschüttung vermindert die Cortisolausschüttung, sodass Stress reduziert und unser Belohnungssystem aktiviert wird. Also, sich vielleicht nach einem stressigen Tag in die Arme des Partners oder der Partnerin kuscheln und das Date mit einem guten Freund doch nicht absagen. Lade dich dabei mit neuer Energie auf. Vielleicht in Kombination mit einer Runde Yoga oder Joggen?

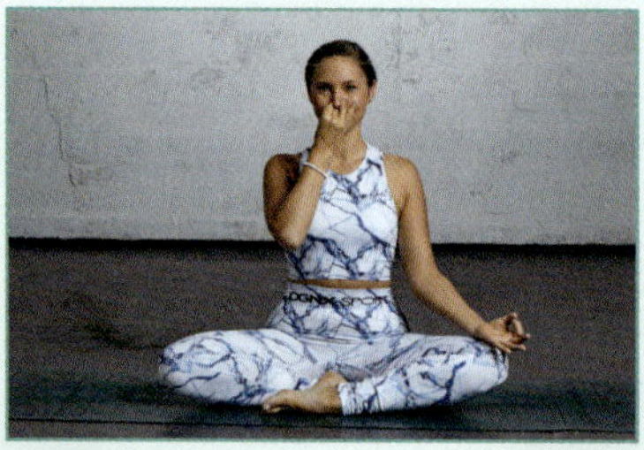

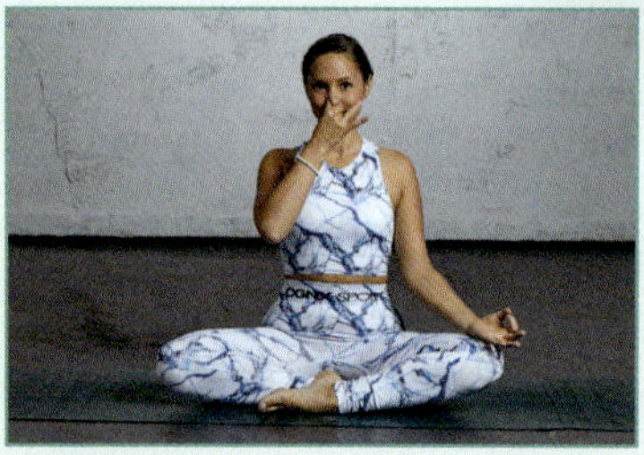

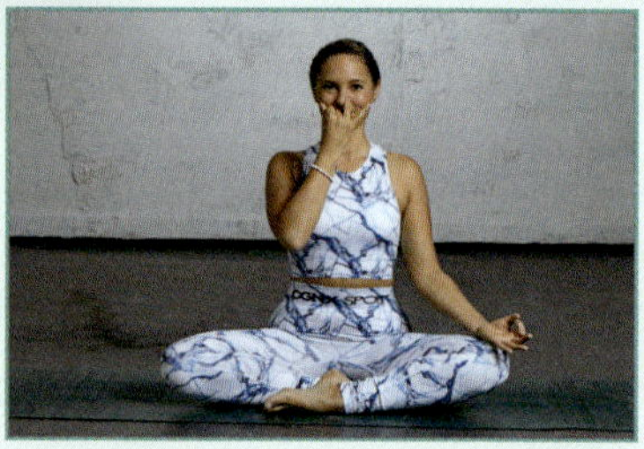

Setze dich für diese Atemübung ganz aufrecht hin. Nimm deine rechte Hand (wenn du Linkshänder bist deine linke Hand) nach oben und beuge den Zeige- und den Mittelfinger, während die anderen Finger gestreckt bleiben. Bringe deinen Daumen in die Nähe deines rechten Nasenflügels und deinen Ringfinger an den linken Nasenflügel. Schließe deine Augen. Verschließe dein rechtes Nasenloch sanft mit dem Daumen und atme durch dein linkes Nasenloch ein. Verschließe beide Nasenlöcher sanft mit Ringfinger und Daumen, halte den Atem kurz an und öffne dann dein rechtes Nasenloch, atme hier aus. Dann atmest du wieder durch dein rechtes Nasenloch ein, verschließt beide Seiten und hältst die Luft kurz an. Öffne dein linkes Nasenloch und atme über links aus. Wiederhole den Vorgang gern 15- bis 20-mal, bis du spürst, dass dein Körper und dein Geist sich beruhigen. Lass dir viel Zeit beim Atmen.

Mein Tipp für dich: Vermeide die vier größten Fehler beim Abnehmen!

Bevor wir gleich in die erste Phase deines 5-Phasen-Plans starten, möchte ich dich auf die vier größten Fehler beim Abnehmen aufmerksam machen. Wenn du diese Fehler ab sofort vermeidest, hast du schon einen wichtigen Schritt in Richtung Wohlfühlgewicht gemacht.

1. **Zu wenig trinken**
   Viele Menschen verwechseln Durst mit Hunger. Sie denken, sie hätten Hunger, dabei schreit der Körper nach Flüssigkeit. Auch Heißhunger ist teils ein Produkt von Flüssigkeitsmangel. Wenn du also das nächste Mal meinst, Hunger oder Heißhunger zu verspüren, trinke zunächst etwas. Bleibe dabei bei Wasser oder Tee. Das Wasser sollte in keinem Fall eiskalt sein, und auch auf süße Säfte würde ich verzichten. Dadurch schlägt der Blutzucker schnell nach oben und gleich wieder nach unten, sodass erneut Hunger eintritt. Achte generell darauf, mindestens zwei Liter pro Tag zu trinken, um deine Verdauung und deine Entgiftung zu fördern. Ich habe mir beispielsweise eine 1-Liter-Glasflasche gekauft, die ich bis zum Ende des Tages zweimal geleert haben muss – dieser Trick hat bei mir gut funktioniert. Gewöhne dir einfach eine Routine an, mit der du leicht auf deine tägliche Flüssigkeitszufuhr kommst, ohne diese zu vergessen.

2. **Alles auf einmal umstellen**
   Vor allem Vata-Typen neigen zur Ungeduld. Sie wollen alles auf einmal und möglichst jetzt gleich. So funktioniert dein Körper aber nicht. Es ist nicht gut, alles auf einmal zu ändern. Aus meiner Erfahrung durch meine Gesundheitsberatungen weiß ich, dass eine Schritt-für-Schritt-Umstellung sowohl leichterfällt als auch länger anhält. Meine Kunden schätzen es, Stufe für Stufe an ihr neues Leben herangeführt zu werden, weil sie merken, wie gut es ihnen tut. Versuche, dich deshalb nicht selbst verrückt zu machen. Du bist bei diesem Buch gelandet, weil du vermutlich schon viele andere Sachen ausprobiert hast. Bleibe einfach am Ball! Vertraue darauf, dass du es schaffst. Du wirst die positive Veränderung nach diesen fünf Phasen spüren – da bin ich mir sicher. Nimm dir für jede Phase mindestens zwei, besser vier Wochen Zeit. Es braucht 30 bis 60 Tage, bis wir neue Gewohnheiten in unseren Alltag integriert haben. Erlaube dir selbst, dir diese Zeit zu nehmen. Niemand sonst wird es für dich tun! Damit kommen wir auch schon zu Punkt Nummer 3.

3. **Zu streng mit sich selbst sein**
   Wie würdest du deine Freundin beurteilen, wenn sie deine Figur hätte? Würdest du mit ihr genauso umgehen wie mit dir selbst? Wir sind oftmals

mit uns selbst deutlich strenger als mit anderen. Wir erlauben uns keine Schwäche, wir erlauben uns keine Zeit, keine Entwicklung. Letztes Jahr ist etwas passiert, das für mich selbst prägend war: Meine kleine Nichte wurde geboren, und ich bin jedes Mal fasziniert von jeder kleinen Entwicklung, die sie macht. Ich bin begeistert, wie sie einfach wieder aufsteht, wenn sie hinfällt, und ich bin begeistert, mit welcher Freude und Hingabe sie das macht. Und dann fiel es mir wie Schuppen von den Augen: Wir haben verlernt zu lernen! Viele von uns verlieren im Laufe des Lebens das Wissen darüber, dass wir Zeit brauchen, um Dinge zu lernen. Wir brauchen Zeit, um zu verstehen, welches Essen gut für uns ist und welches nicht. Wir brauchen Zeit, neue Rezepte zu lernen und sie auch ohne Kochbuch hinzukriegen. Auch unser Körper benötigt Zeit, um angesammelte Fettreserven loszuwerden. Unser Körper benötigt Zeit, um sich selbst wieder in Balance zu bringen. Gib ihm also die Zeit. Sei nicht zu streng mit dir selbst. Wenn du mit diesem Buch arbeitest, darfst du trotzdem ab und zu Kuchen essen, du darfst trotzdem ab und zu Schokolade genießen. Dein Körper und du müssen nur lernen, dass das nicht die Regel ist. Die Regel sollte gesundes Essen sein. Die Regel sollte Nahrung sein, die dich wirklich nährt, dir ein gutes Gefühl gibt und dir Energie schenkt. Wenn du dir dafür Zeit gibst und kontinuierlich an deinem Ziel arbeitest, wirst du es schaffen!

4. **Rohkost**

Von Salat nimmt man ab, stimmt doch, oder? Nein, das stimmt nicht! Salat hat zwar wenige Kalorien – zumindest, wenn man nicht ein Kilo Joghurtsoße darübergießt. Aber erstens: Wer möchte sich bitte sein ganzes Leben lang von Salat ernähren? Und zweitens: Eine ausgewogene Ernährung ist wichtig! Gesunde Kohlenhydrate, gesunde Proteine und gesunde, vollwertige Fette und Öle sind ein Muss, damit der gesamte Körper funktioniert. Der Körper braucht Fette, um bestimmte Vitamine aufzunehmen. Er braucht auch Fette, um Hormone zu produzieren. Einseitigkeit ist nie gut; auch nicht, wenn es um Salat geht. Im Ayurveda gilt Rohkost generell als eher unvorteilhaft. Kalte und rohe Zutaten gelten als schwer verdaulich, weil der Körper sehr viel Energie aufwenden muss, um die Nahrung in kleinste Bestandteile aufzuspalten. Früher kam noch hinzu, dass hygienisch gesehen die Lebensmittel im alten Indien roh gesundheitlich bedenklich waren. Es war deshalb sehr wichtig, die Nahrung vorher zu kochen. Ich würde dir aus folgenden Gründen empfehlen, in der Abnehmphase auf warme Gerichte umzusteigen: Erstens ist unser Magen-Darm-Trakt bei Übergewicht sowieso schon überlastet und geschädigt. Es ist also essenziell, ihn nicht noch zusätzlich zu belasten. Warme Nahrung ist angenehmer für deinen Verdauungstrakt und unterstützt ihn in seiner optimalen Funktion. Zweitens sind gekochte Mahlzeiten leichter für unseren Körper zu verarbeiten. Das liegt daran, dass gekochte Nahrung weicher ist und quasi schon vorverdaut. Damit du nicht alle Vitamine und Nährstoffe durch den Garungsprozess verlierst, solltest du darauf achten,

Gemüse nie verkochen zu lassen. Dünsten ist ideal! Der letzte Grund ist, dass dein Körper bei kalter Nahrung nicht nur die Nahrung verdauen muss, sondern im gleichen Zug Energie verliert, um sich selbst wieder zu erhitzen. Dein Körper versucht nämlich ununterbrochen, die Körperkerntemperatur in deinem Inneren aufrechtzuerhalten. Isst du kalte Nahrung oder trinkst du kalte Getränke, wird dein Körper abgelenkt und die Verdauung läuft ineffizient. Kälte hat zudem eine zusammenziehende Wirkung auf Gefäße. Das bedeutet, dein Verdauungstrakt wird nicht mehr so gut durchblutet, und die Nährstoffe können nicht effizient in der Blutlaufbahn aufgenommen werden. Pitta-Typen dürfen ab und zu Rohkost verzehren, aber vor allem für Vata-Menschen kann sie problematisch werden.

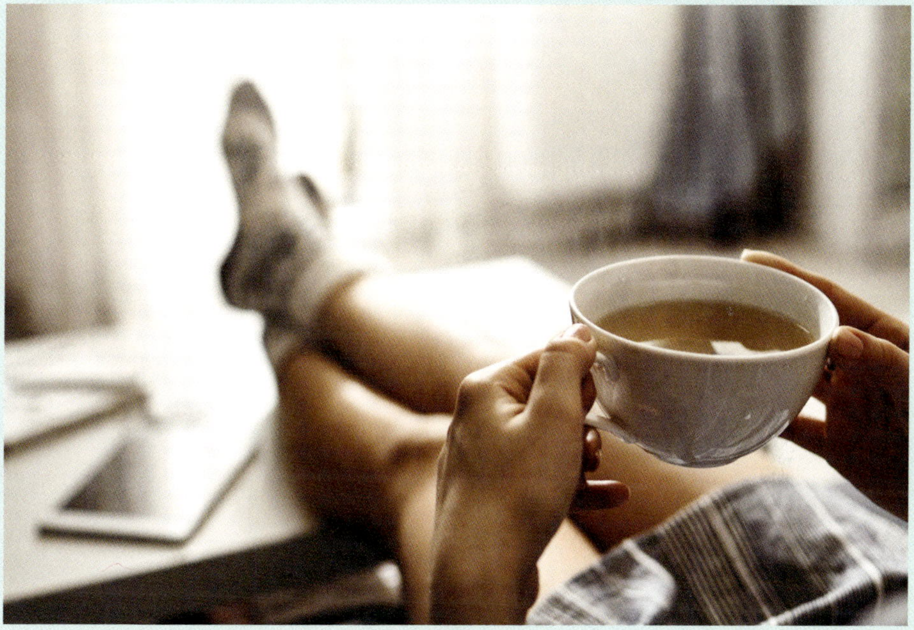

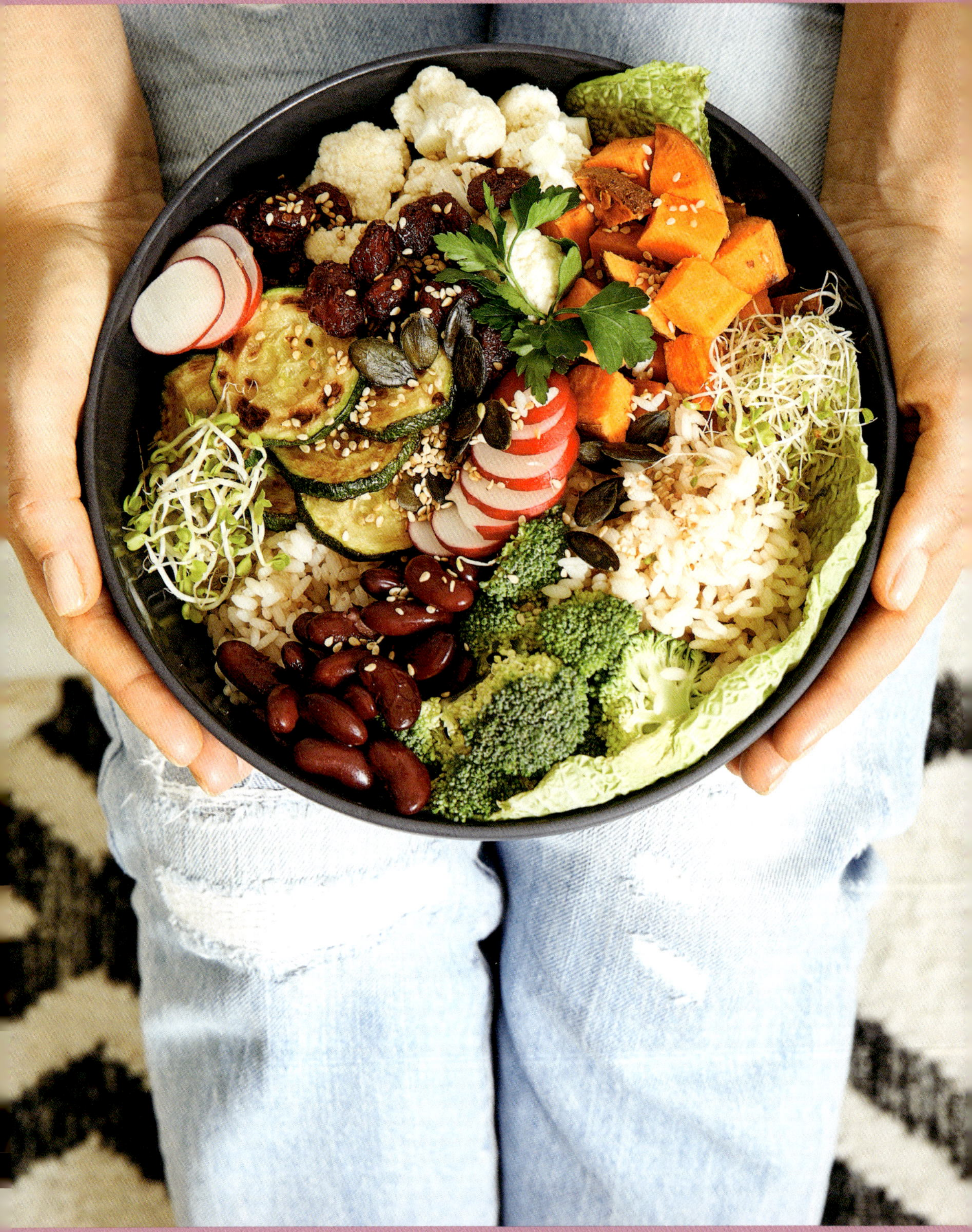

Phase 1

Dein Start in ein neues Leben

»Du bist, was du isst!« – Hast du diesen Satz auch zur Genüge gehört? Im Ayurveda heißt es: »Du bist, was du verdaust!« Denn häufig ist es so: Wir denken, wir würden uns gesund ernähren, aber unser Körper kann die Nährstoffe gar nicht aufnehmen. In der ersten Phase wirst du deshalb mehr darüber lernen, was gesunde Ernährung für dich bedeutet, wie du deine Gewohnheiten änderst, um langfristig gesund zu bleiben, und wie du deinen Stoffwechsel anregen kannst, um gut zu verdauen, was du isst.

Die richtige Ernährung zur Gewichtsreduktion

Was bedeutet »richtige Ernährung« überhaupt? Ich habe mich mit dem Thema Ernährung über Jahre hinweg beschäftigt. Oftmals hatte ich das Gefühl, dass Ernährung in verschiedene Schubladen gepackt wird: Da gibt es den Veganismus, den Low-Carb-Trend, den Paleo-Trend (auch »Steinzeitdiät« genannt), die Trennkost und so weiter ... All diese Trends erinnern mich stark an das schulmedizinische Denken. Wir versuchen, ein Medikament (oder eine Ernährungsform) zu finden, das für alle gleichermaßen gut ist. Grundsätzlich ist das kein schlechter Ansatz: Wenn wir wissen, dass ein bestimmtes Medikament bei einer bestimmten Erkrankung hilft, dann kann das viele Leben retten. Es gibt aber auch Fälle, in denen dieses Medikament nicht hilft. Und weißt du wieso? Weil wir alle individuell sind! Natürlich kann es für einen Großteil die beste Ernährungsform sein, sich rein pflanzlich zu ernähren. Ich selbst bin eine große Verfechterin einer rein pflanzlichen Ernährung. Wir dürfen dabei aber nie vergessen, dass das, was uns guttut, nicht unbedingt jedem anderen Menschen bekommt. Was ich damit sagen will ist, dass du für dich selbst herausfinden musst, welche Nahrungsmittel dir ein gutes Gefühl geben und für dich förderlich sind. Der Ayurveda hat diesbezüglich viel wertvolles Wissen parat; er kann dir allgemeine Tipps geben und bietet individuelle Anpassungen. Dennoch ist auch der Ayurveda nicht du! Nur du steckst in deinem Körper und kannst entscheiden, was gut für dich ist und was nicht. Auf den nächsten Seiten wirst du lernen, wie du Nahrung für deinen Körper so nutzen kannst, dass du deine Gesundheit langfristig schützt.

Die Magie des Geschmacks

Vielleicht hast du im Ayurveda bereits etwas über die Bedeutsamkeit des Geschmacks gelesen. Neben dem, was wir sehen und was wir riechen, ist der Geschmack einer der ersten Sinneseindrücke beim Essen. Durch den Geschmack deiner Mahlzeit kann dein Körper entscheiden, welche Verdauungsenzyme ausgeschüttet werden müssen, und sich auf diese Weise auf die Nährstoffaufnahme vorbereiten. Denn das ist es, was Essen für uns bedeutet: eine Nährstoffaufnahme. Natürlich verbinden wir mit Essen häufig emotionale Dinge. Schlussendlich geht es dabei aber nur um eines: den Körper ausreichend zu nähren, sodass wir für alle Situationen gewappnet sind und er in seiner gewohnten Effizienz arbeiten kann. Die sechs verschiedenen Geschmacksrichtungen haben ayurvedisch gesehen noch andere Wirkungen: Sie nehmen Einfluss auf die Bioenergien unseres Körpers.

Der süße Geschmack wirkt nährend, schwer und beruhigend auf den Körper. Er hilft dabei, Körpergewebe aufzubauen, und sorgt damit dafür, dass Vata reduziert wird und Kapha in dir zunimmt. Kapha steht für das Struktur- und Stabilitätsprinzip und wird dem Anabolismus (Aufbau von Stoffen) zugeordnet. Vata hingegen geht tendenziell mit Substanzverlust einher. Im letzten Kapitel hast du gelernt, dass nicht jede Gewichtszunahme unbedingt mit einem Kapha-Übergewicht zu tun hat. Dennoch ist es wichtig, im Hinterkopf zu behalten, dass der süße Geschmack dein Kapha erhöht und bei einer Gewichtsabnahme reduziert werden sollte. Auch schulmedizinisch ist (vor allem die synthetische) Süße nicht gerade förderlich bei der Gewichtsreduktion. Schließlich erhöhen süße Lebensmittel den Blutzuckerspiegel, sodass Insulin ausgeschüttet und der Fettabbau gehemmt wird. Aber keine Sorge: Ich zeige dir, wie du ohne Verzicht auf Kohlenhydrate und mit gesunden, süßen Nahrungsmitteln deinen Körper stärkst, ohne an Gewicht zuzulegen.

Der saure Geschmack wirkt anregend und verdauungsfördernd. Ayurvedisch betrachtet besteht er aus den Elementen Feuer und Erde und erhöht somit die Kapha- als auch die Pitta-Energie. Im Übermaß genossen, können saure Lebensmittel zu starkem Durst, Hautproblemen, Ausschlag, Sodbrennen und Gereiztheit führen. Saure Lebensmittel sind zum Beispiel Kuhmilch und tierische Milchprodukte, Tomaten, saures Obst, sauer vergorene Produkte und Wein.

Auch der salzige Geschmack erhöht Pitta und Kapha und reduziert Vata. Er regt den Speichelfluss, die Verdauung und die Ausscheidung an. Medizinisch gesehen kann ein starker Salzkonsum einen Bluthochdruck fördern, weil der Körper versucht, den Salzhaushalt mit einer Erhöhung des Wasserhaushalts auszugleichen. Käse, Meeresfrüchte und Algen gehören beispielsweise dem salzigen Geschmack an. Liegt die Ursache deines Übergewichts in einer Vata-Disbalance können diese drei Geschmacksrichtungen (süß, sauer und salzig) dir helfen, dieses Ungleichgewicht zu reduzieren. Ayurvedisch gesehen sollte eine Mahlzeit hinsichtlich einer ausgewogenen Ernährung immer alle sechs Geschmacksrichtungen enthalten. Dennoch kannst du mit den Geschmacksrichtungen spielen, wenn du ein Ungleichgewicht feststellst. Liegt die Ursache deines Übergewichts in einem Kapha-Zuwachs, solltest du eher auf die nachfolgenden Geschmäcker (scharf, bitter, herb) setzen.

Der scharfe Geschmack wirkt anregend und verflüssigend. Schärfe regt deine Verdauung an und verbessert Kreislauf und Ausscheidung. Wenn du schon mal eine Chilischote gegessen hast, kennst du die erhitzende Wirkung des scharfen Geschmacks. Mit den Eigenschaften leicht, trocken, heiß und scharf reduziert diese Geschmacksrichtung die Kapha-Energie und erhöht gleichzeitig Vata und Pitta. Der scharfe Geschmack steckt etwa in Ingwer, Knoblauch, Zwiebeln, Lauch und Senf.

Die bittere Geschmacksrichtung gilt als entgiftend, reinigend und antibakteriell. Sie regt den Fluss unserer Verdauungssäfte an und sorgt somit für eine reibungslose Verdauung deiner Nahrung. Mit den Eigenschaften trocken, kalt und leicht besitzt bitter ebenso wie der scharfe Geschmack Kapha-reduzierende und Vata-erhöhende Qualitäten. Auf Pitta wirkt der bittere Geschmack beruhigend. Vor allem bei Hautproblemen wird er häufig aufgrund seiner blutreinigenden Wirkung eingesetzt.

Der letzte Geschmack, den ich dir vorstellen möchte, ist der zusammenziehende oder auch herbe Geschmack. Die herbe Geschmacksrichtung kann auf Gefäße und andere Gewebe zusammenziehend und erleichternd wirken. Naturheilkundlich wird er deswegen häufig zur Blutstillung, bei Durchfall oder starkem Schwitzen eingesetzt. Durch seine austrocknenden Eigenschaften wirkt herb Kapha-reduzierend. Auch Pitta wird balanciert, wohingegen Vata erhöht wird. Der herbe Geschmack steckt etwa in Äpfeln, Birnen, Kakis, Kohl und in vielen anderen Schalen von Obst- und Gemüsesorten. Auch in Hülsenfrüchten ist er vorhanden. Zur besseren Übersicht findest du im Folgenden eine Tabelle, welche die Wirkung der sechs Geschmacksrichtungen auf die Doshas zusammenfasst.

Dosha	Dosha-erhöhender Geschmack	Dosha-ausgleichender Geschmack
Vata	scharf, bitter, herb	süß, sauer, salzig
Pitta	scharf, sauer, salzig	süß, bitter, herb
Kapha	süß, sauer, salzig	scharf, bitter, herb

Die richtige Menge

Es gibt zwei Faktoren, die in der heutigen Zeit unsere Verdauung stark belasten und somit zu Übergewicht führen können. Einerseits sind dies stark verarbeitete, schwer verdauliche und kalorienreiche Nahrungsmittel; andererseits ist es die Menge, die wir pro Mahlzeit zu uns nehmen. Ich selbst kenne das nur zu gut. Ich bin mit zwei großen Schwestern aufgewachsen und habe schnell gemerkt, dass man sich entweder den Teller direkt volllädt oder schneller isst als die anderen, um noch genug vom Essen abzubekommen. Verstehe mich nicht falsch, wir hatten immer genug Essen auf dem Tisch stehen. Aber offensichtlich kam dann der Futterneid in mir hoch. Auch heute fällt es mir gelegentlich schwer, nicht zu viel zu essen – vor allem, wenn es superlecker schmeckt. Aus Sicht des Ayurveda sollte immer ein Drittel des Magens leer bleiben, um die Nahrung optimal verdauen zu können.

Die richtige Menge zu essen hängt auch davon ab, was wir zu uns nehmen. Den Zusammenhang erkläre ich dir gleich: Wir neigen beim Abnehmen dazu, uns auf kalorienarme Speisen zu fixieren. Schließlich haben wir aus den ganzen Diäten gelernt: Wer abnehmen will, sollte weniger Kalorien zu sich nehmen. Grundsätzlich ist das nicht falsch. Medizinisch gesehen nimmt man ab, wenn man weniger Kalorien zu sich nimmt, als man verbrennt. Wenn du jedoch nur noch Salate isst, mit ganz wenig Öl im Dressing, dann wirst du von einem Teller vermutlich nicht satt. Die Folge: Spätestens nach zwei Stunden hast du erneut Hunger und belastest deine Verdauung, bevor die vorherige Nahrung verdaut wurde. Das Sättigungsgefühl tritt bei uns Menschen durch zwei Mechanismen auf. Wenn wir Nahrung aufnehmen, reagieren zuerst Druckrezeptoren im Magen auf die Dehnung der Magenwände. Wird die Magenwand durch die zunehmende Magenfüllung stark gedehnt, wird ein Signal an unser Gehirn gesendet, sodass wir uns gesättigt fühlen. Aus dem Magen wird der Nahrungsbrei langsam in den Darm weitertransportiert. Dort erkennen Rezeptoren die einzelnen Nahrungsbestandteile und deren Energiegehalt und senden diese Informationen an das Sättigungszentrum im Gehirn. Dieser zweite Mechanismus kann einige Zeit dauern, sodass unser Sättigungsgefühl meist verzögert eintritt. Deshalb ist es wichtig, wirklich langsam zu essen und richtig zu kauen. Bei kalorienarmen Mahlzeiten ist das Problem: Wir können essen, bis der Arzt kommt. Denn unsere Darmrezeptoren erkennen nur einen niedrigen Energiegehalt. Meist essen wir dann mehrere Teller Salat, bis endlich ein Sättigungsgefühl durch die Drucksensoren ausgelöst wird. Geschieht dies, ist der Magen meist so stark gefüllt, dass die Verdauung sehr viel Zeit in Anspruch nimmt. Hast du schon mal einen Luftballon mit Wasser gefüllt? Wenn er komplett voll ist, kann sich nichts mehr hin und her bewegen. So läuft es dann auch in deinem Magen ab. Dein Magen braucht Raum, um den Nahrungsbrei effektiv zu verdauen. Deshalb mein Tipp: Iss lieber eine kleinere, aber nahrhafte Portion, anstatt drei Teller Salat zu verputzen. Im Folgenden gebe ich dir noch drei Hinweise, wie du für dich die richtige Menge findest.

Das richtige Timing

Wie du schon gelernt hast, unterliegen die Tageszeiten den verschiedenen Einflüssen der Doshas. Auch dein Agni, dein Verdauungsfeuer, brennt zu unterschiedlichen Zeiten unterschiedlich stark. Morgens ist das Agni schwächer. Der Stoffwechsel und die Verdauung müssen erst hochgefahren werden. Deshalb können Kapha-Typen ganz gut auf das Frühstück verzichten. Sie haben die trägste Verdauung und dürfen gut und gerne ohne Mahlzeit in den Tag starten. Am stärksten brennt dein Agni in der Mittagszeit, also etwa um 12 Uhr herum. Hier sollte die größte und am schwersten verdauliche Mahlzeit eingenommen werden. Nachmittags flaut das Feuer langsam wieder ab, sodass abends eine leicht verdauliche Mahlzeit empfehlenswert ist. Vor allem Vata-Typen dürfen gerne vor dem Abendessen noch eine kleine, gesunde Zwischenmahlzeit einbauen. Auch Pitta-Typen können Schwierigkeiten haben, wenn sie zwischen Mittag- und Abendessen keinen Snack zu sich nehmen. Grundsätzlich gilt: Wenn zwischen den Mahlzeiten Hunger auftaucht, war entweder die Nahrungsmenge zu klein, die Zusammensetzung zu kalorienarm oder der Energieverbrauch ist einfach höher. In diesen Fällen darf eine Zwischenmahlzeit eingebaut werden. Probiere aber im weiteren Verlauf, deine Nahrungsmenge und die Zusammensetzung anzupassen, sodass du auch ohne Snack auskommst.

Wie du die richtige Menge findest

1. Die ganze (Nahrungs-)Welt in deinen Händen

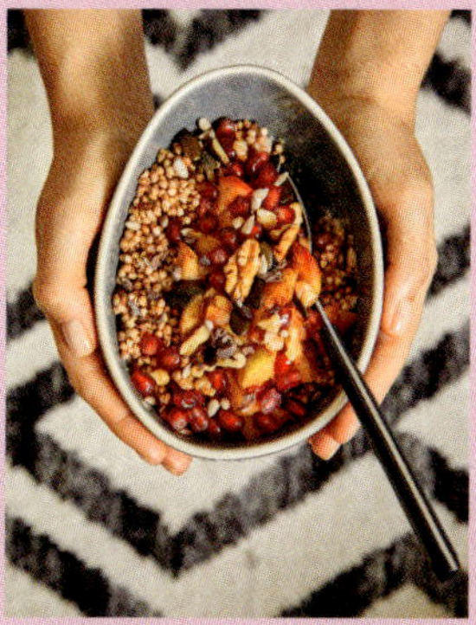

Wir sind alle individuell, und – auch wenn wir Frauen es vielleicht unfair finden – Männer können einfach mehr essen. Das liegt aber nicht daran, dass sie dem männlichen Geschlecht angehören, sondern daran, dass sie meistens ein, zwei Köpfe größer sind als Frauen. Ein gutes Maß, um die für dich individuell passende Menge zu finden, sind deine Hände. Für mich persönlich ist dieser Faktor etwas hart, ich habe winzige Hände. Aber: Wenn ich mich an dieser Essensmenge orientiere, also nur so viel pro Mahlzeit esse, wie in meine beiden Hände passt, fühle ich mich besser. Ganz wichtig: Die Mahlzeit muss unbedingt ausgewogen sein! Keiner wird von zwei Händen Salat satt. Daher sollte deine Mahlzeit alle wesentlichen Komponenten enthalten: gesunde Fette, Proteine und Kohlenhydrate.

2. Große versus kleine Schüssel

Ein weiterer Trick, um sich nicht zu überessen, ist die Größe deines Tellers. Hast du schon einmal ein Fünf-Gänge-Menü gegessen? Als ich das erste Mal vor so einer Portion saß, wusste ich nicht, wie ich davon satt werden sollte. Solche kleinen Portionen auf einem großen Teller werden häufig unterschätzt. Tatsächlich war ich noch nie hungrig nach so einem Menü. Unser Auge isst eben mit. Wir sehen den großen Teller, der nur zu einem Drittel gefüllt ist, und denken: Wie soll ich da satt werden? Nehmen wir einen großen Teller, füllen ihn komplett und essen so lange, bis er leer ist, fühlen wir uns rund wie eine Kugel. Wir sind übervoll – nicht, weil wir nicht schon längst satt sind, sondern, weil unser Unterbewusstsein uns sagt, da liegt noch was auf dem Teller, das muss weg! Meine Lösung: Leg dir eine schöne Schüssel zu, die genau in deine zwei Hände passt. Wieso schön? Damit du dich jedes Mal freust, wenn du aus ihr isst. Wieso so groß wie deine Hände? Damit du weder zu viel noch zu wenig in deiner Schüssel hast. Das macht dich zufrieden und satt, ohne deinen Magen zu überlasten.

3. Bist du wirklich satt?

Um herauszufinden, ob es wirklich die richtige Portionsgröße für dich war, frage dich nach dem Essen: Bin ich wirklich satt? Und zwar im Sinne von: Kann ich meiner Verdauung jetzt bis zur nächsten Mahlzeit Ruhe gönnen? Gerade wenn du dich an der »Händeregel« orientierst, musst du darauf achten, wie lange du satt bist. Sind es nur zwei Stunden? Dann ist entweder das Maß nicht groß genug oder die Zusammensetzung deiner Nahrung nicht richtig für dich. Bist du mehr als vier Stunden gesättigt? Dann war die Portion entweder zu groß oder die Nahrungsmittelzusammenstellung zu schwer.

Die letzte Mahlzeit sollte optimalerweise vor 19 Uhr eingenommen werden, damit der Schlaf und die Regeneration nicht durch die nächtliche Verdauung beeinträchtigt werden. Dein Körper und deine Verdauung können außerdem am besten arbeiten, wenn Regelmäßigkeit vorherrscht. Versuche deshalb, möglichst zu den gleichen Zeiten zu essen, um dem Körper zu signalisieren, dass gleich die Zeit für die Verdauung ansteht. Bei einer entsprechenden Routine kann der Körper die Verdauungsenzyme zeitgerecht produzieren und so dein Agni stärken. Auch in puncto Timing sind Kinder echte Vorbilder: Sie melden sich von allein, sobald sie hungrig sind und es Zeit zum Essen ist.

	Vata	Pitta	Kapha
Frühstück	ja	ja	vielleicht
Mittag	ja	ja	ja
Abendessen	Ja	Ja	ja
Zwischenmahlzeiten	maximal 2	maximal 1	keine!

Wie viele Mahlzeiten du am Tag benötigst

Je nachdem, welches Dosha in dir vorherrscht, brauchst du unterschiedlich viele Mahlzeiten am Tag, um dich zu erden und dein Verdauungsfeuer zu stärken. Vata als luftiges Funktionsprinzip benötigt tendenziell mehrere kleine Mahlzeiten, wohingegen Kapha oftmals mit zwei großen Mahlzeiten auskommt. Generell gilt: Deine Hauptmahlzeit sollte mittags sein, abends steht am besten etwas leicht Verdauliches auf dem Speiseplan. Das, was du von typischen Low-Carb-Diäten her kennst – also dass du abends keine Kohlenhydrate mehr essen sollst –, gilt im Ayurveda nicht. Proteine sind schwerer verdaulich als Kohlenhydrate und nehmen mehr Verdauungszeit in Anspruch. Wenn du sie abends isst, kann sich dein Körper in der Nacht nicht so gut auf die Regeneration konzentrieren, sondern muss sich mit der Verdauung beschäftigen. Gesunde Kohlenhydrate kann der Körper hingegen sehr gut aufspalten, sodass sie am Abend ideal sind. Wenn du deine abendliche Mahlzeit warm gestaltest, am besten eine Suppe oder einen Eintopf, kannst du nichts falsch machen. Pitta möchte in Suppen gerne noch etwas zum Knabbern haben, hier bietet sich eine Einlage aus Couscous oder Amaranth an. Für Kapha-Typen kann es angenehm sein, auf das Frühstück zu verzichten. Vor allem im Frühjahr kann frühstücken zu Schwere und Trägheit führen. Probiere dich hier gerne aus.

Das richtige Gleichgewicht

Deine Tellergröße ist gewählt, die perfekte Uhrzeit steht, was jetzt noch fehlt ist die Füllung deines Tellers. Wie du bereits gelernt hast, ist es wichtig, dass dein Teller ausgewogen gefüllt wird. Du bist einzigartig und genauso einzigartig sollte deine Mahlzeit aussehen. Wieso sich mit einem belegten Brötchen oder einem simplen Salat abgeben, wenn dir die kulinarische Welt offensteht? Wähle Mahlzeiten, die dich über einen Zeitraum von circa vier Stunden sättigen. Das bedeutet, du brauchst alles: sowohl gesunde Fette als auch Eiweiße und Kohlenhydrate! Es geht nicht ohne, denn »ohne« bedeutet immer Mangel. Ohne Kohlenhydrate kann dir Energie fehlen. Ohne Eiweiße fühlst du dich vielleicht kraftlos. Ohne Fette kann dein Körper keine Hormone herstellen und die Vitamine A, E, D und K nicht aufnehmen. Wir benötigen also immer ein Gleichgewicht – egal, ob bei unserer Ernährung oder in anderen Lebensbereichen.

Wie sieht laut Ayurveda das richtige Gleichgewicht aus? Dieses ist zum Abnehmen wiederum von dir abhängig, also von deiner Konstitution und den Ursachen für dein Übergewicht. Hast du zugenommen, weil du unregelmäßig gegessen hast und dich dauerhaft erschöpft fühlst? Dann ist gegebenenfalls dein Vata außer Balance. Vata braucht einen großen Anteil an Nahrungsmitteln, die leicht verdaulich sind und gleichzeitig nährend. Gemüse, vor allem in roher Form, enthält viele pflanzliche Fasern, die eine labile Vata-Verdauung beeinträchtigen können. Der Gemüseanteil ist bei Vata-Personen daher etwas reduzierter als bei den anderen Konstitutionstypen. Er liegt bei circa 20 Prozent. Ideal sind beispielsweise Fenchel, Möhren, Kürbis, Okra, Pastinaken, Rote Bete, Spinat, Süßkartoffeln und Zucchini. Um die Verdauung zu unterstützen und Vata gut zu nähren, ist der Fettanteil deines Tellers größer als bei Pitta- und Kapha-Typen. Zu gesunden Fetten gehören Nüsse, Samen und andere Öle. Hierzu zählen auch Milchprodukte, wenn du diese zu dir nimmst. Den Rest des Tellers kannst du mit Hülsenfrüchten füllen. Hülsenfrüchte liefern die notwendigen Proteine. Wenn du Fleisch oder Fisch verzehrst, nehmen diese tierischen Produkte den Platz der Hülsenfrüchte ein; wobei (wenn überhaupt) nicht bei jeder Mahlzeit tierische Produkte verzehrt werden sollten. Obst sollte nicht zu den Mahlzeiten, sondern lieber als leckere Zwischenmahlzeit, etwa im morgendlichen Getreidebrei oder in einem Chutney, konsumiert werden.

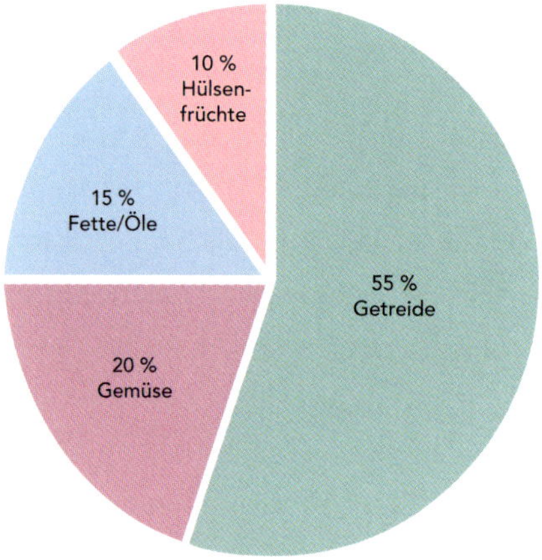

Ausgewogene Ernährung für Vata-Typen

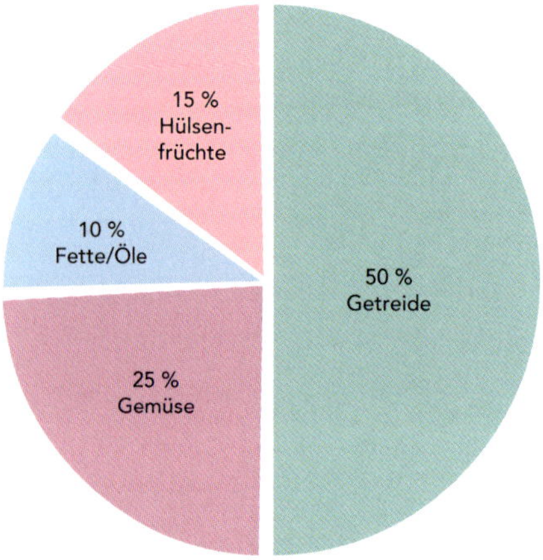

Ausgewogene Ernährung für Pitta-Typen

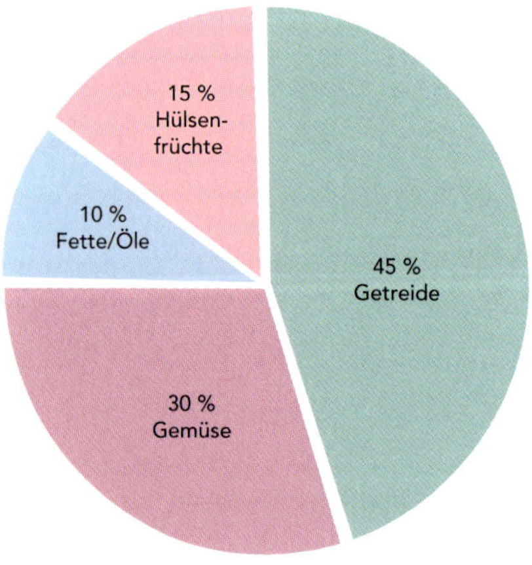

Ausgewogene Ernährung für Kapha-Typen

Als Pitta-Typ wird es dir schwerfallen, Mahlzeiten zu reduzieren. Die meisten Pitta-Naturen neigen dazu, unausstehlich zu werden, wenn man ihnen ihr Essen streitig macht. Dementsprechend müssen sie auch beim Abnehmen mit nährstoffreichen Lebensmitteln versorgt werden, die ihnen über einen längeren Zeitraum Energie und Sättigung verleihen. Für Pitta wird der Getreideanteil, im Vergleich zu Vata, etwas geringer zugunsten des Gemüseanteils. Hülsenfrüchte nehmen einen größeren Stellenwert ein als Fette und Öle. So kommst du am Ende zu folgender Verteilung:

Als Getreide eignen sich vor allem Amaranth, Basmatireis, Dinkel, Gerste, Hafer und Quinoa. Günstige Pitta-Gemüsesorten sind Aubergine, grünes Blattgemüse, Blumenkohl, Brokkoli, Kohlrabi, Möhren, Kartoffeln und auch Spargel oder Süßkartoffeln.

Haben ein Bewegungsmangel sowie fette, schwer verdauliche Lebensmittel zu deiner Gewichtszunahme beigetragen oder fällst du unter die Kategorie des Kapha-Doshas, dann solltest du deinen Teller folgendermaßen anpassen. Du benötigst einen größeren Gemüseanteil und einen weniger großen Getreideanteil im Vergleich zu Vata und Pitta. An Getreide bietet sich vor allem Hirse, Buchweizen, Amaranth und Quinoa an. Kapha-Gemüsesorten sind unter anderem Auberginen, grünes Blattgemüse, Blumenkohl, Brokkoli, Paprika, Sellerie und Spargel. Dein Kapha-Teller sieht dann wie folgt aus:

Egal, welchen Konstitutionstyp dein Testergebnis ergeben hat, achte bitte immer darauf, dass du dich ausgewogen ernährst. Probiere verschiedene Lebensmittel aus und spüre, was sie in dir auslösen. Fühlst du dich nach dem Verzehr energiegeladen und leistungsstark? Oder fühlst du dich müde und kraftlos? Wähle deine Nahrung danach aus, wie sie in deinem Körper wirkt. Vertraue darauf, dass deine Intuition dir zeigt, was wirklich gut für dich ist und was nicht. Um die Wirkung von Nahrung auf deinen Körper besser zu verstehen, wird dir der nächste Abschnitt behilflich sein.

Die Qualität deiner Nahrung

Neben der individuell richtigen Zusammensetzung der Nahrung ist die Qualität wesentlich. Wenn ich früher an Qualität dachte, kamen mir »bio« und »Frische« in den Sinn. Der Ayurveda schaut aber noch auf eine andere Seite der Qualität, und zwar, wie die Lebensmittel in deinem Körper wirken. Ob sie dich nähren oder Trägheit verursachen, ob sie dir Energie schenken oder dich eher schläfrig machen. Diese Qualitäten heißen im Ayurveda »Gunas«. Die Gunas unterteilt man in Sattva, Rajas und Tamas. Lebensmittel von sattvischer Qualität beruhigen und klären Körper und Geist, wirken erfrischend und reinigend. Dies sind vor allem frische Lebensmittel wie Gemüse, Obst oder Getreide. Steht die Rajas-Eigenschaft im Vordergrund, entfalten sich erhitzende, anregende und stimulierende Eigenschaften. Sie können Körper und Geist in ein Ungleichgewicht bringen und beide überreizen. Auch Unruhe oder Gereiztheit können die Folge sein. Pitta wird durch diese Nahrungsmittel gesteigert. Meist sind dies bittere, saure, beißend scharfe, heiße und trockene Lebensmittel. Sie beschleunigen allerdings auch Stoffwechselprozesse, was für ausgeprägte Kapha-Typen zeitweise sehr hilfreich sein kann. Diese Beschleunigung kannst du zum Beispiel bemerken, wenn du eine Kiwi isst. Ihre sauren Eigenschaften führen zu einer schnelleren Verdauung, sodass Kiwis eine leicht abführende Wirkung besitzen. Nahrungsmittel mit einem hohen Tamas-Anteil wirken dämpfend auf Übererregungen des Nervensystems. Tamasische Nahrungsmittel können trocken, alt, abgestanden, faul, gärend, tot oder überreif sein. Außerdem zählen alle Lebensmittel, die stark verarbeitet sind, aber auch Konserven und Tiefgefrorenes, zur Qualität »Tamas«. Der Ayurveda empfiehlt, sich größtenteils an sattvischen Nahrungsmitteln zu orientieren. Lebensmittel mit einem hohen Rajas-Anteil dürfen in die Mahlzeiten integriert werden, tamasische Produkte sollten vermieden werden. In der unten stehenden Tabelle findest du die Eigenschaften von Nahrungsmitteln aufgelistet.

Sattva:

- Vollkornprodukte wie Vollkornbrot und Vollkornnudeln; Vollreis, Hirse, Buchweizen, Dinkel, Grünkern und Gerste
- Hülsenfrüchte (diese müssen jedoch gut gekocht werden, um leicht verdaut werden zu können): Linsen, Bohnen, Erbsen und Sojaprodukte wie Tofu
- Gemüse gekocht und roh (im rohen Gemüse ist am meisten Prana (Lebensenergie) vorhanden). Es ist empfehlenswert, verschiedene Gemüsesorten zu essen, um ein großes Spektrum an Nährstoffen zu bekommen.
- Obst, ebenfalls bevorzugt in roher Form, sowie Obstsäfte
- Hülsenfrüchte
- Rohe Nüsse
- Frisches Gemüse und Salate
- Reine, frisch gepresste Fruchtsäfte, die sofort nach Zubereitung getrunken werden
- Saatgut
- Keimlinge
- Vollrohrzucker oder Kokosblütenzucker (in geringen Mengen)
- Honig (nicht erhitzt)
- Frische Kräutertees
- Mindestens 2 Liter reines Wasser täglich

Rajas:

- Scharfe Nahrungsmittel: Gewürze, starke Kräuter, Senf
- Stimulantia wie Kaffee und schwarzer Tee
- Süßigkeiten, Salz
- Allgemein sehr intensiv – scharf, bitter, sauer oder salzig – schmeckende Nahrung
- Sehr heiße oder sehr kalte Speisen
- Scharfe Kräuter oder Gewürze wie Chili oder Cayennepfeffer
- Weißer, raffinierter Zucker
- Kefir-Produkte

- Eiscreme
- Weißmehlprodukte wie Weißbrot, Brötchen
- Zu schnelles oder gehetztes Essen gilt ebenfalls als rajasisch.

Tamas:

- Fleisch, Fisch, Eier
- Alkohol, Tabak, viele Drogen und Medikamente
- Zwiebeln und Knoblauch
- Pilze
- Fermentierte oder vergorene Lebensmittel wie Essig (dazu gehört jedoch nicht milchsauer Vergorenes wie Sauerkraut)
- Faule, unreife, abgestandene, überreife Nahrungsmittel
- Gerichte, die »totgekocht« oder nochmals aufgewärmt wurden
- Konserven, Tiefkühlkost
- Wurstprodukte und Schinken
- Auch übermäßiges, unachtsames Essen gilt als tamasisch.

Die Gunas sind ein guter Anhaltspunkt, wenn es darum geht, eine Ernährung in den Familienalltag zu integrieren, von der alle profitieren können. Darüber hinaus ist die Natur ein ziemlich schlauer Fuchs: Denn es ist tatsächlich so, dass wir das, was in einem Umkreis von circa 70 Kilometern bei uns wächst, entsprechend der Jahreszeiten und bezüglich des Dosha-Einflusses am meisten benötigen. Genial, oder? Nehmen wir den Frühling. Frühlingszeit ist Kapha-Zeit. Das bedeutet, wir müssen in der Regel Kapha reduzieren. Das schaffst du am einfachsten mit Nahrungsmitteln, die bitter, herb oder scharf sind. Die Natur bringt uns dafür im Frühjahr den Spargel auf den Teller. Spargel zählt zu den bitteren Lebensmitteln und regt zusätzlich die Nierenfunktion an. Er vermag, die durch Kapha bedingten Wassereinlagerungen zu reduzieren. Weitere Beispiele sind der Kürbis und das Wurzelgemüse im Herbst. Beides zählt zur süßen Geschmacksrichtung, die Vata reduziert. Wenn du dich also größtenteils an eine saisonale und regionale Ernährung hältst, kannst du den Ayurveda sehr leicht und quasi intuitiv in deinem Alltag umsetzen.

Die richtige Einstellung

Unsere Einstellung zum Essen, zu Lebensmitteln, zum Abnehmen und auch uns selbst gegenüber hat einen enormen Einfluss auf den Erfolg beim Abnehmen. Die richtige Einstellung beim Kochen oder Essen wird dir die Erfolge bringen, die du dir seit Langem wünschst. Wenn wir uns stressen, sei es beim Kochen, bei der Zubereitung oder beim Essen, überträgt sich das nicht nur auf unseren Körper, sondern auch auf unsere Nahrung. Wir nehmen den Stress, den wir uns schon bei der Zubereitung machen, in unserem Körper auf. Nicht nur wir, sondern auch alle anderen, die unser Essen eigentlich genießen wollen. Ich höre sehr oft von meinen Patienten, dass sie keine Zeit haben, sich um ihre Ernährung zu kümmern. Dass sie keine Zeit haben, frisch zu kochen oder Sport zu treiben. Aber mal Hand aufs Herz. Hast du wirklich keine Zeit? Womit verbringst du den Großteil deiner Zeit? Wo verlierst du wertvolle Stunden, die du in dich und deine Gesundheit investieren könntest? Ich weiß, im Alltag ist es manchmal nicht leicht, sich zu motivieren. Aber es ist der einzige Weg in ein unbeschwertes Leben. Nimm dir also Zeit zum Kochen und zum Essen. Räume dem Kochen und Essen wieder mehr Priorität in deinem Leben ein. Denn: Die Nahrung, die wir aufnehmen, ist im Endeffekt dafür verantwortlich, was wir fühlen, wie viel Energie wir über den Tag hinweg besitzen und wie gut unser Körper gegen Krankheit gewappnet ist. Du besitzt das Privileg, dein Essen selbst auswählen zu können, selbst zubereiten zu dürfen und mit den verschiedensten Menschen gemeinsam zu genießen. Du besitzt das Privileg, in Ruhe zu essen und jeden Tag ausreichend Nahrung auf den Tisch stellen zu können. Nutze also all diese Privilegien und verwehre sie dir nicht durch deine Einstellung.

36 Prozent aller Mahlzeiten finden gar nicht mehr am Esstisch statt, bei 38 Prozent wird nebenbei noch etwas anderes gemacht. Versuche, deine Mahlzeiten wertzuschätzen. Zeuge auch dir den nötigen Respekt und erkenne, wie wertvoll gesunde, frische Nahrung für dich ist. Denn wenn du dich nicht auf dein Essen konzentrierst, dann wird dein Körper das auch nicht machen. Die Folge: Deine Verdauungskraft leidet darunter, Ama kann bei jeder Mahlzeit entstehen, und Krankheiten können sich ihren Weg bahnen.

Was bei einer ayurvedischen Ernährung wichtig ist

Zusammenfassend möchte ich dir noch einmal einen Überblick geben, welche grundlegenden Aspekte bei der ayurvedischen Ernährung essenziell sind. Hierauf solltest du besonders achten:

- Bevorzuge warme Speisen: Durch warme Mahlzeiten wird deine Verdauung entlastet und kann alle Nährstoffe leichter aufnehmen. Dein Körper hat mehr Energie für andere Stoffwechselvorgänge übrig.

- Vermeide kalte Getränke: Auch kalte Getränke können deinen Körper belasten. Denke noch einmal an das Lagerfeuer zurück: Wenn du das Feuer mit kaltem Wasser übergießt, wird es nur auf Sparflamme laufen.

- Kombiniere alle Geschmacksrichtungen: Jeder Geschmack hat seinen Nutzen im Körper. Du weißt jetzt, wann es sinnvoll ist, den ein oder anderen Geschmack wegzulassen. Versuche aber immer, ein Gericht mit möglichst vielen Geschmacksrichtungen abzudecken.

- Frisch, regional, saisonal: Mache es dir selbst einfach und koche möglichst das, was die Natur dir zu jeder Jahreszeit anbietet. Vielleicht hast du sogar einen Bauern in deiner Nähe, den du gerne unterstützen möchtest. Frisch ist immer besser als verarbeitete Produkte.

- Regelmäßigkeit und Portionsgröße: Versuche, die Mahlzeiten deiner Familie regelmäßig zu gestalten (regelmäßige Essenszeiten), und verwende die oben genannten Tipps und Tricks zur Anpassung der Portionsgröße.

- Keep calm and relax: Nimm dir Zeit zum Essen, schalte den Kopf aus und am besten auch das Smartphone. Wir sind hier auf dieser Welt, um zu genießen!

Ayurvedische No-Gos

Es gibt wenig, was man im Ayurveda nicht darf. Denn der Ayurveda möchte dir keine Verbote geben. Es geht nicht darum, dir strikte Regeln aufzuerlegen, die für dich nicht passen. Es geht darum, dir Empfehlungen an die Hand zu geben, mit denen du Ernährung und Lebensstil so anpassen kannst, wie es für dich individuell optimal ist. Probiere neue Dinge aus und spüre, was dir guttut. Der ayurvedische Wissensschatz ist wertvoll, und die Erkenntnisse haben wissenschaftlich Hand und Fuß. Dennoch: Du steckst in deinem Körper und nur du kannst entscheiden, was funktioniert und was nicht. Neben den Empfehlungen, was du essen solltest, gibt es auch Hinweise, welche Gewohnheiten und Nahrungsmittel sich ungünstig auf deinen Körper und deine Gesundheit auswirken. Dass sich etwa kalte Speisen oder kalte Getränke negativ auf dein Agni auswirken, weißt du schon. Darüber hinaus gibt es aber auch ungünstige Nahrungsmittelkombinationen, die deine Verdauung belasten. Hierbei handelt es sich um Mahlzeiten, in denen verschiedene Nahrungsmittel zum Einsatz kommen, die (wenn kombiniert gegessen) Ama fördern. Sie behindern also deine Gewichtsabnahme und können zu Krankheiten führen. Folgende Kombinationen solltest du daher vermeiden:

- Bohnen + Obst, Käse, Eier, Fisch, Kuhmilch, Fleisch und Joghurt
- Eier + Obst, Melone, Käse, Bohnen, Fisch, Kuhmilch und Joghurt
- Frisches, ungekochtes Obst mit allen anderen Nahrungsmitteln
- Frisches Getreide + frisches Obst (zum Beispiel Müsli mit Kuhmilch und frischem Obst)
- Honig + Ghee (auch Honig in heißen, gekochten oder gebratenen Speisen)
- Heiße Getränke + Käse, Fisch, Fleisch, Joghurt
- Zitronen + Gurke, Kuhmilch, Tomate, Joghurt
- Melone mit allen anderen Nahrungsmitteln
- Nachtschattengewächse + Gurke oder Kuhmilchprodukte
- Kuhmilch + Banane, saures Obst, Hefebrot, Fisch, Fleisch, Joghurt
- Kurz zusammengefasst:
- Proteine nicht mischen!
- Keine schweren Nahrungsmittel mit anderen schweren Nahrungsmitteln!
- Obst am besten separat essen.

Medizinische No-Gos

Ich möchte nicht, dass du blind irgendwelchen Ernährungsregeln folgst. Wichtig ist für dich zu lernen, welche Lebensmittel dir guttun und welche nicht. Dennoch gibt es auch aus medizinischer Sicht Lebensmittel, die ich dir weder zum Abnehmen noch generell empfehlen würde. Diese Nahrungsmittel haben nicht wirklich etwas mit »Nahrung« zu tun, weil sie in keiner Weise nährend wirken. Verzichte daher zumindest während der gesamten Ernährungs- und Lebensumstellungsphase auf folgende Produkte:

- Industriell hergestellter Zucker oder Sirup
- Stark verarbeitete Produkte, Fertiggerichte
- Billig produzierte Fleisch- und Kuhmilchprodukte
- Fruchtsäfte (es sei denn selbst gepresst, am besten mit Gemüse kombiniert)
- Softdrinks wie Cola (auch in der Light-Variante)

Mit Heißhunger richtig umgehen

Heißhunger und die Abwertung, die danach stattfindet, sind Probleme, die dem Abnehmen oder einer Ernährungsumstellung im Weg stehen. Jeder hat mal Heißhunger. Nur weil du diesem einmal nachgibst, ist weder dein kompletter Abnehmerfolg dahin noch sagt es etwas über dich als Mensch aus. Heißhunger hat viele Gesichter und kann beispielsweise durch einen Nährstoffmangel oder aufgrund einer emotionalen Komponente auftreten. Wenn du dich an die bereits beschriebenen Ernährungstipps hältst, kannst du viele Heißhungerattacken umgehen. Wenn du viele natürliche Lebensmittel isst und deine Mahlzeit aus vollwertigen Kohlenhydraten, Proteinen und gesunden Fetten besteht, fühlt sich dein Körper gut versorgt. Verarbeitete Produkte und Fast Food hingegen können Heißhunger fördern. Dies liegt an Salz und anderen Zusatzstoffen wie raffiniertem Zucker und anderen Süßstoffen. Zu diesen Produkten zählen auch Säfte, Limonaden, Backwaren und Wurstwaren. Ein Blick auf das Etikett hilft, um zu klären, ob Zucker oder Süßstoffe darin stecken. Wichtig ist, selbst zu kochen und auf natürliche Lebensmittel zu setzen. Auch Stress kann zu Heißhunger führen, weshalb wohltuende Rituale zur Stressreduktion sehr wichtig sind.

Fünf weitere Tipps, um Heißhunger zu vermeiden:

- **Treibe Sport:** Nutze Bewegung, um Endorphine freizusetzen. Nichts anderes passiert bei dem Verzehr von Süßigkeiten. Wenn du also das nächste Mal Heißhunger verspürst, kannst du deine Laufschuhe anziehen und eine Runde um den Block laufen.

- **Trinke ausreichend Wasser:** Oftmals verwechseln wir Hunger mit Durst. Wenn du Heißhunger verspürst, versuche zunächst, ein Glas lauwarmes Wasser zu trinken.

- **Schlafe ausreichend:** Schlafmangel kann zu Heißhungerattacken führen. Durch regelmäßige Schlafenszeiten kann sich dein Körper in der Nacht regenerieren, und Heißhunger wird reduziert. Lege Zeiten fest, wann du ins Bett gehst und wann du am Morgen aufstehst.

- **Nimm Bitterstoffe zu dir:** Bitterstoffe hemmen Heißhungerattacken, regen die Verdauung an und verbessern die Funktion von Darm, Leber, Galle und Bauchspeicheldrüse. Natürliche, bittere Lebensmittel sind unter anderem Rucola, Chicorée und grüner Tee.

- **Stabilisiere deinen Blutzucker:** Bei starken Blutzuckerschwankungen haben wir auch mehr Heißhunger. Diese können zum Beispiel durch den Verzehr von Fertigprodukten oder Süßstoffen ausgelöst werden. Versuche regelmäßig alle vier Stunden zu essen und die letzte Mahlzeit mindestens drei Stunden vor dem Schlafengehen zu dir zu nehmen.

Gewohnheiten erkennen und verändern

Die Art und Weise, wie du dich ernährst, wie du deinen Alltag bestreitest und ob du tägliche Bewegung integrierst, hängt zu großen Teilen davon ab, welche Gewohnheiten du in deinem Leben besitzt. Nur 10 Prozent deiner Handlungen passieren bewusst. Deshalb ist es wichtig, das »Warum« hinter diesen unbewussten und gleichzeitig gewohnten Verhaltensmustern zu erkennen. Dies hilft dir festzustellen, woher deine Gewohnheiten rühren und wie du sie langfristig ändern kannst, um dein Leben gesünder zu gestalten.

Der erste Schritt liegt also immer im Erkennen. Was isst du über den Tag verteilt? Warum isst du ungesunde Nahrungsmittel? Warum fällt es dir schwer, die richtige Menge zu essen? Warum bewegst du dich zu wenig? Warum fällt es dir schwer, abzunehmen? Versuche immer wieder, neue Warums zu stellen, bis du zu dem Kern des Problems vorstößt. Nur wenn du die Wurzel deiner Gewohnheiten erkennst, kannst du sie ändern und neue, gesündere Gewohnheiten in dein Leben integrieren.

Als zweiten Schritt solltest du einmal genau beobachten, wie du lebst. Auf das Thema »Essen« bezogen bedeutet das, dass du dir bewusst machst, wann du isst, warum du isst, wie viel du isst, was du isst, wie du dich nach dem Essen fühlst und ob du wirklich Hunger hast. Im Hinblick auf das Thema »Bewegung« könntest du dir bewusst machen: Warum habe ich jetzt keine Lust, mich zu bewegen? Was hält mich davon ab, Sport zu treiben? Wie fühle ich mich bei der Bewegung? Was verbinde ich mit Bewegung oder auch damit, mich nicht zu bewegen? Achtsamkeit auf allen Ebenen wird dich unterstützen zu erkennen, wie du bisher gelebt hast und wie du in Zukunft leben möchtest. Am besten funktionieren diese ersten zwei Schritte, wenn du ein Ernährungstagebuch führst. Es wird dir verraten, wann du Quatsch isst und wann du deinen Körper mit Nährstoffen versorgst. Außerdem wird dir dadurch klar, dass Nahrung einen Effekt auf deinen Körper hat. Du wirst merken, dass es dir nach bestimmten Nahrungsmitteln gut und nach anderen weniger gut geht. Das stärkt auf der einen Seite deine Motivation, mehr Lebensmittel zu essen, die dich unterstützen, und auf der anderen Seite hilft es dir, intuitives Essen zu fördern. Denn irgendwann hast du es raus, was dir guttut und was nicht, sodass du nicht dein Leben lang ein Ernährungstagebuch führen musst. Fange am besten mit zwei Wochen an. Schreibe auf, wann du isst, was du isst, wie viel du isst und wie es dir danach geht. Wie viel bedeutet nicht, dass du alles genau abmessen musst, sondern viel mehr, ob es in deine zwei Hände passt oder ob du eher vier Hände voll verputzt hast.

Wenn du erkannt hast, welche ungesunden Gewohnheiten sich in deinen Alltag eingeschlichen haben und was die Wurzel dahinter ist, kann es wichtig sein, einen Ersatz zu finden. Wenn ich zum Beispiel mit meinen Patienten an einer Raucherentwöhnung arbeite, dann ist es wichtig, eine »Ersatzdroge« zu finden, um den Druck rauszunehmen. Diesen Druck können Patienten auch verspüren, die sich sehr zuckerhaltig ernährt haben. Verstehe mich nicht falsch, es geht nicht darum, dir irgendein Nahrungsmittel zu verwehren. Es geht vielmehr darum, gewohnte Ernährungs- und Lebensstrukturen zu ändern, die zu deinem Übergewicht geführt haben. Frage dich einmal, was kann ich stattdessen machen? Wenn du Heißhunger auf ungesunde Lebensmittel verspürst, was kannst du stattdessen essen oder machen? Vielleicht hilft es dir, eine Runde um den Block zu laufen oder ein Glas heißes Wasser zu trinken. Wenn du keine Motivation hast, dich zu bewegen, frage dich: Worin liegt das Problem? Ist Traurigkeit oder Erschöpfung die Ursache? Was mache ich, um mehr Freude oder Antrieb zu gewinnen?

Das SMART-Modell, Tool 1

Ich weiß, Gewohnheiten zu ändern ist nicht leicht. Es benötigt viel Eigenarbeit. Aber dieser Schritt ist unfassbar wichtig, um etwas an deinem Leben zu ändern. Sei liebevoll zu dir selbst, denn Veränderungen sind jeden Tag, jede Sekunde ein Prozess. An manchen Tagen wird es dir leichter fallen, an anderen etwas schwerer. Die Hauptsache ist, dass du am Ball bleibst und dich nicht unterkriegen lässt. Dafür gebe ich dir jetzt ein Tool mit auf den Weg, das ich auch in meinen Beratungen anwende. Hierbei handelt es sich um das SMART-Modell, welches vor allem im Projektmanagement angewendet wird und Unternehmen dabei hilft, Ziele zu definieren und diese strukturiert umzusetzen. Dir soll dieses Modell von Peter Drucker dabei helfen, dir deine persönlichen Ziele klarzumachen und sicherzustellen, diese auch im Alltag strukturiert anzugehen. SMART ist ein Akronym und steht für die Worte: spezifisch, messbar, attraktiv, realistisch und terminiert.

Beginne damit, dein Ziel spezifisch zu definieren.

Schritt 1, spezifisch:

- Was möchte ich genau erreichen? (Beschreibe dein Ziel so detailgetreu wie möglich.)
- Wie werde ich dieses Ziel erreichen?
- Wer ist beteiligt? Wen brauche ich gegebenenfalls dazu?

Als Zweites überlegst du dir, wie du überhaupt merkst, dass dein Ziel erreicht ist. Du solltest dein Ziel an bestimmten Dingen messbar machen.

Schritt 2, messbar:

- Wie stelle ich fest, dass ich mein Ziel erreicht habe?
- Woran erkenne ich, dass mein Ziel gefährdet ist?

Der dritte Schritt richtet sich an deine Motivation. Durch die Attraktivität deines Ziels steigerst du dein Durchhaltevermögen.

Schritt 3, attraktiv:

- Warum möchte ich dieses Ziel erreichen?
- Warum ist das wichtig für mich?

- Welche Gründe gibt es dafür?
- Was verändert sich, wenn ich das Ziel umgesetzt habe?
- Welche Gefühle nehme ich wahr, wenn ich an mein Ziel denke?

Als Nächstes geht es darum, dir zu überlegen, wie du dein Ziel möglichst realistisch erreichst.

Schritt 4, realistisch:

- Kannst du das Ziel aus eigener Kraft erreichen?
- Was brauchst du noch, um das Ziel umzusetzen?
- Ist das Ziel herausfordernd, aber realistisch? Oder überforderst du dich mit dem Ziel, welches du dir gesteckt hast?

Der letzte Schritt ist einer der wichtigsten: Bis wann möchtest du dein Ziel erreicht haben? Auch hier gilt der vorherige Punkt, sei realistisch. Es ist nicht realistisch, in vier Wochen 20 Kilo abzunehmen. Also versuche, auch die Zeit realistisch und liebevoll zu setzen. Baue Etappenziele (Meilensteine) ein.

Schritt 5, terminiert:

- Was sind die nächsten Schritte?
- Welche Meilensteine erreiche ich zu welchem Zeitpunkt?
- Wann habe ich das Ziel erreicht?

Dieses Modell wird dich in den verschiedenen Phasen dieses Buchs immer wieder begleiten, sodass der Erfolg deiner Ziele abgesichert ist. Das SMART-Modell wird dir helfen, deine Wünsche und Ziele bewusst umzusetzen und Probleme bei der Umsetzung zu vermeiden. Damit hast du dich effektiv um den bewussten Part gekümmert. Circa 90 Prozent unserer Handlungen laufen jedoch unbewusst ab. Um auch dein Unterbewusstsein auf Abnehmen, Ernährungs- und Lebensstilveränderung einzustimmen, bekommst du von mir ein weiteres wertvolles Tool.

Die Macht der Manifestation, Tool 2

Egal, wie fest sich dein Körper anfühlen mag, im Endeffekt sind wir alle einzig und allein Energie. Auf der kleinsten Ebene bestehen wir aus Abertausenden von Zellen, die sich durch Anziehung zusammenhalten und so einen festen Körper bilden. Was passiert zuallererst, wenn du zum Sport gehst? Richtig, der Gedanke, dass du zum Sport gehen möchtest. Du hast also einen Gedanken, einen Samen in deinem Kopf gepflanzt, den du in die Realität umsetzt. Das ist ein sehr vereinfachtes Beispiel, wie Manifestation funktioniert. Aber es zeigt, dass wir es im Prinzip die ganze Zeit machen – allerdings meist unterbewusst. Manifestation heißt, etwas sichtbar werden zu lassen. Das Gesetz der Anziehung bedeutet, dass das, was du aussendest, zu dir zurückkommt. Was heißt das in Bezug auf dein Ziel, abzunehmen? Wenn du von dir selbst glaubst, dass du nicht abnehmen kannst, dann wirst du es auch nicht tun. Durch das Gesetz der Anziehung können wir mithilfe unseres Fokus dazu beitragen, unsere Schöpferkraft zu aktivieren und unsere Ziele zu erreichen. Wichtig ist: Manifestation ist keine Wunschbox. Du schließt nicht die Augen, machst sie wieder auf und dein Ziel ist erreicht. Du kannst dich aber durch eine klare Vision dabei unterstützen, jeden Tag mit Vertrauen ins Handeln zu kommen. Wenn du genau weißt, was du erreichen möchtest, und das am besten so spezifisch wie möglich, dann hilft dir das Universum dabei, genau das (oder etwas noch Besseres) Realität werden zu lassen. Ich habe dir vier Schritte mitgebracht, die dir zeigen, wie du die Kraft der Manifestation in deinem Leben anwenden und dein Ziel erreichen kannst.

Schritt 1: Finde eine klare Definition

Ebenso wie beim SMART-Modell ist es wichtig, genau zu definieren, was du erreichen möchtest und bis wann. Wenn du beispielsweise sagst, ich möchte abnehmen, dann kann das 10 Kilo oder 2 Kilo bedeuten. Definiere deshalb genau, was du möchtest und wie du dich abschließend fühlen willst. Hier hast du eine kleine Vorlage, die du deinen Wünschen/Zielen anpassen kannst: »Ab dem XX.XX.XXXX habe ich mein Wunschgewicht von XX Kilo (oder besser) erreicht und fühle mich in meinem Körper XXXXX (oder besser). Ich liebe mich so, wie ich bin, lebe und ernähre mich vollkommen gesund.« Du kannst diese Vorlage wählen oder deine eigene klare Definition finden. Es ist nicht wichtig, ein spezifisches Gewicht zu definieren, denn du bist mehr als dein Gewicht. Du kannst bei einem gewissen Gewicht etwa muskulös sein oder auch nicht. Schau einfach genau, wohin du willst. Versuche, so klar wie möglich eine Vorstellung davon zu bekommen, was du am Ende erreichen möchtest. Wie würdest du dich rundum wohlfühlen in deinem Körper? Wenn du eine genaue Idee hast, kannst du diese als Affirmation aufschreiben und jeden Morgen oder jeden Abend wiederholen. Oder du bastelst dir ein Visionboard (eine Zielcollage), auf dem du ein Foto oder einen Schriftzug aufklebst, mit dem du dein Ziel emotional verbindest. Schaue dir dein Visionboard jeden Morgen oder Abend an, um dein Ziel zu verinnerlichen.

Schritt 2: Lass los, was dich abhält

Wir alle tragen diesen inneren Schweinehund in uns, der uns in alten, sicheren Gewohnheiten festhalten möchte, anstatt unser volles Potenzial zu leben. Um diesen Schweinehund effektiv zur Seite zu schieben und deinem Manifestationsziel näherzukommen, solltest du dich ehrlich damit beschäftigen, was dich noch zurückhält. Denn wenn du das »Warum« hinter diesen Fesseln erkennst, kannst du sie loslassen. Frage dich deshalb:

- »Was mache ich aktuell, das mich davon abhält, abzunehmen und gesund zu leben?«
- »Was hält mich noch davon ab, mein Wunschgewicht zu erreichen?«
- »Welche Ängste führen dazu, dass ich mein Wunschgewicht nicht erreiche?«
- »Gibt es Beweise dafür, dass ich mein Ziel erreichen kann? Was habe ich in der Vergangenheit gelernt, das mir zeigt, dass meine Wünsche wahr werden?«

Schritt 3: Make it real

Nach der klaren Definition und dem Ausradieren von allem, was dich noch zurückhält, ist es wichtig, dich intensiver mit deinem Wunschgedanken zu verbinden. Lass diesen »Make it real«-Schritt zu einer täglichen Routine werden. Praktiziere ihn jeden Morgen an einem ruhigen Ort für circa zehn Minuten. Setze dich aufrecht hin, schließe deine Augen und stelle dir vor, du hast dein Ziel erreicht. Sieh dich selbst vor deinem inneren Auge … Du hast dein Wohlfühlgewicht erreicht und spürst, wie schön es sich anfühlt, in deinem Körper zu stecken. Du spürst, wie wertvoll die vergangenen Erfahrungen waren. Du siehst, welche Menschen dich auf dem Weg begleitet haben und wen du vielleicht auf dem Weg motiviert und inspiriert hast. Welche Schritte hast du rückblickend gemacht? Wie fühlst du dich dabei, dein Ziel umgesetzt zu haben? Welche Emotionen spürst du und wo in deinem Körper kannst du sie wahrnehmen? Spüre, wie gut es sich anfühlt, dein Ziel (oder etwas noch Besseres) erreicht zu haben. Spüre, dass all die Zweifel und all die Ängste, die dich von deinem Ziel abgehalten haben, verschwunden sind. Du siehst dich gesund und in deinem eigenen Gleichgewicht. Ausgeglichen, glücklich, zufrieden, stark. Spüre das Vertrauen und die Dankbarkeit dafür, dein Ziel erreicht zu haben. Komme dann langsam wieder zurück und nimm dieses Gefühl, diese positiven Emotionen mit in deinen Tag. Verinnerliche, dass es möglich ist, dein Ziel zu erreichen. Schenke dir ein Lächeln und öffne deine Augen. Die Audiodatei zu dieser Manifestationsübung findest du auf meiner Website www.dralinahuebecker.com.

Schritt 4: Komme ins Handeln

Dieser letzte Schritt der Manifestation ist ganz wesentlich. Wie oben erwähnt, bringt es nichts, sich einfach nur etwas zu wünschen. Du musst gleichermaßen wissen, welche Bedingungen du erfüllen musst, um dein Ziel zu erreichen. Welche Meilensteine liegen vor dir? Was für Gewohnheiten musst du in deinem Alltag etablieren, damit du dein Ziel umsetzt? Denn dein Leben ist am Ende die Summe dessen, was du jeden einzelnen Tag investierst. Je mehr Qualität du in jeden einzelnen Tag bringst, desto mehr Qualität hat dein ganzes Leben. Je gesünder du jeden einzelnen Tag lebst, desto gesünder wirst du dich dein ganzes Leben lang fühlen. Investiere also jeden Tag so viel Energie wie möglich, um dein Ziel zu manifestieren. Durch die einzelnen Phasen innerhalb dieses Buchs sind die Bedingungen und die Meilensteine schon ziemlich klar definiert. Versuche dennoch, für dich persönlich Meilensteine zu definieren, die du erreichen möchtest. Welche drei fallen dir beispielsweise ein? Notiere sie dir am besten gleich.

1. ______________________________

2. ______________________________

3. ______________________________

Dokumentiere in einem kleinen Buch, wenn du Meilensteine geschafft hast. Schreibe auch auf, wofür du dankbar bist und dass du darauf vertraust, dein Ziel (oder etwas Besseres) zu erreichen.

So aktivierst du deinen Stoffwechsel

Auf den letzten Seiten haben wir uns damit beschäftigt, wie du dich mental und mit der richtigen Einstellung auf dein Ziel, abzunehmen, einstimmen kannst. Jetzt kommen wir zum körperlichen Teil. Abnehmen hat medizinisch gesehen viel mit dem richtigen Verhältnis von Kalorienzufuhr und Kalorienverbrauch zu tun. Um deinen Kalorienverbrauch zu erhöhen, ist es wichtig, Bewegung in deinen Alltag zu integrieren. Außerdem müssen deine Hormone im Gleichgewicht sein, da zum Beispiel die Schilddrüse dein innerer Motor ist und deinen Stoffwechsel stark beeinflusst. Ayurvedisch gesehen, hat dein Gewicht aber auch viel mit deiner Verdauung zu tun. Nur wenn dein Verdauungsfeuer gut funktioniert, kann dein Körper die Nahrung optimal verstoffwechseln. Ist deine Verdauung geschwächt und träge, wird es dir schwerfallen, abzunehmen. Wenn deine Verdauung schwach ist, wirst du außerdem vermehrt Ama in deinem Körper ansammeln, wodurch eine Gewichtabnahme gleichermaßen gestört wird. Deswegen lautet der erste Schritt: Optimiere deine Verdauung, reduziere Ama und bringe deine Hormone ins Gleichgewicht!

Die Verdauung optimieren

Eine funktionierende Verdauung ist essenziell, um erfolgreich abzunehmen. Wenn deine Verdauung einwandfrei funktioniert, kannst du Nährstoffe besser aufnehmen. Eine verbesserte Nährstoffaufnahme führt zu einer verbesserten Nährstoffversorgung des Körpers, was wiederum bedeutet, dass Heißhunger reduziert wird. Eine optimale Verdauung sorgt auch dafür, dass du Giftstoffe besser ausscheiden kannst. Dein Körper speichert Giftstoffe in Fettzellen. Wenn er das Gefühl hat, die Giftstoffe nicht sicher über den Darm ausleiten zu können, wird er diese nicht aus den Fettzellen lösen und du wirst nicht abnehmen! Ich habe viele Patienten, die unter Verdauungsproblemen leiden. Aus meiner Erfahrung als Ärztin weiß ich, dass es drei Dinge gibt, die unabdingbar sind, um den Darm zu regenerieren: nützliche Darmbakterien für eine gesunde Darmflora, Schutz der Schleimschicht sowie eine gesunde Darmschleimhaut. Warum? Das erkläre ich dir gleich. Ein gesunder Darm besteht aus einer Vielzahl an gesunden Darmbakterien, die unseren Darm schützen und gesund halten. Die Schleimschicht im Magen-Darm-System sorgt dafür, dass viele Schadstoffe an ihr abperlen, sodass diese gar nicht erst in die tieferen Schichten der Darmschleimhaut gelangen können. Eine gesunde Darmschleimhaut ist wichtig, um Erreger und Schadstoffe aus dem Körper auszuleiten.

Um nun die Schleimschicht im Magen-Darm-System zu schützen, solltest du möglichst keine schädigenden Lebensmittel und Getränke konsumieren. Dies sind vor allem Alkohol, zuckerhaltige Nahrung und Getränke und auch Fertiggerichte sowie Fast Food. Außerdem solltest du für einen natürlichen Ersatz der Schleimschicht sorgen, indem du schleimhaltige oder schleimbildende Lebensmittel verzehrst. Nimm jeden zweiten Abend 1 EL geschrotete Leinsamen in einem großen Glas lauwarmem Wasser zu dir. Trinke danach noch ein Glas lauwarmes Wasser hinterher, denn die Leinsamen benötigen viel Wasser. Wenn du Probleme mit hohen Fettwerten hast, kannst du zusätzlich 1 EL Flohsamenschalen dazunehmen, um die Fette auf natürlichem Weg über den Darm auszuleiten. Gleichzeitig sorgst du für den Aufbau einer gesunden Darmflora, indem du Probiotika (nützliche Bakterien für den Darm) einnimmst. Sie sind für den Aufbau der Darmflora das A und O und können mit probiotischen Lebensmitteln, wie rohem Sauerkraut und Kimchi (einem koreanischen Gericht auf Basis von fermentiertem Gemüse), kombiniert werden. Achte darauf, dass das Probiotikum eine möglichst große Variabilität an Darmbakterien enthält. Verzichte auf Produkte, in denen Zucker enthalten ist. Ich empfehle, die Probiotika in magensaftresistenter, veganer Kapselform einzunehmen, um die Darmbakterien an ihren Zielort zu leiten. Gesunde Darmbakterien entwickeln sich übrigens am besten, wenn du zusätzlich Präbiotika zu dir nimmst. Am einfachsten ist es, wenn du natürliche Quellen von Präbiotika – das sind unverdaute Ballaststoffe, die den nützlichen Mikroorganismen als »Futter« dienen – regelmäßig in deinen Speiseplan integrierst. Dazu gehören beispielsweise Getreide, Spargel, Chicorée, Topinambur, Zwiebeln, Knoblauch, Schwarzwurzeln, Artischocken und Bananen. Je gesünder du dich ernährst, desto mehr förderst du deine gesunden Darmbakterien.

Als Letztes ist deine Darmschleimhaut an der Reihe. Deine Darmschleimhaut kannst du natürlich über eine gesunde Ernährung beeinflussen. Bitterstoffe haben einen besonders positiven Effekt auf deine Schleimhaut. Neben Bitterstoffen ist es wichtig, mit vielen Antioxidantien den entzündlichen Prozessen deiner Darmschleimhaut entgegenzuwirken. Ein ayurvedisches Heilmittel, welches sowohl den bitteren Geschmack enthält als auch starke antioxidative Wirkungen entfaltet, ist Triphala. Es gibt wohl kein bekannteres Heilmittel aus dem Ayurveda, und dieses sollte bei einer Ayurveda-Diät niemals fehlen. Triphala reguliert die Stuhlfrequenz, hilft bei der Regeneration des Darms und balanciert alle drei Doshas aus. Außerdem kann es als Indikator benutzt werden, um herauszufinden, unter welcher Störung du leidest: Ein sehr bitterer Geschmack weist auf ein überhöhtes Vata hin, nimmst du eher den sauren Geschmack wahr, kann das auf ein überhöhtes Pitta hindeuten, und ein eher süßer Geschmack zeigt einen Kapha-Überschuss im Körper an. Triphala besteht aus den drei Beeren Haritaki, Amalaki und Bibhitaki, die alle eine stark antioxidative Wirkung besitzen. Du kannst es sowohl in Pulverform als auch in Kapseln zu dir nehmen. Aus meiner Erfahrung heraus wirkt das Pulver deutlich besser, sodass ich dir dieses empfehle. Achte auf Bioqualität, um reines Triphala zu erhalten. Für eine kleine Entschlackungskur empfiehlt der Ayurveda, innerhalb von drei Monaten täglich abends vor dem Schlafengehen ½ TL bis 1 TL Triphala, in 150 ml warmes Wasser eingerührt, zu sich zu nehmen. Starte anfangs mit einer kleinen Menge von ½ TL und steigere dann bei Bedarf auf 1 TL. Finde die Menge, die bei dir jeden Morgen eine angenehme Stuhlentleerung ermöglicht.

Die Ama-Kur, um deiner Verdauung einzuheizen

Ama entsteht, wenn deine Nahrung nicht richtig verstoffwechselt wird. Ama kannst du dir vorstellen wie eine klebrige Masse, die die Kanäle deines Körpers verstopft. Diese Masse kannst du nur aus dem Körper eliminieren, wenn du dir ordentlich einheizt. Das kannst du sowohl über deine Ernährung steuern als auch über bestimmte Gewürze und Heilkräuter. Das bekannteste Gewürz, um Ama zu reduzieren, ist Pippali, der lange Pfeffer. Er ist unglaublich scharf und reduziert dadurch das Kapha-Dosha in deinem Körper. Leider kann er dabei

Kontraindikationen von Triphala

Übelkeit, Erbrechen oder Durchfall vor/nach der Einnahme, Schwankungen des Blutzuckerspiegels, Schlafprobleme, Alkohol- oder Nikotingenuss, in der Schwangerschaft und Stillzeit und bei Überempfindlichkeit gegen Triphala

Die Pippali-Kur

Nimm für die Pippali-Kur 2 g Pippali-Pulver zweimal täglich mit etwas Honig eine halbe Stunde vor der Mahlzeit für zwei Wochen ein. Prüfe auf Seite 86, ob eine Ama-Reduktionskur überhaupt das Richtige für dich ist. Wenn du keine Ama-Faktoren feststellst, solltest du diese Kur auch nicht durchziehen.

auch Pitta und Vata erhöhen. Solltest du also eine Vata-Störung besitzen (Trockenheit, Nervosität, Stress, Unruhe, Schlafstörungen, Verstopfung), würde ich darauf verzichten und auf die im nächsten Abschnitt genannte Alternative (Ingwer-Wasser) umsteigen. Auch bei einer Pitta-Störung (Entzündungen im Körper, Magenschleimhautentzündung, Sodbrennen) solltest du in keinem Fall Pippali einnehmen. Prüfe also als Pitta- oder Vata-Typ zunächst, wie Pippali dir bekommt. Bekommst du während der Einnahme Schmerzen oder Ähnliches, lass Pippali weg.

Die Alternative zur Pippali-Kur für Vata- und Pitta-Typen ist das Ingwer-Wasser. Hierbei ist getrockneter Ingwer deutlich schärfer als frischer Ingwer und hat dementsprechend eine stärker Ama-reduzierende Wirkung. Probiere aus, ob du mit getrocknetem Ingwer zurechtkommst, ansonsten darfst du auf frischen Ingwer umsteigen. Für die Ama-Kur trinkst du jeden Tag eine halbe Stunde vor dem Frühstück und dem Mittagessen ein Glas Ingwer-Wasser. Nimm dafür ½ bis 1 TL Ingwerpulver und gib es in ein Glas lauwarmes Wasser. Du wirst schnell merken, wie dies deine Verdauung ankurbelt. Solltest du Durchfall oder Magenschmerzen bekommen, reduziere entweder die Menge oder verzichte ganz auf die Kur.

Die besten Yoga-Übungen für deinen Stoffwechsel

Bewegung ist nicht nur ein wichtiger Grundpfeiler beim Abnehmen. Genau genommen sollte Bewegung ein Grundpfeiler deines Lebens sein. Es heißt nicht umsonst: »Wer rastet, der rostet!« Ich sehe tagtäglich Patienten, die durch mangelnde Bewegung über die letzten Jahre sich nun kaum noch bewegen können. Sei es, dass sie mit Rollator gehen müssen oder sich die Schuhe nicht mehr selbst zumachen können. Es ist aber nie zu spät, um auch im hohen Alter wieder mehr Beweglichkeit zu gewinnen. Durch Yoga wird dein Körper flexibler – egal, in welchem Alter du startest! Ich weiß, viele denken sich, für Yoga muss ich beweglich sein. Nein! Das ist nicht der Punkt. Der Punkt ist, dass du dank Yoga sowohl körperlich als auch mental zu dir selbst findest. Du wirst ruhiger, gelassener und lernst, Situationen, Konflikte und deine eigenen Bedürfnisse anders zu bewerten. Du erlangst ein besseres Körpergefühl und lernst einzuschätzen, was du wirklich benötigst. Yoga kann dir außerdem dabei helfen, deinen Stoffwechsel anzukurbeln und deine Hormone ins Gleichgewicht zu bringen. In meinem Buch »Ayurveda-Yoga« erfährst du noch viel mehr darüber, wie du mithilfe von Ayurveda deinen individuellen Yoga-Stil kennenlernst und wie du mithilfe von Yoga deine Gesundheit stärkst. In diesem Buch stelle ich dir die besten Übungen vor, um deinen Stoffwechsel auf Hochtouren zu bringen.

Um deinen Körper optimal auf die Asanas und den Sonnengruß vorzubereiten, solltest du zunächst ein kleines Warm-up durchführen. Dieses Warm-up kann aus einfacheren Asanas bestehen wie zum Beispiel der Wirbelsäulenmobilisation mit Katze-Kuh. Oder du wählst individuelle Bewegungen, die dein Körper aktuell benötigt. Vielleicht fühlt sich dein Körper heute besonders steif an und du möchtest dich einfach schlangenartig zur Musik in alle Richtungen durchbewegen? Kein Problem! Lass dich hier von der Musik und deiner Intuition mitreißen. Aber gestalte das Warm-up nicht zu anstrengend. Versuche lieber im Warm-up zu erkennen, was dein Körper heute braucht, um sich gut zu fühlen.

Sonnengruß A

Vata-Typen, die den Sonnengruß schon kennen, wollen diese Seiten vermutlich am liebsten überspringen, um ihre Neugierde auf den nächsten Seiten zu befriedigen. Ich kann dir aber versichern, auch wenn du den Sonnengruß bereits kennst, habe ich sicher noch die ein oder andere wichtige Information für dich. Ich werde dir bei den einzelnen Asanas des Sonnengrußes zeigen, worauf du mit deiner individuellen Konstitution achten musst. Es lohnt sich also, mit deinem neu gewonnenen Wissen über deine körperlichen und seelischen Besonderheiten nochmals einen Blick auf die Asanas des Sonnengrußes zu werfen. Wenn du einen hohen Anteil von Vata in deiner Konstitution trägst, solltest du versuchen, die Abfolge besonders langsam durchzuführen und deine Atemzüge schön in die Länge zu ziehen. Lass dir bei der Durchführung des Sonnengrußes Zeit und spüre jede einzelne Bewegung deines Körpers. Finde Ruhe in deiner Praxis, um innere Unruhe und Stress abzubauen. Wenn du deinen Körper stärken willst, bietet es sich an, zum Beispiel im Brett (siehe Seite 91) etwas länger zu halten, bevor du absenkst. Achte nur darauf, dich nicht zu überfordern.

Um dein Pitta-Feuer im Zaum zu halten, darfst du während deiner Praxis immer wieder kleine Pausen einbauen. Im Sonnengruß bietet es sich an, einige Zeit in der Kobra oder dem herabschauenden Hund zu verweilen. Du kannst aber auch auf dem Rückweg von Kobra in den herabschauenden Hund einen Zwischenstopp in der Kindspose einbauen. Deiner Fantasie sind hier keine Grenzen gesetzt.

In deinem Test zeigt sich ein hoher Kapha-Anteil? Dann solltest du schnellere, fließendere Bewegungen bevorzugen. Kapha-Naturen lieben stetige und gleichmäßige Bewegungen. Nur durch körperliche Bewegung kommen dein Kreislauf und dein Stoffwechsel in Schwung. Deine Verdauung verbessert sich, du stärkst dein Immunsystem und förderst die Ausleitung von Giftstoffen. Versuche, nicht allzu viele Pausen einzulegen.

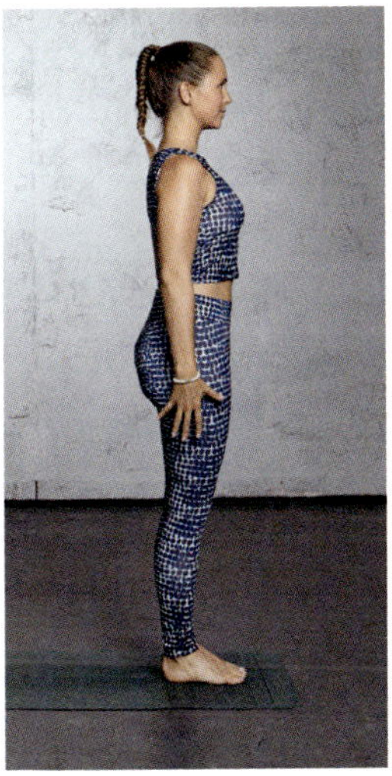

1. Du startest in der Bergposition am Anfang deiner Matte. Deine Beine sind geschlossen und du aktivierst deine Oberschenkel, indem du deine Kniescheiben nach außen oben ziehst. Auf diese Weise aktivierst du auch deine Körpermitte und bringst dein Becken in eine Linie mit deinem Brustkorb und deinen Beinen. Deine Fingerspitzen ziehen Richtung Erde. Gleichzeitig ziehst du deine Wirbelsäule in die Länge und schiebst die Kopfkrone Richtung Himmel.

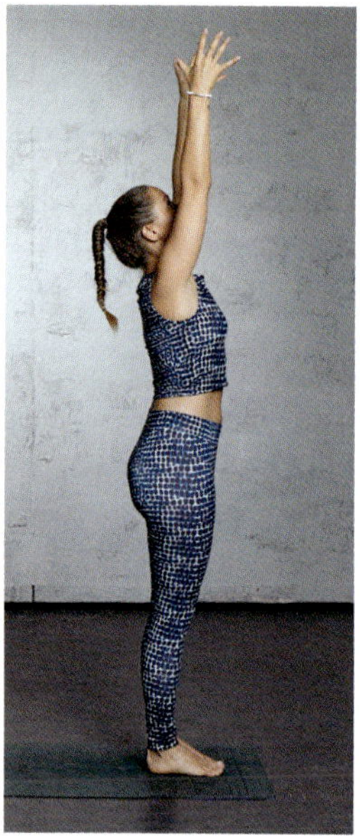

2. Mit der Einatmung führst du deine Arme über die Seiten lang nach oben. Dein Blick folgt. Deine Schultern sind ganz entspannt und weit weg von den Ohren.

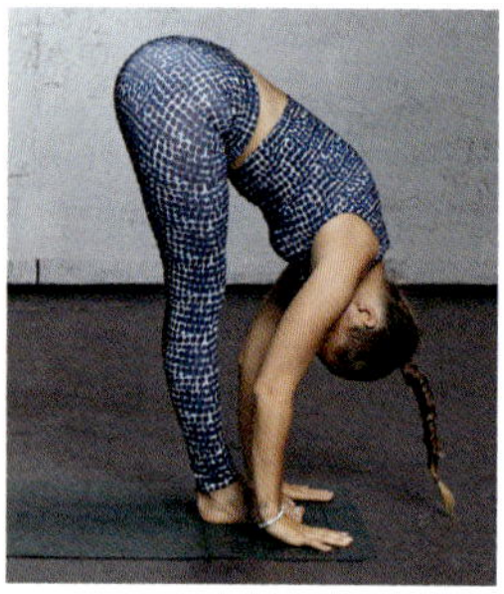

3. Du atmest aus und beugst deinen Oberkörper aus der Hüfte nach unten. Deine Hände platzierst du (soweit möglich) auf dem Boden. Dein Kopf und dein Nacken dürfen ganz entspannt bleiben. Dein Gewicht liegt mehr auf deinem Vorfuß als auf deinen Fersen.

Mein Tipp für dich

Hast du stark verkürzte Beinrückseiten? Dann lass deine Knie zu Beginn deiner Praxis noch gebeugt und lege deinen Bauch auf deinen Oberschenkel ab. Im Verlauf werden deine Beinrückseiten immer weicher, sodass du mit der Zeit die Knie langsam durchstrecken kannst.

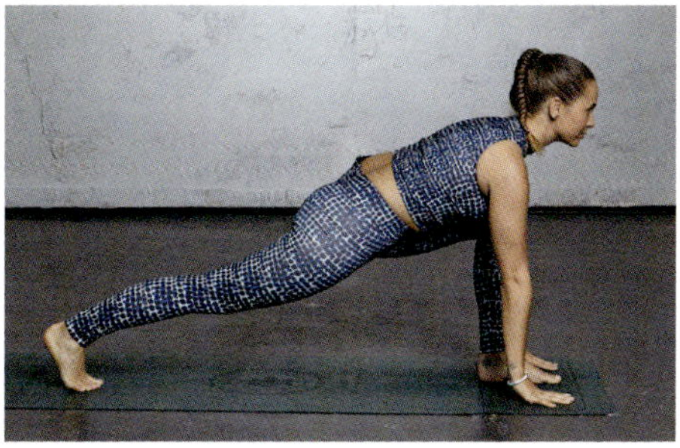

4. Atme ein und bringe den rechten Fuß weit nach hinten. Dein Rücken bleibt lang und dein Blick ist nach vorne gerichtet. Verteile dein Gewicht auf beiden Beinen.

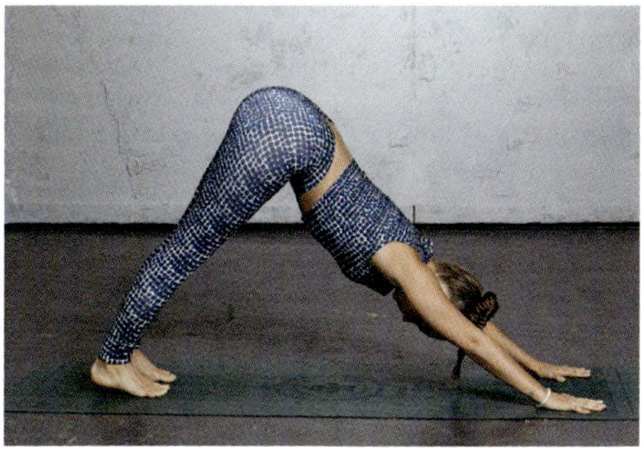

5. In der Ausatmung presst du in deine Hände und führst den anderen Fuß ebenso nach hinten. Du kommst in den herabschauenden Hund und schiebst dein Becken nach hinten oben und deine Fersen Richtung Erde. Dein Rücken und deine Beine sind lang gestreckt und du rotierst deine Oberarme nach außen.

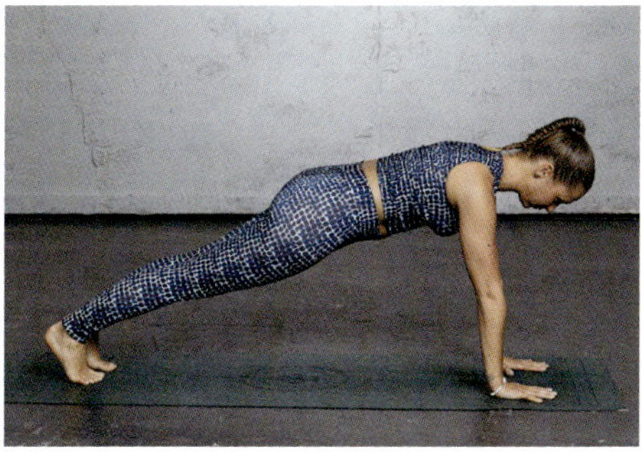

6. Einatmend rollst du über deine Zehen nach vorne in die Brettposition, bis deine Schultern über deinen Handgelenken stehen.

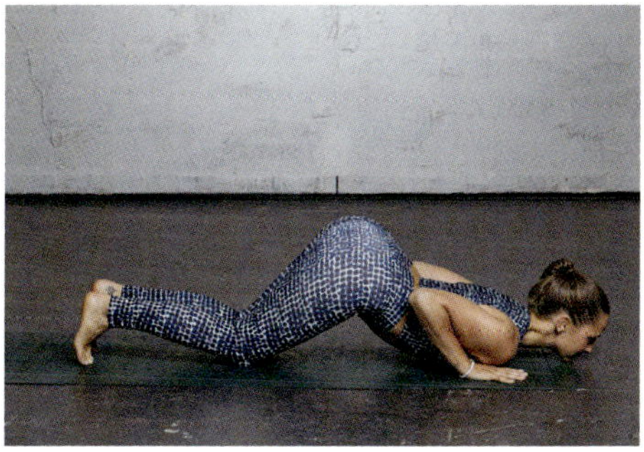

7. Atme aus und bringe Knie, Brust und Kinn zur Matte. Dein Gesäß bleibt in der Luft. Deine Ellenbogen bleiben dabei eng am Körper.

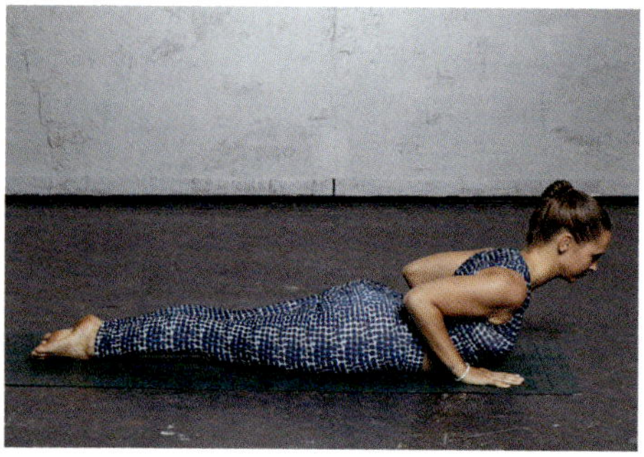

8. Mit der Einatmung schließt du die Beine zusammen, legst dein Schambein und deine Fußrücken zur Matte und hebst die Brust für die Kobra. Dein Blick ist nach vorne auf den Boden gerichtet, um deiner Halswirbelsäule Länge zu schenken.

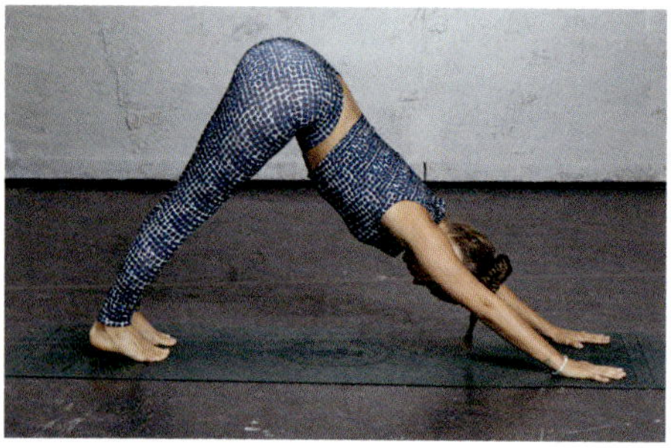

9. Ausatmend stellst du deine Zehen auf, bringst dein Gesäß erst zurück auf die Fersen und streckst dann langsam deine Beine, um in den herabschauenden Hund zurückzukommen.

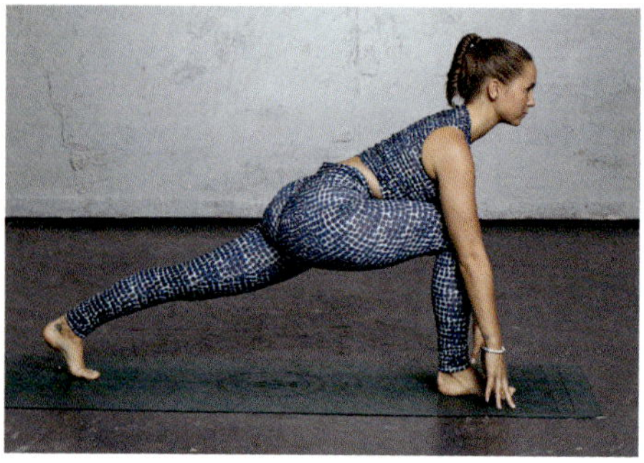

10. Du atmest ein und bringst dein rechtes Bein nach vorne zwischen deine Hände in den Ausfallschritt.

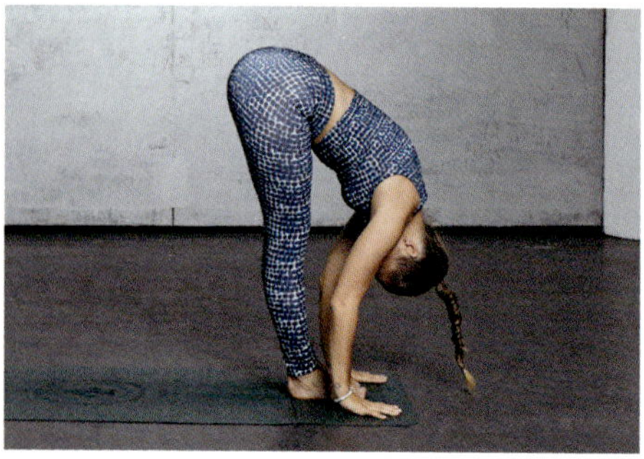

11. Atme aus und stelle den linken Fuß wieder neben den rechten. Dein Oberkörper ist erneut vorgebeugt in der ganzen Vorbeuge.

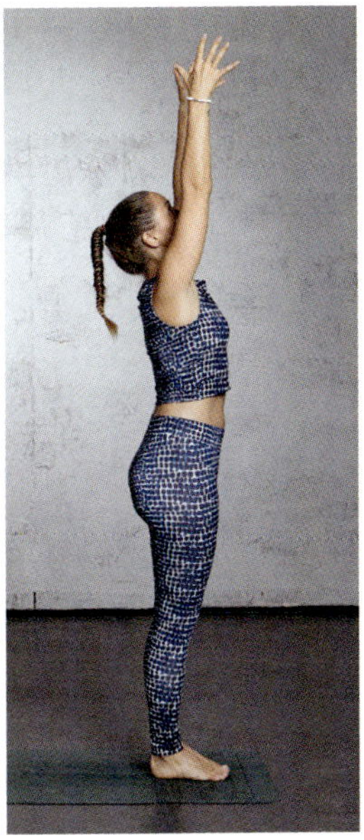

12. Einatmend richtest du dich mit geradem Rücken auf und streckst deine Arme wieder lang nach oben.

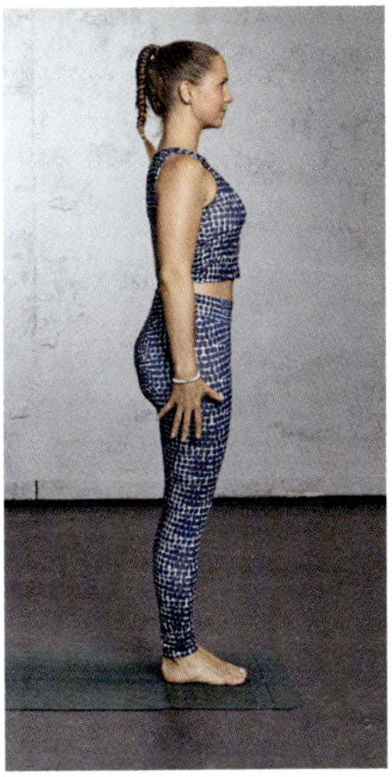

13. In der Ausatmung führst du deine Arme wieder nach unten und beendest deinen Sonnengruß mit der Bergposition. Wiederhole ihn mehrfach, um deinen Kreislauf in Schwung zu bringen.

Mein Tipp für dich

Anfangs fällt es oft schwer, das Bein vom herabschauenden Hund wieder nach vorne zwischen deine Hände zu führen. Deshalb habe ich hier zwei Varianten für dich, die dir dabei helfen werden.

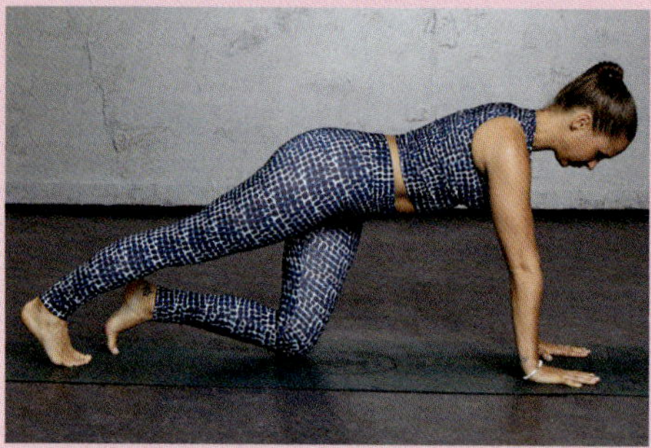

Bei der ersten Variante legst du ein Knie zur Matte. Dann führst du das andere Bein nach vorne und greifst dein Sprunggelenk mit deiner Hand.

Dadurch kannst du deinen Fuß auf die Höhe deiner Hände bringen. Du legst beide Hände zurück zur Matte und hebst dein Knie wieder vom Boden an, um dein hinteres Bein erneut durchzustrecken.

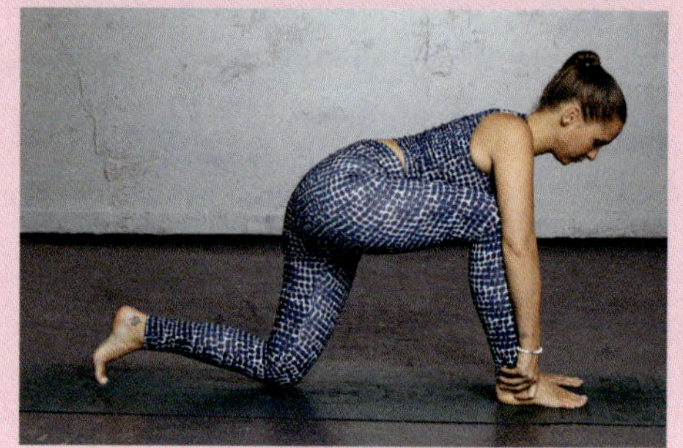

Wenn du die erste Alternative gut beherrschst, kannst du einen Schritt weitergehen. Um bei der zweiten Option deinen Fuß nach vorne zwischen deine Hände zu führen, bringst du dein Knie erst einmal nah zur Brust. Von hier aus löst du langsam dein Handgelenk von der Matte und schaffst es dadurch, deinen Fuß abzusetzen. Das schenkt dir mehr Raum für dein Bein.

Der Sonnengruß B ist eine sehr fortgeschrittene Praxis und sollte nur dann praktiziert werden, wenn du etwas mehr Yoga-Erfahrung mitbringst. Um deinen Kreislauf in Schwung zu bringen, reicht der Sonnengruß A, den ich dir hier vorgestellt habe, vollkommen aus.

Sitzende Vorbeuge

Die sitzende Vorbeuge dehnt alle Muskeln deiner Körperrückseite und massiert bei tiefer Atmung gleichzeitig deine Bauchorgane, wodurch du deine Verdauung unterstützt. Du setzt dich aufrecht hin, deine Beine hältst du geschlossen und gestreckt. Wenn du diese Asana in Kombination mit der schiefen Ebene praktizierst (siehe nächste Yoga-Übung, Seite 96), kannst du sie fließend in deine Yoga-Praxis einbauen. Versuche dabei, auch die Hals- und Nackenregion mit in Bewegung zu bringen. Durch die abwechselnde Stauchung und Streckung wird deine Schilddrüse aktiviert.

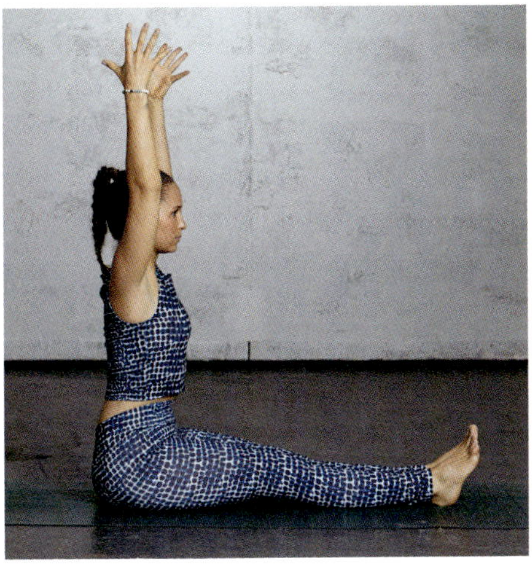

1. Einatmend streckst du dich lang nach oben. Dabei führst du deine Arme mit über den Kopf und öffnest deine Brust.

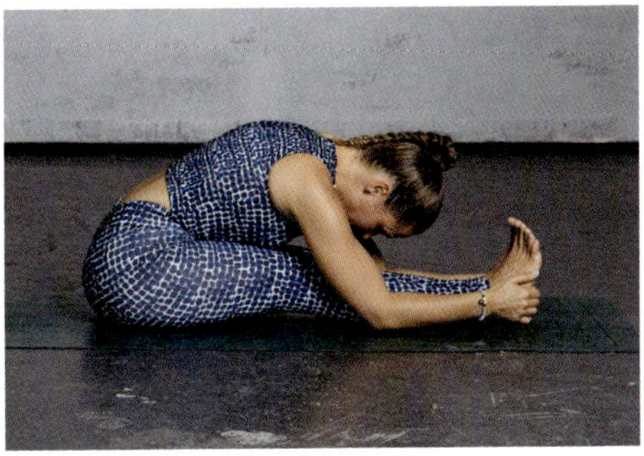

2. Du behältst die Streckung deines Rückens bei und ziehst ausatmend den Bauchnabel näher zur Wirbelsäule. Dabei sinkt dein Oberkörper über deine Beine. Du musst den Körper nicht direkt in die maximale Vorbeuge senken, sondern kannst dich auf halbem Wege einatmend noch einmal strecken.
3. Irgendwann erreichst du ausatmend die Endposition und verweilst hier für ein paar tiefe Atemzüge. Vielleicht schaffst du es sogar, deine Füße oder deine Zehen zu greifen. Achte hier vor allem darauf, deine Schulterblätter zusammenzuziehen und deine Schultern weg von den Ohren zu führen. Versuche nicht, dich hier mit Gewalt irgendwo hineinzuziehen, sondern achte auf die Grenzen deines Körpers. Lerne, liebevoll mit dir selbst umzugehen. Auch aus dieser Vorbeuge kommst du wieder einatmend mit geradem Rücken in einen aufrechten Sitz zurück.

Vata: Verweile gerne etwas länger in der Position, um Stress zu reduzieren und die Erde unter dir zu spüren.

Pitta: Du brauchst nicht der Beste zu sein. Konzentriere dich auf deine Atmung und ziehe dich nicht mithilfe deiner Hände nach vorne.

Kapha: Verbinde die Vorbeuge auf jeden Fall mit der schiefen Ebene, um der Schwere dieser Position entgegenzuwirken und deinen Stoffwechsel zu aktivieren.

Die schiefe Ebene

Die schiefe Ebene gilt als Gegenposition der sitzenden Vorbeuge. Sie kräftigt die Muskeln, die vorher gedehnt wurden, und du verbesserst gleichzeitig dein Gleichgewicht. Wenn dein Nacken in Ordnung ist, kannst du deinen Kopf in den Nacken legen, damit du die Schilddrüse streckst und aktivierst.

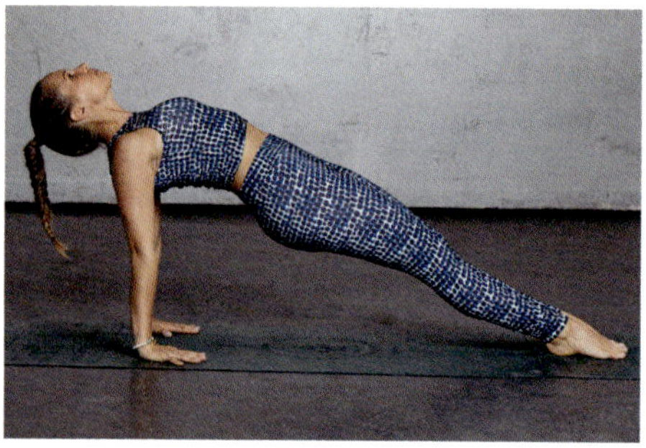

1. Du setzt deine Hände etwa 30 cm hinter deinem Körper auf. Deine Fingerspitzen zeigen Richtung Füße. Bring deine Schulterblätter zusammen und öffne einatmend die Brust. Du hebst dein Becken an und drückst dabei in die Hände und in die Füße. Bringe deine Füße flach auf die Matte.
2. Dein gesamter Körper ist in einer Linie. Für den Anfang kannst du die Position zehn Sekunden halten.
3. Je nachdem, wie flexibel du in deiner Halswirbelsäule bist, kannst du den Kopf auch in den Nacken legen. Wenn du deinen Körper noch mehr fordern möchtest, kannst du auch ein Bein lösen und es gerade nach oben strecken.

Vata: Sei vorsichtig und beuge einer Überlastung vor, indem du deine Handgelenke zu Beginn aufwärmst und mehr in die Finger anstatt in deine Handgelenke presst.

Pitta: Verweile nicht zu lange in dieser Rückbeuge, um dich nicht zu stark ins Schwitzen zu bringen.

Kapha: Deine starken Handgelenke können dich gut tragen, sodass du etwas länger in dieser Position verweilen darfst.

Der Drehsitz

Der Drehsitz ist eine gute Position, um dein Verdauungsfeuer zu aktivieren. Vor allem im Frühjahr ist dein Stoffwechsel eher träge. Mit dem Drehsitz kannst du dein Agni anheizen.

1. Für die Anfängervariante kannst du dein Bein gestreckt lassen. Das andere Bein winkelst du an und stellst den Fuß an die Außenseite des ausgestreckten Beins. Wichtig ist, dass beide Füße aktiv sind.
2. Du ziehst die Zehen des ausgestreckten Beins an und presst die Ferse von dir weg. Die gesamte Fußsohle und jeder einzelne Zeh deines anderen Fußes liegen fest auf der Matte.
3. Dein Oberkörper ist ganz aufrecht. Du atmest ein, streckst dich lang nach oben und in der Ausatmung drehst du dich zur Seite des aufgestellten Beins.

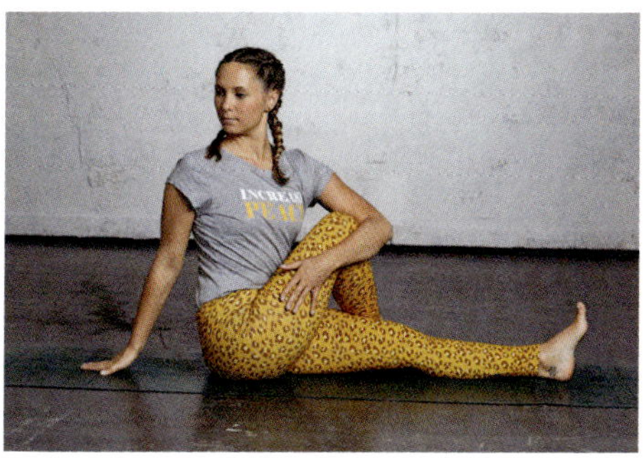

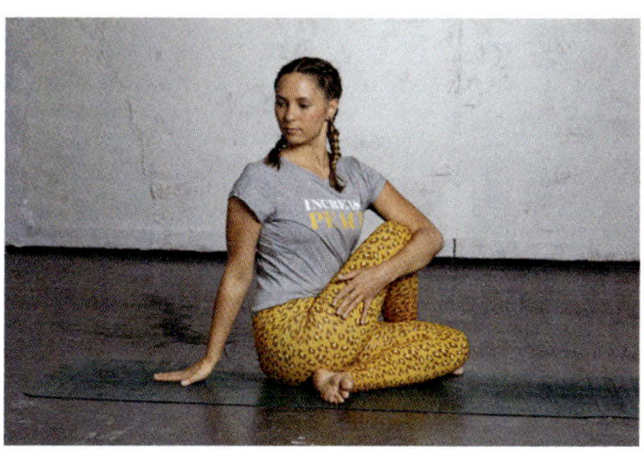

4. Mit jeder Einatmung löst du die Position leicht auf und deine Kopfkrone zieht Richtung Decke. Mit jeder Ausatmung drehst du ein Stückchen weiter und ziehst den Bauchnabel nah zur Wirbelsäule. Dadurch schaffst du Raum für die Drehung und aktivierst die Entgiftung deines Körpers.
5. Für die fortgeschrittenere Variante kannst du das ausgestreckte Bein anwinkeln. Achte dabei darauf, dass beide Sitzbeinhöcker auf der Erde bleiben. Die Atmung bleibt hierbei identisch.

Vata: Die sitzende Position erdet Vata und führt zu innerer Ruhe und Zufriedenheit.

Pitta: Du profitierst durch die Reduktion von Anspannung in der Körpermitte.

Kapha: Besonders für Kapha ist diese gedrehte Position von Vorteil. Bei tiefer Bauchatmung werden, durch die Nähe von Oberschenkel und Bauch, die inneren Organe massiert und zur Verdauung angeregt.

Der Bogen

Aktive Rückbeugen wie der Bogen helfen dir, Verspannungen im Rücken zu lösen und deine Körperhaltung im Allgemeinen zu verbessern. Achte bei allen Rückbeugen darauf, deinen unteren Rücken nicht zu stark zu stauchen und die Biegung eher aus dem Bereich der Brustwirbelsäule auszuführen. Beim Bogen wird deine Körpervorderseite gedehnt und deine inneren Organe durch eine tiefe Atmung massiert und aktiviert. Deine Körperrückseite wird gestärkt.

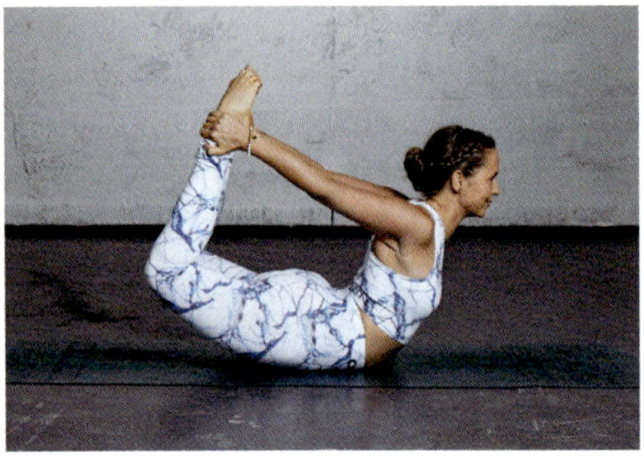

1. Du startest in Bauchlage und winkelst deine Knie an. Ohne den Kopf von der Matte zu heben, greifst du von außen nach deinen Fußrücken. Deine Knie sind hüftbreit geöffnet.
2. Du atmest ein und presst deine Fußrücken in deine Hände. Gleichzeitig ziehen deine Hände die Füße nach vorne. Dabei heben sich deine Brust, dein Kopf und deine Oberschenkel von der Matte.
3. In der Ausatmung presst du dein Schambein Richtung Boden und ziehst den Bauchnabel nach innen Richtung Wirbelsäule.

Atme ruhig weiter und halte die Position für 30 bis 60 Sekunden. Löse die Position ausatmend auf und strecke dich auf der Matte lang aus. Deine Beine dürfen geöffnet sein. Du kannst dein Becken von rechts nach links wippen lassen, um deinen unteren Rücken zu entlasten.

Vata: Wenn dir das nötige weiche Gewebe um die Hüftknochen fehlt, kann der Bogen teils sehr unangenehm an den Hüftknochen sein. Vielleicht legst du dir hier einfach eine Decke unter.

Pitta: Im Gegensatz zu anderen Rückbeugen hat der Bogen eine beruhigende und abkühlende Wirkung auf dich. Er ist zwar grundsätzlich energetisierend, die Massage und Entspannung des Bauchraums führt jedoch zur Reduktion von überschüssigem Feuer.

Kapha: Die anregende Wirkung dieser Asana hilft, Trägheit und Schwere zu reduzieren. Wiederhole den Bogen mehrfach, um dein Agni richtig anzukurbeln.

Sitzender Twist

Deine Wirbelsäule kann sich in so ziemlich alle Richtungen verbiegen. Drehungen erhöhen die Flexibilität deiner gesamten Wirbelsäule und lösen gleichzeitig Verspannungen in deiner Körpermitte. Für den sitzenden Twist startest du in Sukhasana (im Yoga-Schneidersitz).

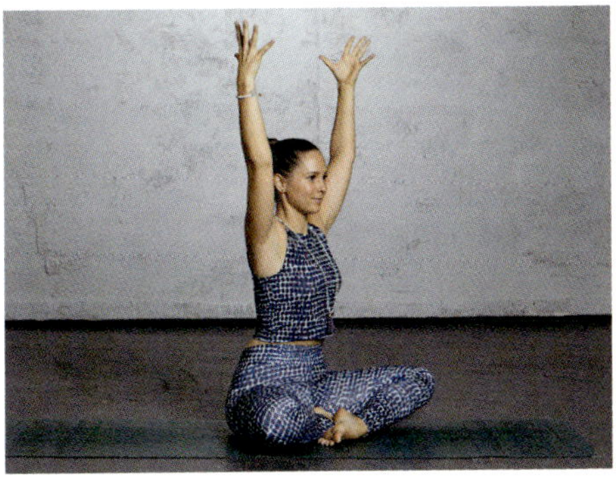

1. Du atmest ein, hebst deine Arme nach oben und streckst dich lang.

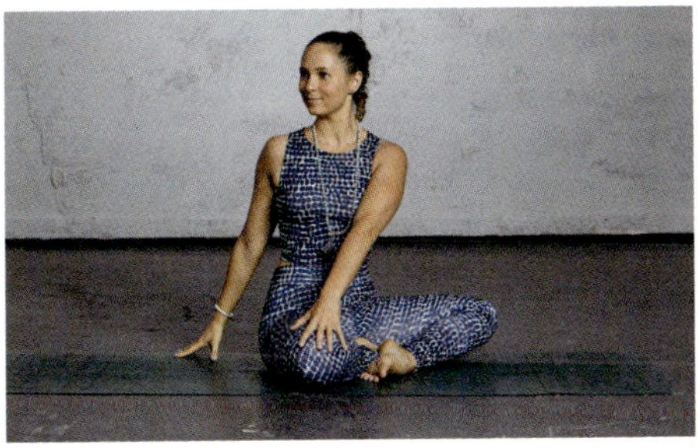

2. Ausatmend drehst du dich zu einer Seite und führst die Arme nach unten. Greife mit der vorderen Hand dein gegenüberliegendes Knie.
3. In der Einatmung richtest du dich noch etwas mehr auf. Ausatmend drehst du dich noch ein bisschen mehr zur Seite.

Vata: Diese sanfte Drehung kann dir helfen, Verspannungen und Ängste zu lösen.

Pitta: Solltest du unter akuten Entzündungen der Gelenke, vor allem in Knie und Hüfte, leiden, vermeide diese Asana besser.

Kapha: Tiefe, gleichmäßige Atemzüge in den Bauch helfen dir, deine Verdauung zu aktivieren.

Der Schulterstand

Diese Übung hat nicht nur einen starken Effekt auf deinen Bewegungsapparat, sondern nimmt ebenso Einfluss auf deinen Hormonhaushalt. Durch die nahe Beziehung von Kinn und Brust wird deine Schilddrüse stimuliert – ein wirklich wichtiges Organ! Sie reguliert deinen Stoffwechsel und deine Verdauung und kann gleichzeitig für Ruhe oder Nervosität sorgen. Deine Beine werden entlastet und dein Nacken gedehnt. Die Durchblutung wird aktiviert und du kannst Krampfadern vorbeugen. Der Schulterstand wirkt beruhigend und ausgleichend. Du solltest ihn allerdings nicht anwenden, wenn du unter Erkrankungen der Halswirbelsäule leidest. Auch bei Herzproblemen, Bluthochdruck, Menstruation oder Kopfschmerzen kann der zusätzliche Blutfluss Richtung Kopf zur Verschlechterung führen.

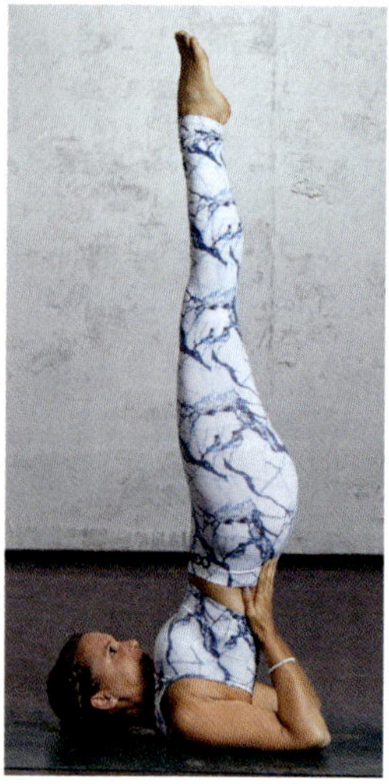

1. Wann immer du versuchst, den Schulterstand durchzuführen, ist eines der obersten Gebote, nicht den Kopf zu drehen! Lass deinen Blick die ganze Zeit nach oben gerichtet. Du startest in Rückenlage. Deine Arme sind mit den Handflächen zur Matte entlang des Körpers ausgestreckt.
2. Du bringst die Beine gestreckt nach oben und mit etwas Schwung oder aus der Kraft deiner Bauchmuskeln hebst du dein Becken von der Matte.
3. Greife dann mit den Händen an deinen unteren Rücken, sodass deine Fingerspitzen Richtung Füße zeigen. Aktiviere deine Bauch-, Bein- und Gesäßmuskeln, um deine Beine ganz gerade nach oben auszustrecken. Ziel ist es, dein Becken in eine Linie mit deinem Schultergürtel zu bekommen.
4. Atme hier weiter tief ein und aus. Vielleicht möchtest du sogar die Augen schließen, um dich noch weiter zu entspannen.

Vata: Viel Bewegung ist in dieser Position nicht zu holen. Das Stillhalten kann dir schwerfallen. Versuche, dich hier wirklich auf deine Atmung zu konzentrieren und alle Gedanken gehen zu lassen.

Pitta: Im Gegensatz zum Kopfstand ist der Schulterstand eine Umkehrhaltung, die dein inneres Feuer reduzieren kann. Wenn du genau in dich hineinhörst, fällt es dir vielleicht leichter, neue Perspektiven zuzulassen.

Kapha: Wenn der schwere Kapha-Körper erst einmal im Schulterstand angekommen ist, profitiert er von der verbesserten Verdauung und stoffwechselanregenden Wirkung dieser Asana.

Der Pflug

Aus dem Schulterstand kommst du ganz einfach in den Pflug. Der Pflug dehnt noch etwas stärker deine gesamte Rückenmuskulatur und löst Verspannungen im Nacken- und Schulterbereich. Durch die Enge im Bauchbereich werden jetzt mit jedem Atemzug deine Bauchorgane massiert und deine Verdauung damit reguliert. Die Wirkungen auf die Schilddrüse bleiben weiterhin erhalten.

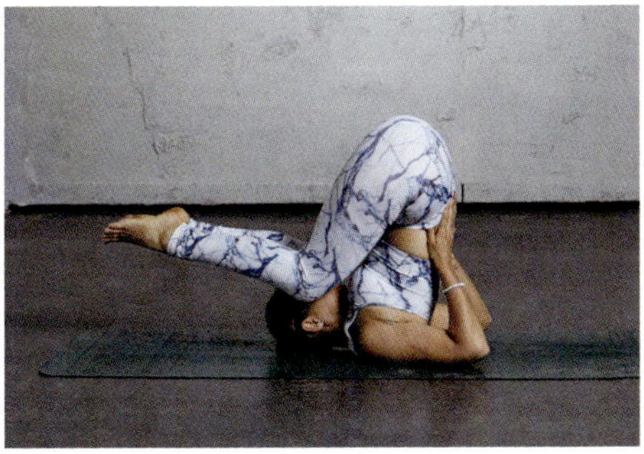

1. Für den Pflug führst du deine Knie langsam Richtung Stirn.

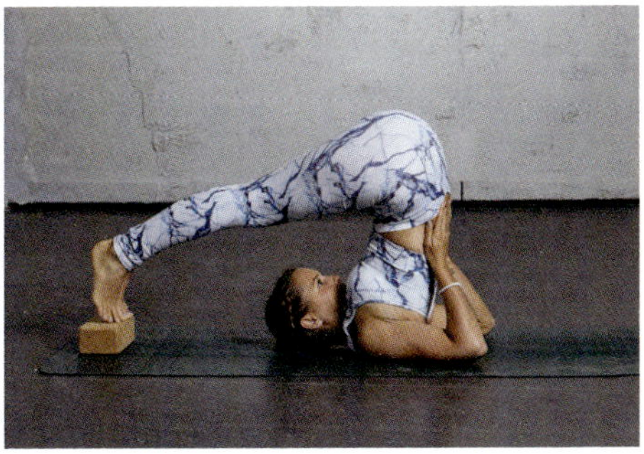

2. Dann versuchst du langsam, deine Beine auszustrecken und deine Zehen auf dem Boden abzulegen. Wenn du die Erde nicht mit den Zehen berühren kannst, ist ein Block unter deinen Füßen eine große Hilfe.

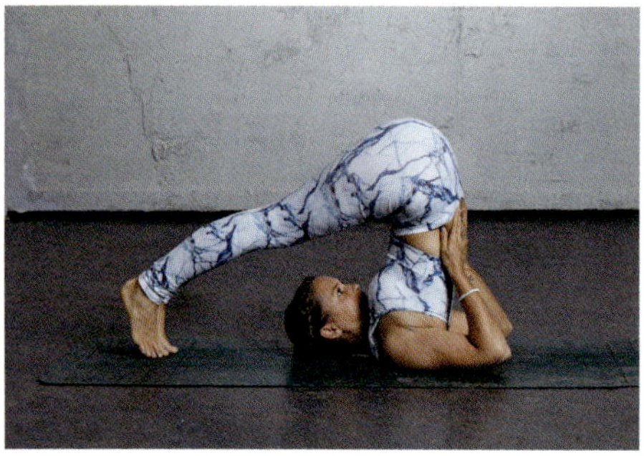

3. Ob Boden oder Block – versuche in jedem Fall, deine Beine durchzustrecken und deinen Rücken ganz gerade zu halten. Atme in dieser Position mehrfach tief ein und aus. Auch wenn es sich in deiner Kehle eng anfühlen mag, vertraue deinem Körper, dass das Atmen noch problemlos möglich ist.

Um aus dem Pflug sicher herauszukommen, beugst du deine Knie zuerst wieder Richtung Stirn. Dann lässt du dich mithilfe deiner Bauchmuskeln oder deiner Hände am unteren Rücken wieder Wirbel für Wirbel zur Matte gleiten.

Vata: Wenn du einen kleinen und engen Vata-Brustkorb besitzt, kann der Pflug im ersten Moment unangenehm für dich sein. Versuche, die Augen zu schließen und dich nur auf eine tiefe Atmung zu konzentrieren.

Pitta: Du wirst von der beruhigenden Wirkung profitieren, wenn du deinen Ehrgeiz vor der Tür lässt und dich langsam an die Dehnung deiner Nacken- und Schultermuskulatur gewöhnst. Verletzungsgefahr besteht nur dann, wenn du deinem Körper keine Zeit lässt, sich an die Position zu gewöhnen.

Kapha: Neben der verdauungsfördernden Wirkung wird Kapha auch von der Dehnung der gesamten Körperrückseite profitieren. Verweile nicht zu lange im Pflug, wenn du dich stark verschleimt fühlst.

Der Fisch

In dieser Gegenstellung zum Pflug wird dein Brustkorb nun wieder vollständig geöffnet. Du kannst wieder tiefer atmen und Spannungen oder Stauungen auflösen. Deine Bauch- und Brustmuskeln werden gedehnt und deine Beine aktiviert.

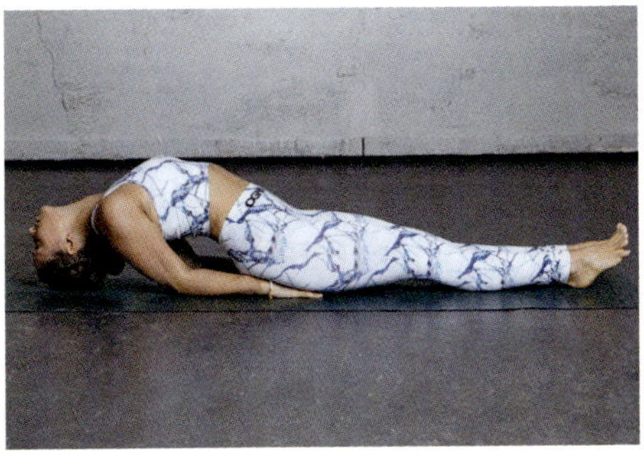

1. Du liegst in Rückenlage und schließt deine Beine zusammen. Deine Arme sind nah am Körper ausgestreckt. Du hebst sanft dein Becken an und schiebst deine Hände mit den Handflächen nach unten ein Stück darunter.

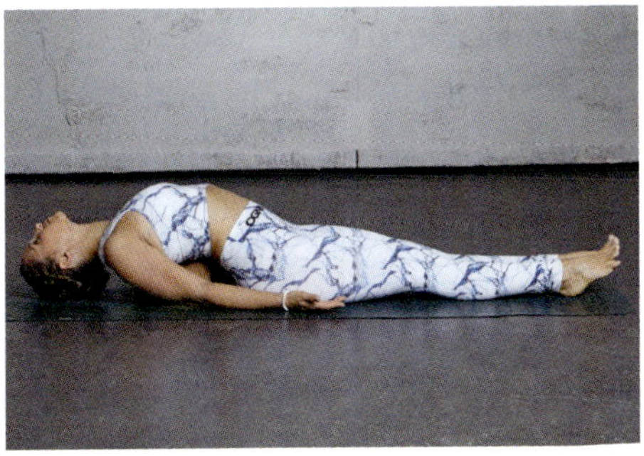

2. Gib etwas mehr Gewicht auf deine Unterarme und hebe deine Brust nach oben an. Lass dann deine Kopfkrone wieder zur Matte sinken, ohne in der Brust einzufallen. Auf deinem Kopf ist jetzt kaum Gewicht!
3. Wenn es für dich zu schwierig sein sollte, deinen Brustkorb aus eigener Kraft zu halten, kannst du dir auch einen Block unter deinen Brustkorb schieben.
4. Bleibe in dieser Stellung für 10 bis 20 tiefe Atemzüge.

Vata: Dein enger Brustkorb kann hier jetzt ideal geweitet werden. Durch die vereinfachte Atmung gelingt es dir, neue Energie zu speichern. Wenn du dich sehr nervös fühlst, solltest du auf den Fisch allerdings verzichten. Einschlafen kann durch die revitalisierende Wirkung erschwert werden.

Pitta: Durch diese sanfte Rückbeuge kann dein Feuer ansteigen. Wenn du Ärger oder Wut verspürst, solltest du die Position verlassen.

Kapha: Die Öffnung des Brustkorbs wirkt schleimreduzierend. Eine großartige Position, um überschüssiges Kapha im Winter zu reduzieren.

Drei gesunde Routinen für einen guten Stoffwechsel

Zum Abschluss der ersten Phase habe ich noch drei Routinen für dich, die dich dabei unterstützen werden, deinem Wohlfühlkörper näherzukommen. Sie sind einfach umzusetzen und nehmen auch nicht viel Zeit in Anspruch. Beginnen wir mit der ersten Routine. Hast du schon einmal davon gehört, dass du dein Fett wegmassieren kannst? Im Ayurveda ist die Garshan-Massage eine gängige Methode, um Gewebe zu reduzieren. Diese wohltuende Trockenmassage führt man mit einem Seidenhandschuh durch. Diesen kannst du online für circa 20 Euro erwerben. Glaube mir, du möchtest irgendwann nichts anderes machen, weil sich die Haut nach der Anwendung herrlich weich anfühlt. Ich habe am Anfang meiner Ayurveda-Laufbahn die Garshan-Massage mit einem Peeling-Handschuh durchgeführt. Ich bin mir immer noch ziemlich sicher, dass es in puncto Lymphabfluss keinen Unterschied macht, ob du einen Seidenhandschuh oder einen Peeling-Handschuh verwendest. Aber: Seit ich meinen Seidenhandschuh besitze, ist es mir fast peinlich, dass ich ihn nicht sofort gekauft habe. Die Wirkung ist einmalig!

Trockenmassagen haben einen gegenteiligen Effekt auf deinen Körper und deinen Geist wie die Ölmassagen. Ölmassagen wirken beruhigend, wohingegen die Garshan-Massage dich aktiviert. Sie regt deinen Stoffwechsel und deine Verdauung an und hilft dem Körper, zu entgiften und zu entschlacken. Die leicht kratzigen Handschuhe entfernen abgestorbene Hautschuppen und helfen bei der Zellerneuerung und Regeneration der Hautoberfläche. Durch eine regelmäßige Anwendung der Trockenmassage kannst du Gewebe reduzieren. Deshalb wird die Garshan-Massage gerne bei Übergewicht angewendet.

Kontraindikationen

nach dem Essen, Menstruation, Schwangerschaft, Hauterkrankungen, starke Trockenheit, entzündliche Prozesse im Körper, Rheuma, offene Wunden, Bluthochdruck, Venenerkrankungen

Suche dir einen schönen Platz, an dem du deine Massage ungestört durchführen kannst. Achte darauf, dass der Raum gut gewärmt ist, denn Wärme trägt zum Entspannungseffekt bei. Beginne dann an deinen Extremitäten und arbeite dich Richtung Körpermitte vor. Gelenke werden mit kreisenden, alle anderen Bereiche mit streichenden Bewegungen massiert. Deinen Bauch kannst du streichend in Verdauungsrichtung um den Bauchnabel herum massieren. Du kannst das Ritual noch entspannter gestalten, indem du dir sanfte Hintergrundmusik oder auch warmes Kerzenlicht anmachst. Die Massage dauert nur etwa 15 Minuten und sollte für einen erfolgreichen Effekt jeden Morgen angewendet werden.

Weiter geht's mit der zweiten Routine. Diese soll dir dabei helfen, mehr Bewegung in deinen Alltag zu integrieren, ohne dich zu stressen. Etwa zwei Drittel der Deutschen bewegen sich im Alltag maximal eine Stunde pro Tag. Und da ist der Weg zur Arbeit schon mit eingerechnet. Wir steigern unser Bewegungspensum mit der zweiten Routine um mindestens 30, wenn nicht 40 Minuten. Es geht um spazieren gehen. Mache es zu einer deiner wichtigsten Gewohnheiten, nach jeder Mahlzeit zehn Minuten spazieren zu gehen. Das bedeutet, wenn du drei Mahlzeiten isst, wirst du dich am Tag 30 Minuten zusätzlich bewegen, bei vier Mahlzeiten 40 Minuten und so weiter. Wichtig ist dabei, diese 30 Minuten nicht gebündelt am Abend zu praktizieren, sondern wirklich nach deiner Mahlzeit. Dadurch aktivierst du deine Muskeln, die die gewonnene Energie zur Bewegung nutzen können, anstatt sie in Form von Fett zu speichern. Glaube mir, zehn Minuten sind immer möglich!

Die dritte Routine, die ich dir ans Herz legen möchte, betrifft deinen Schlaf. Schlank im Schlaf – ist das tatsächlich möglich? Zumindest weißt du bereits, dass ausreichend Schlaf Heißhunger reduzieren kann und schlechte Schlafgewohnheiten einen massiven Einfluss auf dein hormonelles Gleichgewicht ausüben. Eine Studie der University of Chicago in den USA ergab, dass die Dauer des nächtlichen Schlafes während einer Diät einen Verlust an Muskelmasse beeinflussen kann. Bei den Teilnehmern, die im Schnitt 8,5 Stunden schliefen, war die Fettverbrennung höher als bei denjenigen, die im Schnitt nur 5,5 Stunden geschlafen hatten. Woher kommt das? Im Schlaf wird das Hormon Leptin ausgeschüttet, welches unser Hungergefühl reduziert. Außerdem findet nachts die gesamte Regeneration statt. Unser Körper braucht genügend Schlaf, um seinen Stoffwechsel in Ruhe durchführen zu können. Ayurvedisch und medizinisch betrachtet ist für Erwachsene ein Nachtschlaf von sieben bis acht Stunden ausreichend. Vata-Typen können gerne auch mal bis zu neun Stunden schlafen. Das sollten Kapha-Typen aber besser vermeiden. Versuche am besten immer, zur selben Zeit einzuschlafen und aufzuwachen. So kommt dein Körper in seinen eigenen Rhythmus und kann sich auf Tag und Nacht einstellen. Am besten gehst du gegen 22 Uhr ins Bett und stehst gegen 6 Uhr auf. Wenn du es deinem Körper leicht machen willst, hältst du diesen Rhythmus idealerweise auch am Wochenende und im Urlaub bei. Bei Feiern, Verabredungen und anderem darfst du natürlich eine Ausnahme machen. Lass dies jedoch nicht zur Regel werden.

Gratuliere, du hast die erste Phase geschafft!

Versuche, dir für die Umsetzung jeder Phase mindestens einen Monat Zeit zu nehmen. Eine Lebensstiländerung ist nicht von heute auf morgen umzusetzen. Gehe liebevoll mit dir um und lass dir die Zeit. Wofür möchtest du dich hetzen? Ich fasse für dich jetzt noch einmal die wichtigsten Punkte der ersten Phase zusammen. Bearbeite danach das SMART-Modell für jedes Ziel der ersten Phase, damit du deinen Erfolg sicherstellst und deine Motivation steigerst!

Ziele der ersten Phase:

1. Integriere die ayurvedischen Ernährungsempfehlungen in deinen Alltag (Geschmack, Menge, Timing, Gleichgewicht, Qualität, Einstellung).

2. Verzichte auf die ayurvedischen und medizinischen No-Gos.

3. Reduziere Stress und Heißhunger.

4. Manifestiere jeden Morgen deine Ziele.

5. Optimiere deine Verdauung mit Leinsamen, Probiotika und Triphala (gegebenenfalls führst du eine Ama-Kur durch).

6. Nutze morgens oder abends Yoga, um deinen Stoffwechsel anzukurbeln.

7. Wähle mindestens eine gesunde Routine.

Nimm dir ein Blatt Papier oder einen Block und schreibe dir deine Ziele der ersten Phase auf. Lege diese Ziele an einen Ort, an dem du sie jederzeit sehen kannst. Du kannst sie zum Beispiel an den Badezimmerspiegel kleben.

Nimm dir jetzt noch ein wenig Zeit, um das SMART-Modell auf jedes einzelne Ziel anzuwenden: spezifisch, messbar, attraktiv, realistisch und terminiert. Viel Spaß bei der Umsetzung. Wir sehen uns in Phase 2 …

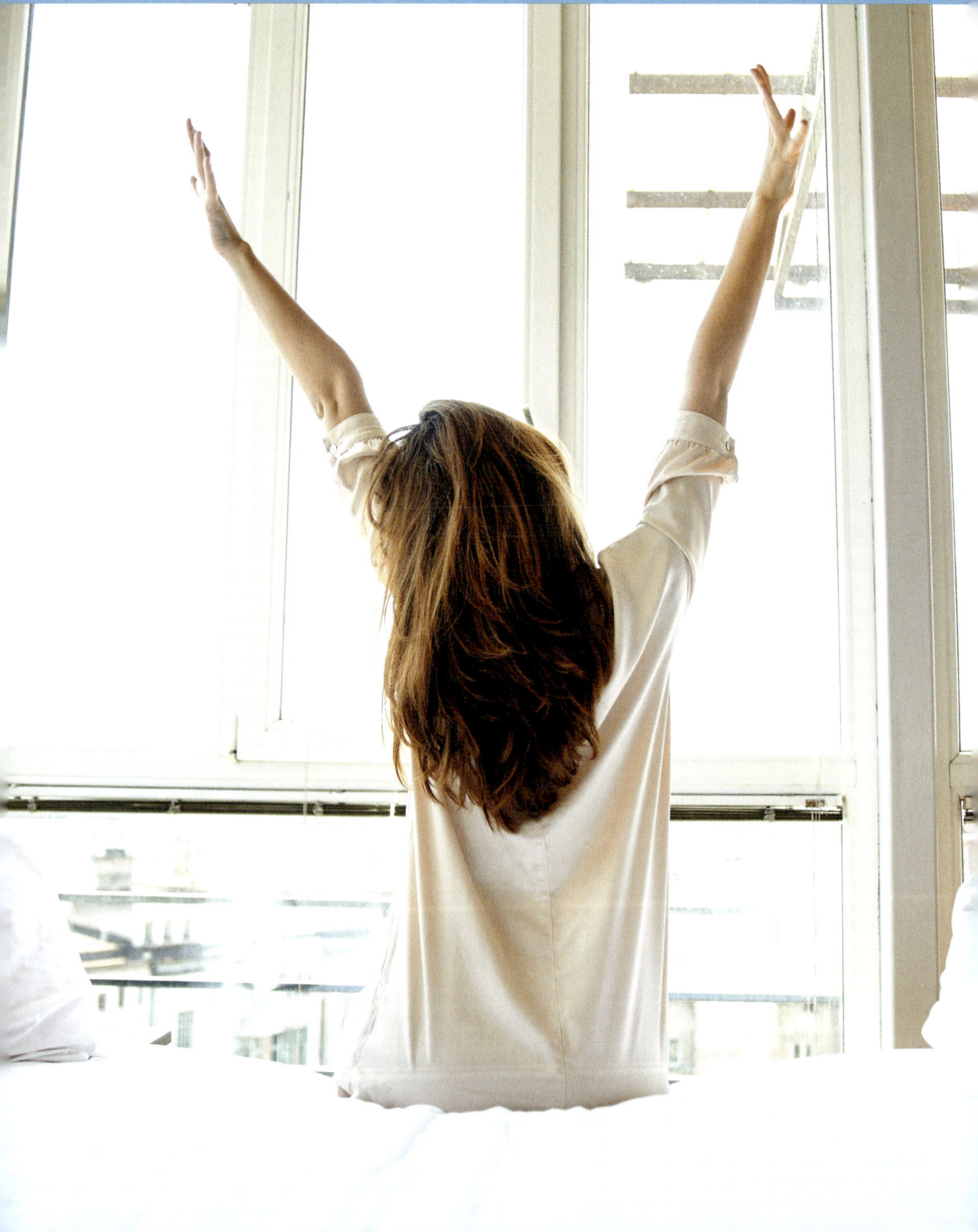

Phase 2

Der richtige Start in den Tag

Wie du in den Tag startest, hat einen enormen Einfluss auf den Rest deines Tages. Wenn du fokussiert und entspannt bist, wirst du diese Energie auch im weiteren Verlauf spüren. Bist du dagegen gestresst und unstrukturiert, wird sich das mit hoher Wahrscheinlichkeit durch die nächsten Stunden durchziehen. Wenn du jeden Morgen gleich beginnst, gewöhnt sich dein Körper daran. Routinen verleihen dir also nach einiger Zeit ein Gefühl von Sicherheit und Entspannung. Die zweite Phase deiner Lebensumstellung wird sich sowohl mit der richtigen Morgenroutine als auch mit der richtigen Ernährung am Morgen beschäftigen. Versuche, die Dinge aus Phase 1, die dir gutgetan haben, fortzuführen, um den größtmöglichen Nutzen daraus zu ziehen.

Eine gesunde Morgenroutine zur Gewichtsreduktion

Morgenroutinen kennst du vermutlich schon aus anderen Büchern oder Lebensbereichen. Selbst das morgendliche und abendliche Zähneputzen ist eine Routine, die wir von klein auf gelernt haben. Wir Menschen sind Gewohnheitstiere, weshalb es manchmal schwer sein kann, neue Routinen in den Alltag zu integrieren. Wir brauchen 30 bis 60 Tage, um sie anzuwenden, ohne groß darüber nachzudenken. Die Routinen, die ich heute mit dir teile, sind speziell auf deinen Wunsch der Gewichtsreduktion ausgerichtet.

Im Ayurveda entspricht der Morgen der Kapha-Zeit. Das bedeutet, von 6 bis 10 Uhr morgens wirken Trägheit, Schwere und Ruhe auf dich ein. Zusätzliche Schwere kann dich beim Abnehmen behindern – vor allem, wenn du viel Kapha in deiner Konstitution trägst. Auch hier ist es noch einmal wichtig, zwischen Prakriti und Vikriti zu differenzieren, also zwischen deiner Grundkonstitution und einer Störung deiner Doshas. Bist du von deiner Konstitution ein Vata-Typ, besitzt jedoch eine Kapha-Störung, dann kann es für dich vorteilhaft sein, deinen Körper morgens in Bewegung zu setzen. Besitzt du jedoch eine Vata-Störung, kannst du die Erdung am Morgen gut gebrauchen und solltest dementsprechend nicht zu viel Bewegung am Morgen praktizieren. Ich stelle dir im Folgenden drei mögliche Morgenroutinen vor. Du kannst eine, zwei oder alle in dein Morgenprogramm integrieren. Schaue einfach, was sich für dich persönlich passend anfühlt. Durch die Erklärungen zur Wirkung und »Nebenwirkung« wirst du schnell wissen, welche Routinen für dich geeignet sind und welche nicht.

Bewegung

Es gibt viele Gründe, warum meine Klienten es nicht schaffen, Bewegung am Morgen einzubauen. Der größte Störfaktor ist die Zeit. Kapha bringt Trägheit am Morgen, deshalb fällt es vielen Menschen schwer, für Sport am Morgen früher aufzustehen. Eine typische Eigenschaft von Kapha ist aber auch Zufriedenheit. Vielleicht kennst du folgende Situation: Am Abend vorher bist du hoch motiviert. Du denkst dir: »Morgen früh ist es so weit! Ich werde früh Sport machen!«

Dann klingelt der Wecker, du machst die Augen halb auf, und im nächsten Moment denkst du dir, dass es doch sinnlos ist, aufzustehen. Das warme Bett ist einfach verlockender. Du bist zufrieden mit der Situation und findest dich damit ab, dass es heute eben nicht funktioniert. Genau aus diesem Kreislauf musst du ausbrechen! Es gibt jetzt keine Ausreden mehr. Es gibt kein »Das ist mir zu früh« und kein »Ich bin zu müde«. Denn glaube mir, wenn du es geschafft und dein kleines Work-out hinter dich gebracht hast, wirst du dich energiegeladener denn je fühlen. Das liegt an folgendem Mechanismus: Wenn du morgens trainierst, reduzierst du den Kapha-Einfluss und die Pitta- und Vata-Energie deines Körpers nehmen zu. Du fühlst dich erfrischt und dennoch entspannt. Am wichtigsten ist jedoch, dass du genügend Schlaf bekommst. Versuche also, so ins Bett zu gehen, dass du mindestens sieben Stunden Schlaf bekommst.

Wie so oft im Leben kommt es auf die Balance an. Nicht jede Art von Bewegung ist für dich geeignet, und auch die Jahreszeit spielt eine große Rolle. Nehmen wir mal an, du bist ein Pitta-Typ mit einer Vata-Störung. Dann solltest du vor allem im Sommer, wenn Pitta dominant ist, keine schweißtreibende Morgen-

	Vata-Störung	Pitta-Störung	Kapha-Störung
Vata-Konstitution	Vermeide anstrengende Bewegungen morgens, wähle besser eine langsame und erdende Yoga-Einheit.	Vermeide schweißtreibende Übungen und konzentriere dich besser auf Erdung und Abkühlung. Yoga ist gut geeignet.	Bei dieser Kombination darf mehr Bewegung sein – vor allem kurze Jogging-Einheiten in der Natur sind perfekt geeignet.
Pitta-Konstitution	Versuche, an deiner Flexibilität zu arbeiten, Faszientraining ist auch gut geeignet.	Komme auf keinen Fall ins Schwitzen! Teste Wassersportarten wie Schwimmen.	Entdecke dein Feuer wieder und steigere deine Work-outs langsam. Joggen, Radfahren, Surfen sind gut geeignet.
Kapha-Konstitution	Bei dir sollte es ein Mix aus Anspannung und Entspannung sein. Mit Yoga machst du nichts falsch, auch Tanzen ist gut geeignet.	Bei dir sollte es ein Mix aus Anspannung und Entspannung sein. Mit Yoga machst du nichts falsch, auch Tanzen ist gut geeignet.	Alles, was dich richtig auspowert, ist perfekt! HIIT (»High Intensity Intervall Training«), CrossFit, Intervalllaufen, Hot-Yoga.

einheit durchführen. Zur besseren Übersicht habe ich dir die folgende Tabelle erstellt:

Für welche Art von Bewegung du dich auch immer entscheidest, übertreibe es nicht. Am Morgen reicht ein kleines Work-out, um dich von Steifheit und Schwere zu befreien und deinen Stoffwechsel anzuregen. Denke immer daran, der Weg zu innerer Balance und ganzheitlicher Gesundheit ist kein Sprint, sondern ein längerer Prozess – also eher ein Langstreckenlauf, bei dem Geduld und Ausdauer gefragt sind. Schaue, welche Sportart am besten in deinen Alltag zu integrieren ist, und versuche, wirklich jeden Tag mit Bewegung zu starten. Du wirst schnell die Wirkungen und Erfolge bemerken.

Meditation

Die morgendliche Kapha-Energie sorgt nicht nur für Schwere und Trägheit, sie bringt auch Zufriedenheit, Ruhe und Entspannung. Diese Ruhe kannst du für dich nutzen, um sie mit in den restlichen Tag zu nehmen. Durch Meditation lernst du, Konflikte und Situationen gelassener zu bewerten und Emotionen wie Ärger und Angst schneller zu verarbeiten und gehen zu lassen. Durch Meditation kannst du deinen Cortisollevel verringern, sodass es dir leichter fallen wird, an Gewicht zu verlieren. Außerdem sind viele weitere positive Effekte bekannt – etwa die Senkung des kardiovaskulären Risikos und die Reduktion von psychosomatischen Erkrankungen. Tägliche Meditation wird dir also dabei helfen, auch emotionalen Ballast loszuwerden. Nimm dir jeden Tag mindestens zehn Minuten Zeit, um mit Meditation in den Tag zu starten. Du kannst sie entweder vor oder nach deiner Bewegung einbauen. Ich persönlich bevorzuge sie vor meiner Yoga-Praxis, aber die Geschmäcker sind verschieden. Es gibt auch Meditationen, die mit Bewegung kombiniert werden. Gehmeditationen sind besonders schön, wenn du sie mit einem Spaziergang in der Natur kombinierst. Weil ich ein großer Fan davon bin, habe ich eine für dich aufgenommen. Du findest sie sowie viele andere Meditationen auf meiner Website unter www.dralinahuebecker.com.

Pranayama – die Feueratmung (Kapalabhati)

Ein letztes Tool für deine Morgenroutine sind die yogischen Atemübungen, Pranayama. Im Folgenden möchte ich dir eine Übung vorstellen, die dein Verdauungsfeuer ankurbelt und auf diese Weise Verdauung und Stoffwechsel verbessert. Kapalabhati ist die Feueratmung – und der Name ist Programm. Du wärmst deinen Körper von innen auf. Vorsicht ist für Pitta-Typen geboten. Die erhitzende Wirkung kann dich aus dem Gleichgewicht bringen. Bleib dann lieber bei der Wechselatmung (Seite 53). Führe die Atemübung am besten vor Meditation und vor körperlichen Bewegung aus.

Anleitung zur Feueratmung

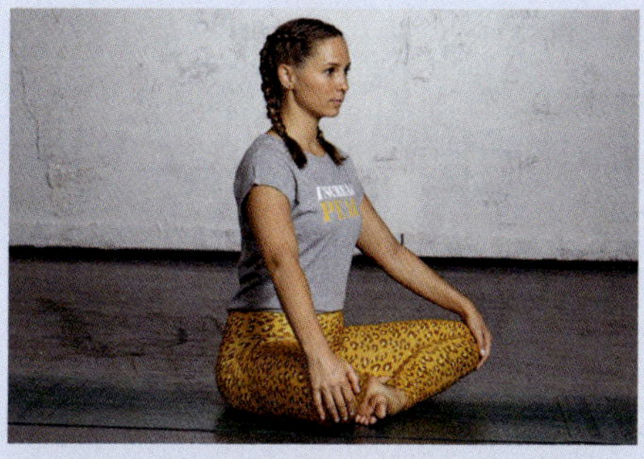

1. Kapalabhati übst du am besten im Sitzen. Du findest einen aufrechten Sitz auf deiner Matte. Deine Hände legst du auf deinen Knien ab, die Arme sind gestreckt. Du atmest ein paar Mal tief durch die Nase ein und aus.

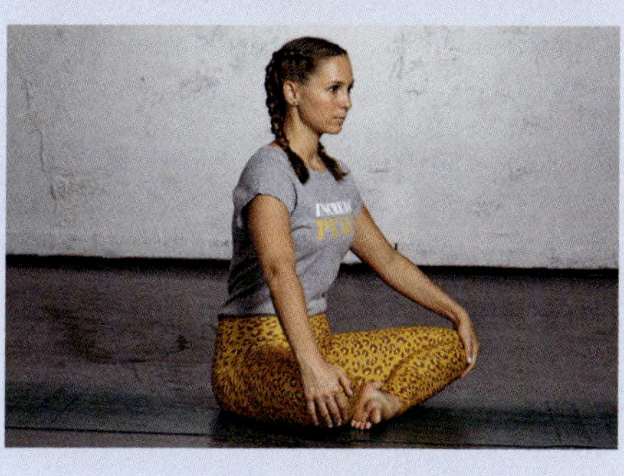

2. Atme als Nächstes zu zwei Drittel ein und dann mehrfach, rhythmisch-stoßartig aus. Bei jeder Ausatmung ziehst du den Bauchnabel nah an die Wirbelsäule ran. Dabei kontrahierst du die Bauchmuskulatur, und dein Zwerchfell wird nach oben gepresst. Deine Lungen entleeren sich. Du konzentrierst dich dabei die ganze Zeit nur auf die Ausatmung.
3. Die Einatmung geschieht von allein, während du deine Bauchmuskeln entspannst. Deine Lungen werden ganz automatisch mit Luft gefüllt. Du brauchst keine Kraft anzuwenden, um Luft zu holen. Wiederhole dieses schnelle Pumpen 20 bis 25 Mal für zwei bis drei Runden. Du beendest jede Runde mit der Ausatmung und gönnst dir zwei bis drei tiefe Atemzüge, um deinen normalen Atemrhythmus wiederzufinden.

Frühstücksrezepte – Inspirationen für die erste Mahlzeit des Tages

Die erste Mahlzeit des Tages sollte dich nähren und dir sowohl Leichtigkeit als auch genügend Energie für den Tag schenken. Diese Mahlzeit sollte dich weder träge machen noch aufblähen. Eine gesunde Verdauung ist genau genommen die, die du nicht bemerkst. Alles läuft quasi wie von allein: ohne Geräusche, Schmerzen oder übermäßige Darmbewegungen. Um das zu erreichen, habe ich dir eine Vielzahl an leckeren und anregenden Frühstücksrezepten mitgebracht. Nimm dir auch hier Zeit. Zeit, um zu spüren, wie sich die Nahrung auf dein Wohlbefinden auswirkt. Schenkt sie dir Energie oder fühlst du dich danach eher müde? Bist du anschließend voller Tatendrang oder würdest du dich lieber verkriechen? Probiere jedes Rezept und entscheide, welche Gerichte für dich am besten passen. Wenn du ein Kapha-Typ bist, kannst du auf das Frühstück verzichten und so das Intervallfasten (auf circa 16 Stunden) verlängern. Als Pitta- oder Vata-Typ solltest du dagegen frühstücken. Iss in Ruhe und nimm deine Mahlzeit wahr, bevor du isst: Betrachte sie, erkenne den Geruch deiner Mahlzeit und lass dir Zeit beim Kauen. So stellt sich dein Körper optimal auf die Verdauung ein. Dein Frühstück sollte dich bis zum Mittagessen sättigen, ohne dich träge zu machen. Die Menge der Mahlzeit sollte in deine zwei Hände passen. Nach dem Frühstück kannst du einen kleinen Zehn-Minuten-Spaziergang anschließen, um deine Verdauung zusätzlich anzuregen. Versuche, zwischen Frühstück und Mittagessen mindestens vier Stunden vergehen zu lassen. Auf diese Weise hat dein Körper Zeit, deine Nahrung optimal zu verdauen und die Nährstoffe in Ruhe aufzunehmen. Du wirst in den nachfolgenden Rezepten keine kalten oder rohen Speisen finden. Wieso? Weil das deine Verdauung überfordern kann und so den Abnehmerfolg schmälert. Das bedeutet nicht, dass du nie wieder Rohkost essen darfst oder mal ein Brötchen am Wochenende. Aber: Je mehr Tage du dich in der Woche an die Ernährungsempfehlungen hältst und deine Ernährung entsprechend umstellst, desto mehr hast du die Woche über etwas für dich und deine Gesundheit getan. Es geht nicht darum, etwas durchzuziehen, was für dich persönlich nicht passt. Es geht vielmehr darum, zu spüren, was für dich das Beste ist, und es dann beizubehalten. Nicht, weil ich es sage, sondern, weil du es möchtest. Deine neue Ernährung soll dir guttun.

Amaranth-Apfel-Porridge

Dein erstes Frühstücksrezept ist optimal, um deinen Stoffwechsel anzukurbeln. Die Gewürze in diesem Getreidebrei regen dein Verdauungsfeuer an und sorgen dafür, dass du die Nahrung gut verstoffwechseln kannst. Amaranth ist ein Pseudogetreide, das leichter und trockener ist als Weizen. Es wirkt reduzierend auf das Kapha-Dosha. Es eignet sich vor allem für Kapha-Typen, bei einer Kapha-Störung oder als Mahlzeit im Frühjahr.

Für 1 Portion

½ EL Sesamöl
¼ TL gem. Ingwer
¼ TL gem. Bockshornklee
¼ TL gem. Zimt
1 Msp. Kardamom
1 Msp. geriebene Muskatnuss
3 Gewürznelken
1 Prise Himalaya-Salz
1 Apfel
80 g Amaranth
1 EL Rosinen
200 ml Wasser
½ TL geschrotete Leinsamen
Optional: 1 TL gepuffter Amaranth, 1 TL Kürbiskerne

1. Sesamöl bei mittlerer Hitze in einem Topf erhitzen und die Gewürze, Nelken sowie das Salz hinzufügen. Die Gewürze erhitzen, bis sie zu duften beginnen.

2. Den Apfel waschen und in kleine Stücke schneiden. Die Stücke zusammen mit dem Amaranth, den Rosinen, dem Wasser und den Leinsamen in den Topf geben und die gesamte Masse zum Kochen bringen.

3. Die Hitze reduzieren und alles für circa 20 Minuten köcheln lassen. Der Amaranth sollte nicht zu trocken werden, es muss also gegebenenfalls noch etwas Flüssigkeit hinzugefügt werden. Wenn die gesamte Flüssigkeit vom Amaranth aufgenommen wurde und der Apfel weich ist, kann der Porridge vom Herd genommen werden.

4. Zum Anrichten den Porridge mit Kürbiskernen und gepufftem Amaranth verschönern.

Vata: Wenn dir der Amaranth zu trocken ist, kannst du auf Haferflocken umschwenken. Außerdem kannst du 1 TL Öl hinzufügen und anstelle von Wasser Hafermilch verwenden.

Pitta: Vor allem für Pitta-Konstitutionen ist das knusprige Topping wichtig, um das Gefühl zu haben, etwas zu kauen. Du kannst den Apfel auch erst später hinzugeben, damit er etwas bissfester ist.

Kapha: Für dich ist dieses Rezept genau richtig! Achte darauf, dass die Menge nicht größer ist als das, was maximal in deine zwei Hände passt.

Heidelbeer-Buchweizen-Porridge

Bei dem Wort »Buchweizen« denken viele Personen, dass Buchweizen zu den klassischen, glutenhaltigen Getreidearten gehört. Er ist aber ein Knöterichgewächs und hat nichts mit Weizen zu tun. Außerdem ist gekeimter Buchweizen ein Superfood für die schnelle und gesunde Küche, das reich an hochwertigen Mineralstoffen und leicht verdaulichen Proteinen ist. Buchweizen hilft, den Blutzuckerspiegel und Blutdruck zu senken, den Cholesterinspiegel zu regulieren und die Leber zu stärken. Heidelbeeren besitzen wenig eigenen Fruchtzucker, sodass auch hier keine übermäßige Insulinausschüttung stattfindet, die die Fettverbrennung blockieren könnte.

Für 1 Portion

- 50 g Buchweizen
- 100 ml Wasser
- 40 g geschrotete Leinsamen
- 2 EL Chiasamen
- 50 ml Hafermilch (ggf. mehr oder weniger, je nach Geschmack)
- 50 g Heidelbeeren + ein paar Heidelbeeren zum Garnieren
- 1 TL gem. Vanille
- 1 EL Kokosblütenzucker
- 2 EL Zitronensaft
- Abrieb einer unbehandelten Biozitrone
- Für das Topping: 100 g Kokosraspeln, 1 EL Kürbiskerne, 1 TL geschälte Hanfsamen, einige Heidelbeeren

1. Den Buchweizen zusammen mit dem Wasser in einen Topf geben und die Masse zum Kochen bringen.
2. Den Buchweizen dann bei geringer Hitze weiterköcheln lassen und die Leinsamen und Chiasamen hinzugeben. Ist die Flüssigkeit verkocht, die Hafermilch hinzugeben. Es müssen nicht die gesamten 50 ml sein. Schau einfach, wie weich du deinen Porridge magst.
3. Die Heidelbeeren waschen und zusammen mit der Vanille, dem Kokosblütenzucker, dem Zitronensaft und dem Abrieb in den Topf geben.
4. Für das Topping solltest du nur gesunde Fette hinzufügen. Hier bieten sich Kokosraspeln, Kürbiskerne und Hanfsamen an. Außerdem kannst du zum Garnieren die restlichen Heidelbeeren verwenden.

Vata: Du kannst für den Porridge gern mehr Flüssigkeit verwenden und diesen mit 1 TL Nussmus verfeinern.

Pitta: Genieß du den Porridge vor allem im Sommer lauwarm und mit Beeren garniert, die nicht zu sauer sein sollten

Kapha: Wenn du dein Verdauungsfeuer noch mehr ankurbeln möchtest, kannst du ¼ bis ½ TL Ingwer hinzugeben.

Nutty-Oat-Porridge (nussiger Haferbrei)

Hafer ist ein leicht bekömmliches Getreide, welches ayurvedisch gesehen dem süßen Geschmack zugeordnet wird. Es steckt voller Mineralien und wird deshalb von mir auch gerne als natürliche Eisenquelle bei einem Eisenmangel empfohlen. Außerdem versorgt es dich mit Magnesium, Phosphor und Zink. Von allen Getreiden hat Hafer sogar den höchsten Vitamin-B_1- und -B_6-Gehalt. In der Naturheilkunde werden Haferkuren auch zur Regulation des Blutzuckerspiegels angewendet.

Für 2 Portionen

90 g Haferflocken
500 ml Wasser
2 EL Pekannüsse
2 EL Kürbiskerne
1 EL Paranusskerne
1 EL Sesamöl
½ TL gem. Ingwer
½ TL gem. Zimt
¼ TL gem. Nelke
½ TL gem. Kurkuma
¼ TL gem. Bockshornklee

1. Die Haferflocken im Wasser kurz zum Aufkochen bringen und die Mischung dann für circa 15 Minuten unter Rühren simmern lassen.
2. Die Nüsse und Kerne mit einem Messer oder im Mörser zerkleinern und im Sesamöl in einer Pfanne kurz anrösten.
3. Die Gewürze mit dem Haferbrei vermengen und diesen dann nochmals für ein paar Minuten ziehen lassen. Gegebenenfalls noch etwas Flüssigkeit hinzufügen, wenn du den Porridge etwas weicher magst.
4. Den Porridge in einer Schüssel servieren und die gerösteten Nüsse darüberstreuen.

Vata: Als Vata-Typ kann es besser sein, von den Nüssen auf Nussmus umzusteigen – dadurch breitet sich die ölige Wirkung noch besser aus. Du kannst das Wasser auch gerne durch deine Lieblingsmilch ersetzen.

Pitta: Als Pitta-Typ wirst du es lieben, die knackigen Nüsse zu zerbeißen und nicht nur einen Brei vor dir zu sehen. Im Sommer kannst du das Sesamöl gegen Kokosöl austauschen und statt der Pekannüsse auch mal Mandeln ausprobieren.

Kapha: Sollte dir das Frühstück zu schwer sein, kannst du für das Gericht nur die Kürbiskerne verwenden. Anstelle von Haferflocken bietet sich für dich auch Hirse an.

Indisches Poha (Reisgericht)

Frühstück muss nicht immer nur süß sein, vor allem nicht für Kapha-Typen oder Personen mit einer Kapha-Störung. Denn der süße Geschmack erhöht Kapha, anstatt es zu reduzieren. Poha habe ich während meiner Yogalehrer-Ausbildung in Indien das erste Mal kennen- und lieben gelernt. Dieses Reisgericht ist leicht und dennoch perfekt für den Start in den Tag.

Für 2 Portionen

150 g Basmatireis
2 EL Erdnüsse
2 EL Sesamöl
3 TL Senfsamen
½ TL Asafoetida (Asant)
1 TL Kurkuma
1 ½ TL gem. Koriander
1 ½ TL gem. Kreuzkümmel
2 TL Zimt
1 Prise Salz
1 Prise schwarzer Pfeffer
Für das Topping: je
1 TL Tahini (Paste aus fein gemahlenen Sesamkörnern),
2 EL Granatapfelkerne,
1 EL Kokosraspeln,
1 EL frischer Koriander

1. Den Basmatireis nach Packungsanweisung kochen und danach beiseite stellen. Achtung, er sollte bissfest bleiben.

2. Die Erdnüsse in einer kleinen Pfanne ohne Fett anrösten. In einer größeren Pfanne das Sesamöl erhitzen. Die Senfsamen hinzugeben und erhitzen, bis sie zu springen beginnen.

3. Danach Asafoetida und Kurkuma hinzugeben, um sie kurz mit anzurösten.

4. Den Reis in die Pfanne dazugeben und mit den Gewürzen und den Erdnüssen vermengen.

5. Nach ein paar Minuten alle weiteren Gewürze hinzugeben.

6. Das Poha mit jeweils 1 TL Tahini, 2 EL Granatapfelkernen, 1 EL geraspelter Kokosnuss und gegebenenfalls 1 EL frischem Koriander toppen.

Vata: Der Basmatireis ist leicht verdaulich und wird dich für den Tag stärken. Nutze gegebenenfalls weniger Senfsamen und verzichte auf Asafoetida, um dein Vata nicht zu stark zu erhöhen.

Pitta: Kreuzkümmel, Kurkuma und Koriander helfen dir, dein Pitta auszubalancieren. Du kannst auch hier Sesam- gegen Kokosöl austauschen.

Kapha: Poha ist ein perfektes Kapha-Frühstück: leicht, würzig und anregend. Ein Gericht für jeden Tag. Poha kannst du natürlich auch zu anderen Tageszeiten genießen und dann etwas mehr Gemüse hinzufügen.

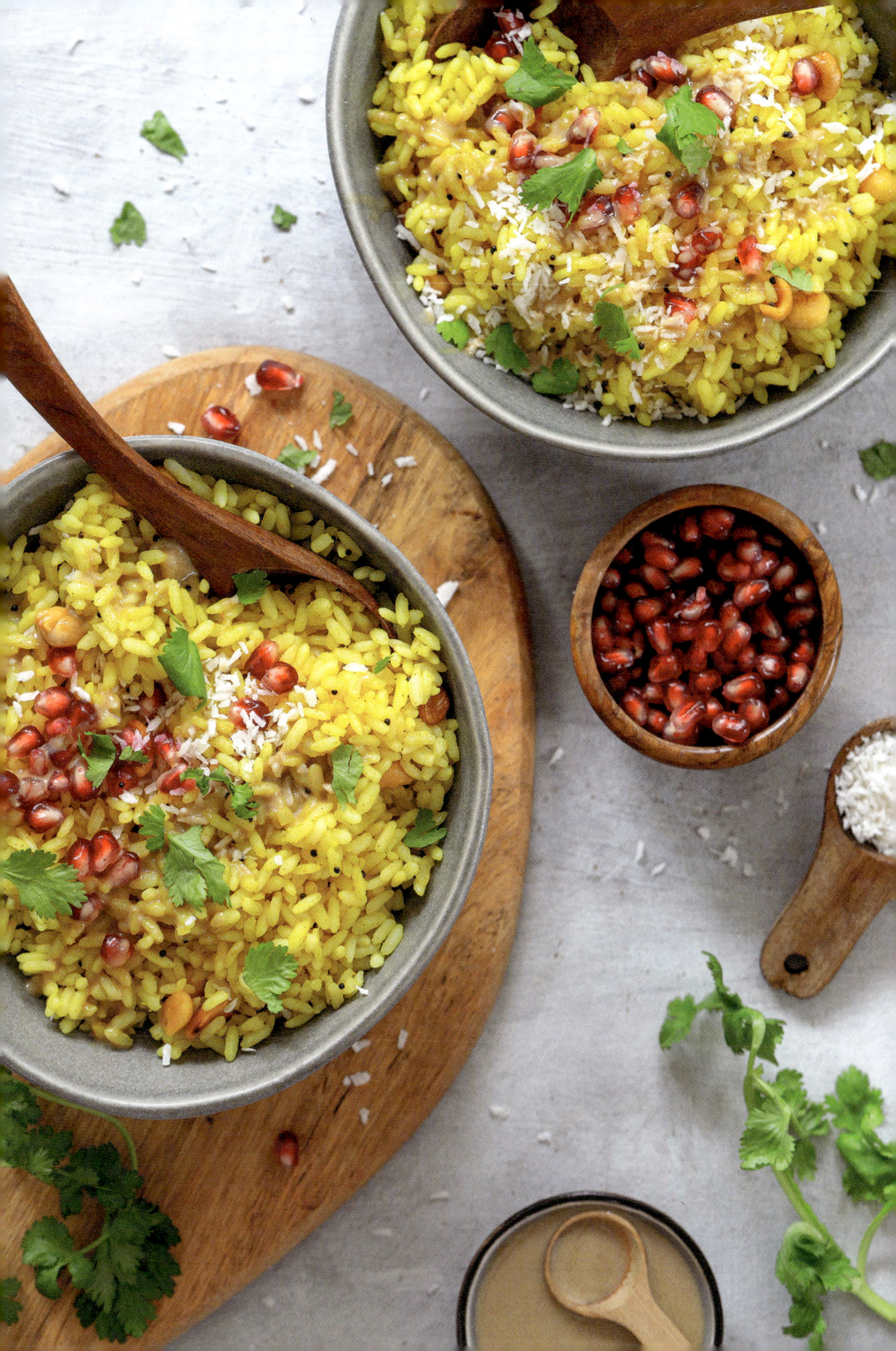

Herzhafte Pancakes mit Tomaten-Tofu-Dip

Man braucht kein Gluten, um leckere Pancakes herzustellen. Vor allem dann nicht, wenn sie herzhaft sein sollen. In diesem Rezept findest du eine Mischung aus Buchweizen- und Kichererbsenmehl. Auch in diesem Rezept wird Asafoetida (Asant) verwendet. Dieses Gewürz schmeckt scharf und ähnlich wie Knoblauch. Die anregende Wirkung ist insbesondere für dein Frühstück geeignet. Abends kann es zu anregend wirken und deinen Nachtschlaf stören.

Für 10 mittelgroße Pancakes

Für die Pancakes:
150 g Buchweizenmehl
50 g Kichererbsenmehl
250 ml Wasser
½ TL Asafoetida (Asant)
1 TL Kreuzkümmel
1 TL Korianderkörner
1 TL Kurkuma
½ TL Schwarzkümmel
1 TL Himalaya-Salz
1 Prise schwarzer Pfeffer aus der Mühle
1 EL frische Petersilie
1 EL Kokosöl
Optional als Topping: selbst gemachte Tomaten-Tofu-Creme, Gemüse deiner Wahl

Für die Creme:
10 eingelegte, getr. Tomaten
Salz und Pfeffer
1–2 Knoblauchzehen
2 EL Tomatenmark
2 TL Pinienkerne
1 Pck. Seidentofu
½ Bund Rucola oder ½ Bund Basilikum

Für die Pancakes:

1. Buchweizen- und Kichererbsenmehl mit Wasser mischen und nach und nach alle Gewürze unter Rühren hinzufügen. Am besten funktioniert dies mit einem Hochleistungsmixer oder einer Küchenmaschine.

2. Den Teig so fein wie möglich pürieren und das Kokosöl in einer Pfanne erhitzen.

3. Je 3–4 EL des Teigs in die Pfanne geben und so die Pancakes auf beiden Seiten goldgelb anbraten.

4. Am besten schmecken die Pancakes mit einer Gemüsecreme und deinem dampfgegarten Lieblingsgemüse.

Für die Creme:

1. Die getrockneten Tomaten, Salz und Pfeffer, Knoblauch, Tomatenmark und Pinienkerne mit dem Seidentofu im Mixer pürieren, bis eine cremige Masse entsteht.

2. Den Rucola oder das Basilikum zerkleinern und unterrühren.

3. Die Creme hält sich ungefähr drei bis vier Tage im Kühlschrank.

Vata: Du solltest die Pancakes nicht trocken essen. Wenn du kein Tomatenfan bist, kannst du auch jeden anderen Dip verwenden.

Pitta: Verzichte gegebenenfalls auf das Asafoetida, wenn es dir zu viel Hitze verleiht.

Kapha: Du kannst als Gemüsesorten zum Beispiel auf Spargel zurückgreifen. Das hilft dir, dein überschüssiges Kapha auszugleichen.

Asiatische Frühstückssuppe

In unseren Breitengraden mag es komisch klingen, mit einer Suppe in den Tag zu starten. Aber in asiatischen Ländern ist dies keine Seltenheit. Eigentlich ist es sogar schlau. Eine Suppe schenkt dir Wärme und Energie und außerdem zusätzlich viele gute Mineralstoffe für den Tag. Einer der Gründe, warum wir immer wieder Heißhunger haben, ist, dass wir einen Nährstoffmangel besitzen. Deshalb solltest du immer darauf achten, mit deinen Mahlzeiten viele Nährstoffe aufzunehmen.

Für 2 Portionen

1 TL Sesamöl
1 daumengroßes Stück Ingwer
½ EL Pfefferkörner
1 Frühlingszwiebel
1 Stück Sternanis
1 Knoblauchzehe
500 ml Wasser
100 g Reisbandnudeln
1 TL Sojasoße
1 TL Reisessig
2 Handvoll Blattspinat
1 Handvoll Champignons

1. Das Sesamöl in einem großen Topf erhitzen. Den Ingwer zerkleinern und die Pfefferkörner sanft zerdrücken. Beides gemeinsam kurz im Öl anbraten.

2. Die Frühlingszwiebel, den Sternanis und den Knoblauch hinzugeben und alles mit dem Wasser übergießen.

3. Die Nudeln, die Sojasoße und den Reisessig hinzufügen und den Spinat sowie die Champignons in dünne Scheiben schneiden.

4. Zuletzt den Spinat und die Champignons mit in die Suppe geben und nur kurz mitgaren.

5. Die Suppe gegebenenfalls noch individuell mit Sesamöl, Reisessig und Sojasoße abschmecken und warm servieren.

Vata: Als Vata-Typ profitierst du von der wärmenden Suppe am Morgen. Auch der salzige Geschmack der Sojasoße ist gut für dich geeignet.

Pitta: Eine Suppe allein wird dich vielleicht nicht zufriedenstellen. Du kannst die Suppeneinlage verändern, indem du mehr Gemüse oder mehr Nudeln hinzugibst.

Kapha: Wenn du deinen Stoffwechsel noch mehr anregen möchtest, kannst du den Ingweranteil erhöhen oder noch etwas Cayennepfeffer hinzugeben.

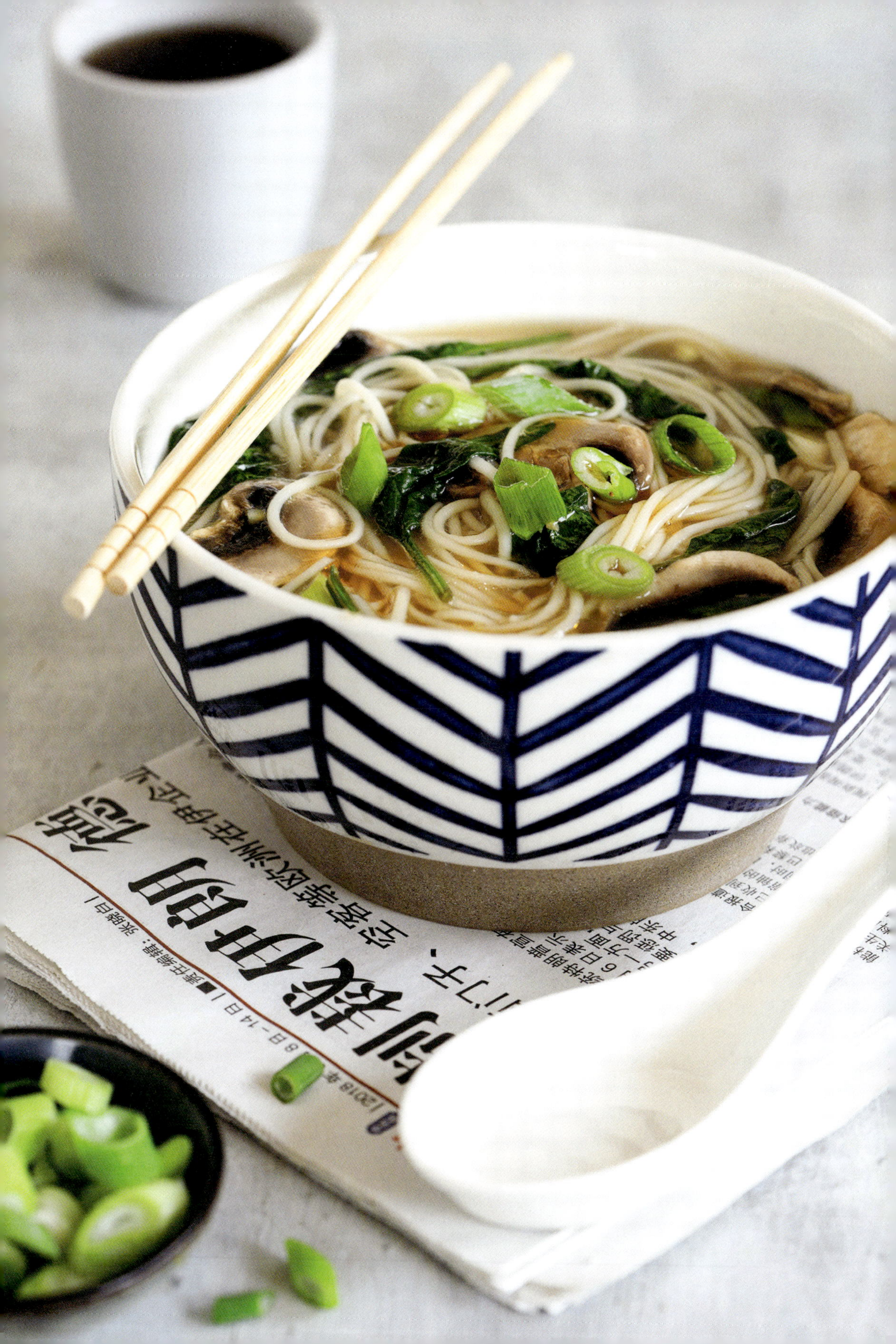

Chiapudding mit Kirschen

Chiasamen sind schon lange kein Trend mehr. Wir wissen um den hohen Protein- und Omega-3-Gehalt und machen uns den hohen Calcium-Anteil in der pflanzenbasierten Ernährung zunutze. Chiasamen übertreffen den Calcium-Gehalt von Milch um das Fünffache! Außerdem enthalten Chiasamen viel Vitamin B_3, welches unserem Körper bei der Entgiftung, dem Fettabbau, dem Kohlenhydratstoffwechsel und der Regeneration behilflich ist.

Für 2 Portionen

90 g Chiasamen
50 g getr. Kirschen
50 g getr. Maulbeeren
½ TL gem. Ingwer
½ TL gem. Zimt
¼ TL gem. Kurkuma
1 Msp. Cayennepfeffer
1 Prise schwarzer Pfeffer
500 ml pflanzliche Milch + 60 ml
1 TL Honig
Optional als Topping:
1 TL Kürbiskerne, 1 TL Sonnenblumenkerne

1. Die Chiasamen mit den getrockneten Früchten und den Gewürzen in einer mittelgroßen Schüssel vermengen.
2. Unter Rühren die 500 ml Flüssigkeit hinzufügen und alles über Nacht zugedeckt und bei Zimmertemperatur ziehen lassen.
3. Am nächsten Morgen die 60 ml Flüssigkeit mit dem Chiapudding noch einmal unter Rühren in einem Topf erwärmen.
4. Den warmen Chiapudding mit Honig und Kernen servieren.

Vata: Durch das Einweichen der getrockneten Früchte werden sie für Vata-Typen leichter verdaulich. Wenn du Probleme mit Blähungen hast, kannst du auch die Kerne einweichen. Außerdem darfst du Datteln hinzufügen für mehr Süße.

Pitta: Im Sommer kannst du den Pudding auch auf Zimmertemperatur genießen, ohne ihn erneut zu erhitzen. Chiasamen besitzen kühlende Eigenschaften und sind für Pitta-Typen gut geeignet. Verzichte auf den Cayennepfeffer.

Kapha: Du kannst noch etwas gemahlene Nelke hinzugeben und solltest den Chiapudding möglichst heiß genießen. Achtung, Honig sollte nie über 40 °C erhitzt werden!

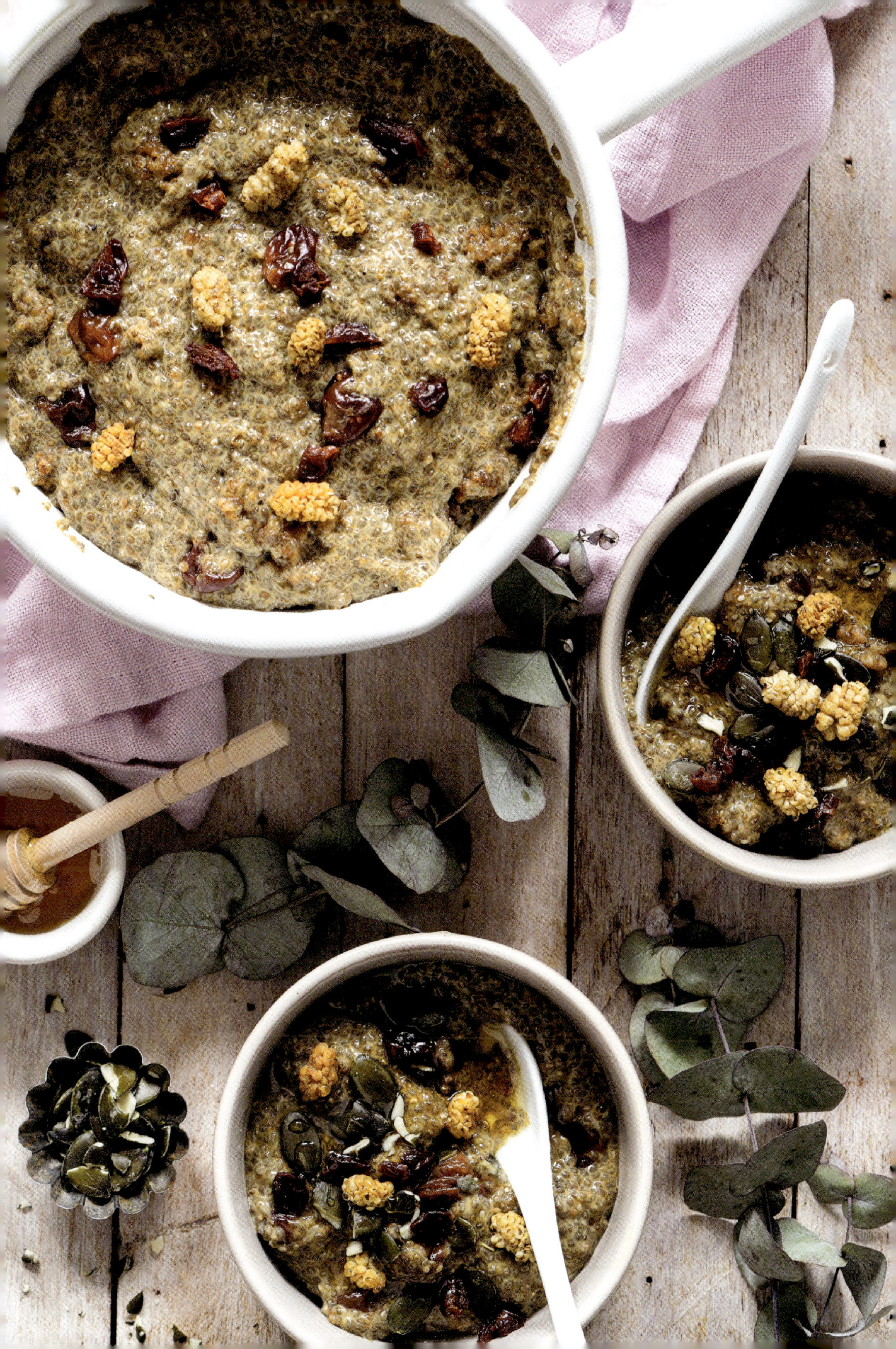

Bananen-Hirse-Porridge

Der Name Hirse bedeutet »Sättigung« oder auch »Nährung«. Diese Bedeutung hat Hirse wirklich verdient. Das Getreide enthält viele Mineralstoffe und Spurenelemente. Dazu zählen Eisen, Silizium, Magnesium und Calcium. Hirse ist außerdem eine gute pflanzliche Eiweißquelle und soll eine besondere Wirkung auf Knochen, Haare, Gelenke und Nägel haben.

Für 2 Portionen

1 Banane
60 g Hirseflocken
200 ml Wasser
150 ml pflanzliche Milch deiner Wahl
1 TL geschrotete Leinsamen
1 TL Kokosraspeln
½ TL Vanille
1 TL Hanfsamen

1. Die Banane schälen und einen Teil in Scheiben, den anderen in kleine Würfel schneiden.
2. Alle Zutaten bis auf die Bananen und die Hanfsamen in einen kleinen Kochtopf geben und auf mittlerer Stufe köcheln lassen, bis eine breiige Konsistenz entsteht.
3. Die Masse immer wieder umrühren, damit nichts anbrennt. Dann die Bananenwürfel mit in den Topf geben. Den Brei von der Herdplatte nehmen, sobald dieser die gewünschte Konsistenz erreicht hat.
4. Den Porridge mit den Bananenscheiben und den Hanfsamen toppen.

Vata: Sollte die Banane zu schwer verdaulich für dich sein, kannst du gerne auf eine andere süße Obstsorte umsteigen. Äpfel, Aprikosen oder Pfirsiche sind für dich gute Alternativen.

Pitta: Hirse kann für dich aufgrund seiner erhitzenden und trockenen Eigenschaften ungünstig sein. Solltest du Hirse nicht so gut vertragen, steige einfach auf Reis, Hafer oder Amaranth um.

Kapha: Bananen können auch für dich zu schwer verdaulich sein. Wenn du eine träge Verdauung bemerkst, solltest du Birnen, Äpfel oder Granatäpfel bevorzugen.

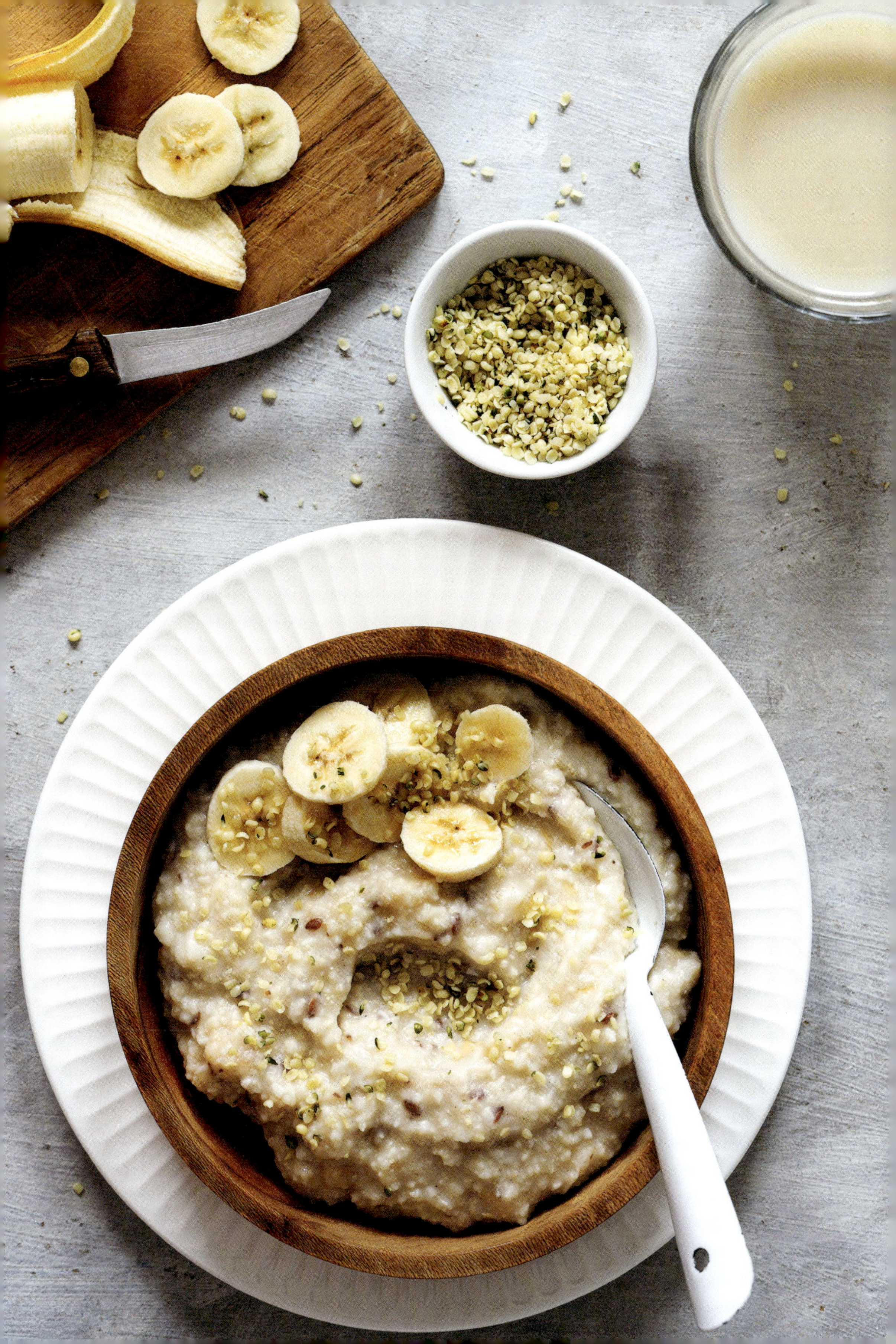

Quinoa-Birnen-Porridge

Quinoa ist ein sehr leicht verdauliches Pseudogetreide und kann so zu einem angenehmen Start in den Tag beitragen. Quinoa ist zudem glutenfrei und versorgt dich mit einer anderen Nährstoffzusammensetzung als Hafer, Dinkel oder Weizen. Es enthält hochwertiges pflanzliches Eiweiß und liefert deinem Körper Eisen, Folsäure, Magnesium, Zink und Mangan.

Für 2 Portionen

100 g Quinoa
400 ml Reismilch
½ TL Zimt
1 Birne
1 EL Rosinen

1. Quinoa in einem Sieb kurz abwaschen und mit der Reismilch und dem Zimt in einem kleinen Topf für circa 20 Minuten bei mittlerer Hitze köcheln lassen.
2. Die Birne in kleine Stücke schneiden und zusammen mit den Rosinen in den letzten 5 Minuten zum Quinoa hinzugeben.

Vata: Rosinen sind nicht dein Fall? Dann tausche sie gerne gegen 2 Datteln aus.

Pitta: Damit du noch mehr zum Kauen hast, kannst du Mandeln mit in den Porridge geben.

Kapha: Birnen und Rosinen sind gut für dich geeignet. Quinoa spendet dir Kraft für den Tag, ohne dir Schwere zu verleihen.

Cashew-Joghurt

In meiner Kindheit war es immer äußerst kompliziert, Joghurt selbst herzustellen. Ohne Joghurtbereiter war dies quasi unmöglich. Umso schöner, dass es nun eine wirklich leckere pflanzliche Alternative gibt, die einfach in der Zubereitung ist: Cashew-Joghurt. Dieses ist superlecker und kann mit verschiedenen Früchten und Beeren kombiniert werden.

Für 4 Portionen

150 g Cashewkerne
150 ml Brottrunk
50 ml Wasser
1 TL Agavendicksaft

1. Die Cashewkerne über Nacht in Wasser einweichen.
2. Am nächsten Morgen die Cashewkerne zusammen mit dem Brottrunk (einem probiotischen Getränk mit natürlichen Milchsäurebakterien) in einem Mixer zu einer feinen Masse pürieren.
3. Nach und nach Wasser hinzugeben, um die gewünschte Konsistenz zu erreichen.
4. Dann den Agavendicksaft hinzufügen, um die Fermentierung zu beschleunigen.
5. Die Masse in ein verschließbares Glas füllen und für circa 12 Stunden stehen lassen. Der Joghurt ist fertig, wenn er leichte Bläschen wirft.

Vata: Wenn der Cashew-Joghurt für dich zu kalt ist, kannst du ihn mit einem warmen Obstkompott kombinieren.

Pitta: Dein Pitta reduzierst du am besten, wenn du anstelle von Cashewkernen Mandeln als Grundlage für den Joghurt verwendest.

Kapha: Nüsse haben schwere Eigenschaften. Beeren, wie zum Beispiel Heidelbeeren, besitzen nur einen geringen Zuckeranteil und können so gut mit in den Joghurt gegeben werden. Dadurch reduzierst du die schweren Eigenschaften und machst ihn für dich besser verdaulich.

Sweet-Indian-Dal

Chana Dal sind geschälte und halbierte Kichererbsen, die leicht verdaulich sind und so weniger Blähungen verursachen. Sie werden im Ayurveda auch gerne zum Entschlacken verwendet, weil sie kalorienarm sind, günstig auf den Blutzuckerspiegel wirken und dennoch gut sättigend sind. Sie besitzen viele Ballaststoffe und Eiweiße. Vielleicht kennst du Dal (indisches Gericht, das überwiegend aus Hülsenfrüchten besteht) eher als herzhafte Variante. Aber auch die süße Geschmacksrichtung hat ihren Reiz.

Für 2 Portionen

½ TL Kurkuma
½ TL Zimt
½ TL gem. Ingwer
125 g Chana Dal
400 ml Kokosmilch
4 Datteln
3 EL Rosinen
Für das Topping: 1 EL Mandeln

1. Die Gewürze mit dem Dal in einen Topf geben und kurz ohne Fett anrösten, bis die Gewürze zu duften beginnen.

2. Dann die Kokosmilch hinzufügen und das Dal für circa 20 Minuten köcheln lassen.

3. Die Datteln entkernen und in kleine Stücke schneiden. Dann die Datteln und die Rosinen mit in den Topf geben.

4. Das Dal so lange köcheln lassen, bis es eine cremige Konsistenz annimmt. Mit den Mandeln toppen (du kannst sie gern noch mit einem Messer oder im Mörser klein hacken) und warm servieren.

Vata: Dies ist ein gutes, nährendes Frühstück. Um die Mandeln leichter zu verdauen, kannst du sie schon früher in dein Dal hinzufügen, damit sie dort etwas einweichen.

Pitta: Kokos, Kardamom und Kurkuma helfen dir, dein Pitta auszubalancieren. Das Gericht ist also auch für den Sommer optimal geeignet.

Kapha: Du kannst anstelle der Kokosmilch auch Wasser verwenden, damit diese Mahlzeit nicht zu stark die Schwere deines Körpers erhöht. Anstatt der Datteln kannst du auch Kokosblütenzucker hinzufügen (maximal 1 EL).

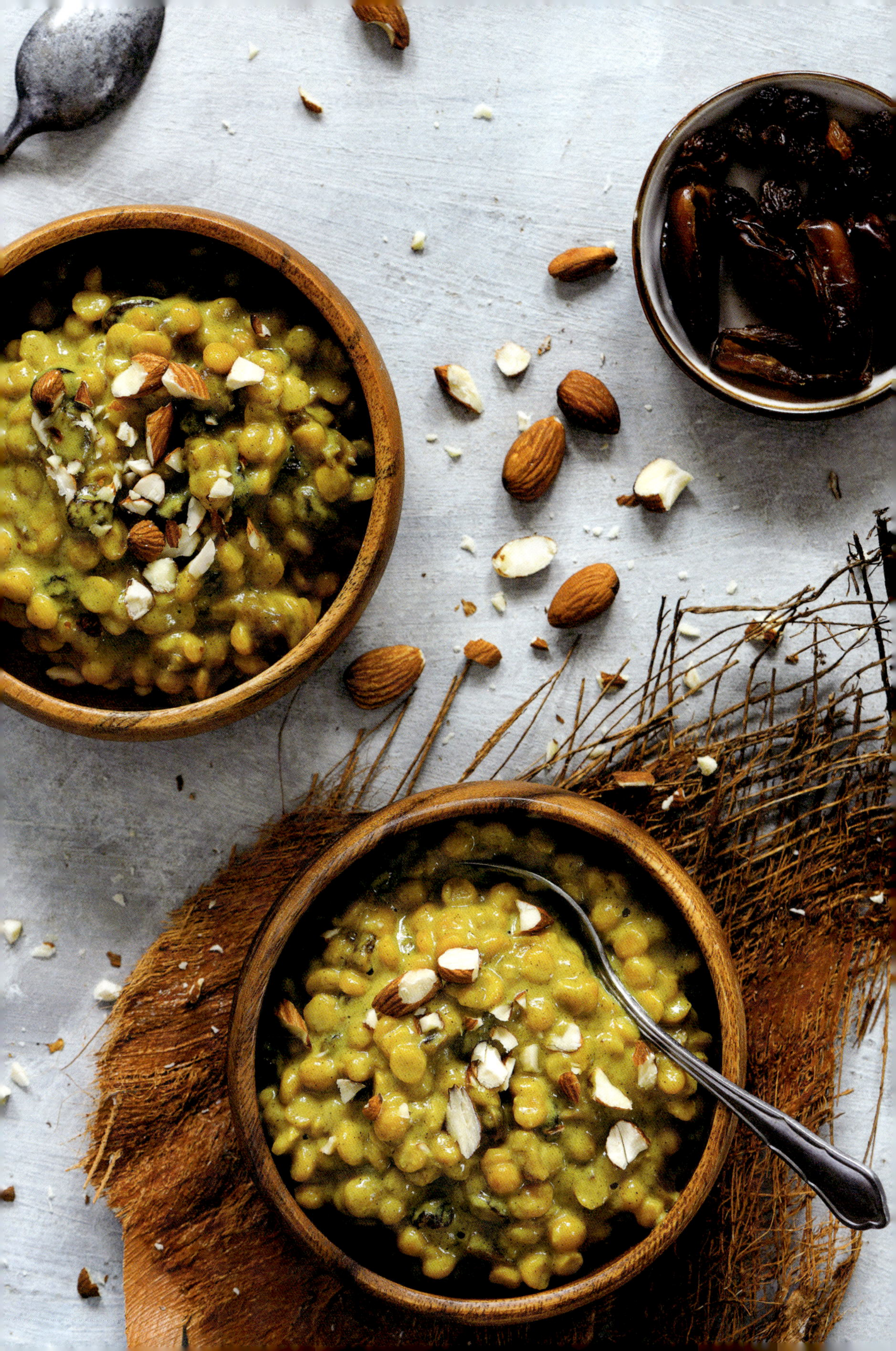

Zucchinibrot mit Apfelkompott

Du bist kein Porridge-Fan? Kein Problem! Hier habe ich für dich eine gesunde Brotalternative, die dich nicht beschweren wird, sondern dir einen guten Start in den Tag beschert. Dazu bekommst du von mir ein Rezept für selbst gemachtes Apfelkompott. Du kannst das Brot aber auch mit einem herzhaften Aufstrich genießen.

Für 6 Portionen

Für das Brot:
½ frischer Hefewürfel
400 g Dinkelmehl Type 630
1 TL Agavendicksaft
200 ml warmes Wasser
220 g Zucchini
4–5 Zweige Thymian
3 EL Kürbiskerne
1 Prise Salz
½ TL Kreuzkümmel
2 TL Olivenöl

Für das Kompott:
6 Äpfel
1 Zitrone
1 TL Kokosöl
1 TL Ingwer-Pulver
1 TL gem. Zimt
50 ml Ahornsirup
1 Prise Himalaya-Salz

Für das Brot:

1. Die Hefe in einer kleinen Menge warmem Wasser auflösen und mit einem kleinen Teil des Mehls und dem Agavendicksaft verrühren.

2. Das restliche Mehl in eine Schüssel sieben und in die Mitte eine Vertiefung drücken, in die 200 ml warmes Wasser hineingefüllt wird. Dann die Hefemischung hinzugeben und den Teig vermengen. Den Teig abgedeckt für 45–60 Minuten an einem warmen Ort ruhen lassen.

3. Die Zucchini waschen und ganz fein reiben. Diese Zucchiniraspel in einem sauberen Handtuch einmal kräftig über der Spüle auswringen.

4. Die Zucchiniraspel, den Thymian, die Kürbiskerne und die restlichen Gewürze dem Teig hinzufügen und die gesamte Masse gut durchkneten.

5. Eine längliche Kastenform mit dem Olivenöl bestreichen und diese dann mit dem aufgegangenen Teig füllen.

6. Den Backofen auf 180 °C Umluft vorheizen und den Teig nochmals abgedeckt ruhen lassen, bis der Ofen bereit ist.

7. Das Brot für circa 30 Minuten backen und abkühlen lassen, bevor es aus der Form gehoben wird.

Für das Kompott:

1. Die Äpfel schälen, entkernen und in mundgerechte Stücke schneiden. Die Stücke in eine Schüssel legen und die Zitrone darüber auspressen.

2. Das Kokosöl in einem Topf auf mittlerer Hitze erwärmen und die Gewürze darin anrösten, bis sie zu duften beginnen.

3. Den Ahornsirup hinzugeben und die Masse kurz aufkochen lassen.

4. Die Apfelstücke nun in den Topf füllen und die gesamte Masse bei mittlerer Hitze für circa 10 Minuten zugedeckt köcheln lassen.

5. Zum Schluss noch 1 Prise Salz dazugeben und das noch heiße Kompott in Gläschen umfüllen. Gut verschlossen abkühlen lassen und ihn dann entweder im Kühlschrank aufbewahren oder direkt auf dem Zucchinibrot genießen.

Vata: Neben Apfelkompott kannst du auch auf viele andere Kompottarten zurückgreifen. Wie wäre es zum Beispiel mit Pflaume oder Rhabarber? Es gibt zu jeder Jahreszeit passende Früchte.

Pitta: Endlich etwas zum Beißen! Sollte der süße Geschmack morgens nichts für dich sein, genieße das Brot gern mit einem herzhaften Dip.

Kapha: Brot ist im Allgemeinen besser verdaulich, wenn es im Ofen angeröstet wird. Außerdem kannst du es für dich anpassen, indem du noch ½ TL Cayennepfeffer in den Teig gibst.

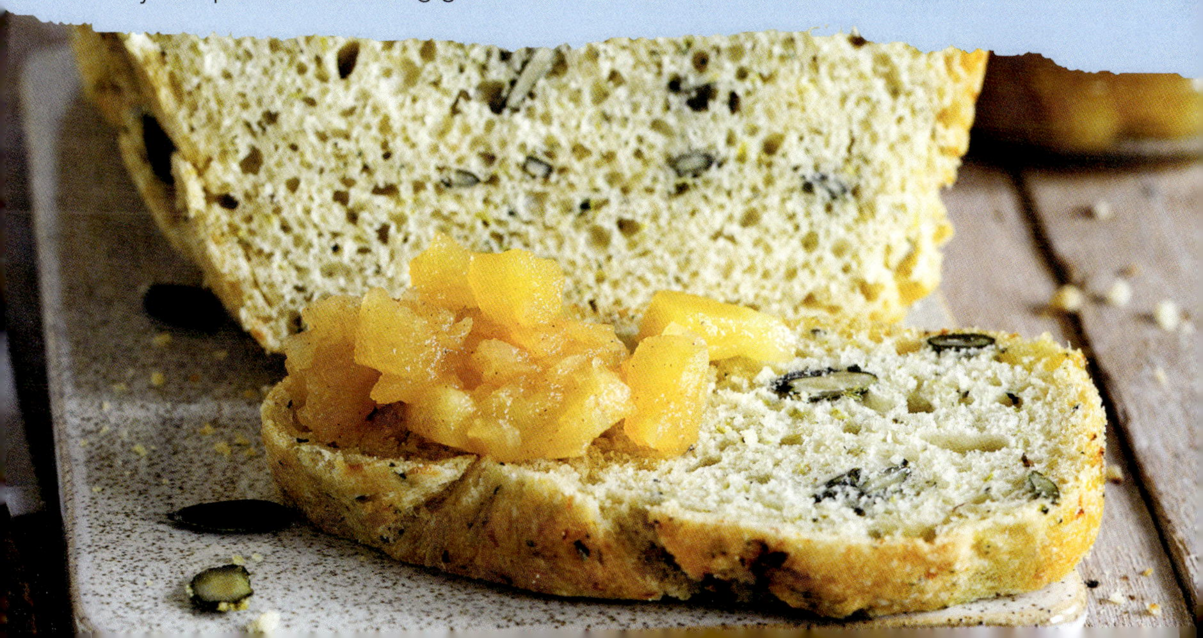

Ayurvedische Heilkräuter zur Fettverbrennung, Teil 1

Ein paar ayurvedische Heilkräuter hast du bereits kennengelernt. Im Folgenden möchte ich dir ein Heilkraut an die Hand geben, dass deine Fettverbrennung ankurbeln wird: Trikatu besteht aus Ingwer, langem und schwarzem Pfeffer und gilt als effektiver Stoffwechselaktivator. Es ist das Kapha-Mittel schlechthin und kann dich beim Abnehmen unterstützen, indem es dein Verdauungsfeuer aktiviert, Körper und Geist belebt und deinen Organismus reinigt. Als Pitta- oder Vata-Typ solltest du es einmal ausprobieren und schauen, wie es dir damit geht. Die Mischung könnte eventuell zu scharf und zu stark erhitzend für dich sein. Achte besonders darauf, ob du Durchfall oder Magenschmerzen sowie vermehrte Rötungen auf der Haut bekommst – setze das Mittel in dem Fall ab. Du kannst Trikatu parallel mit Triphala (aus Phase 1) einnehmen.

1. 1/3 TL des Trikatu-Pulvers mit ½ Teelöffel Waldhonig mischen.
2. Beides in lauwarmem Wasser auflösen und diese Mischung etwa eine halbe Stunde vor dem Frühstück trinken.

Die Phase 2 ist hiermit geschafft!

Die Phase 2 ist hiermit geschafft! Nimm dir auch für die Umsetzung dieser Phase mindestens einen Monat Zeit. Teste jedes einzelne Rezept und lass deiner Verdauung, deinem Körper und deiner Seele Zeit, sich an die neuen Gerichte zu gewöhnen. Erlaube dir, deine Verwandlung Schritt für Schritt anzugehen und so jeden Tag deinem Ziel ein Stückchen näher zu kommen. Es kommt nicht darauf an, der oder die Schnellste zu sein, sondern Kontinuität in dein Leben zu bringen, um nachhaltig etwas zu ändern.

Ich fasse für dich noch einmal die wichtigsten Dinge der zweiten Phase zusammen. Bearbeite danach das SMART-Modell für jedes Ziel der zweiten Phase, damit du deinen Erfolg sicherstellst und deine Motivation steigerst.

Ziele der zweiten Phase:

1. Behalte die wichtigsten Dinge aus Phase 1 bei.
2. Integriere Bewegung, Meditation und Pranayama in deine Morgenroutine.
3. Bereite jeden Morgen möglichst zur selben Uhrzeit eine nährende und energiespendende Mahlzeit für dich zu.
4. Kurble deinen Stoffwechsel mit Trikatu an.

Nimm dir ein Blatt Papier oder einen Block und schreibe dir deine Ziele der zweiten Phase auf. Platziere auch diese Ziele an einem Ort, an dem du sie jederzeit sehen kannst. Nimm dir jetzt noch ein wenig Zeit, um das SMART-Modell auf jedes einzelne Ziel anzuwenden: spezifisch, messbar, attraktiv, realistisch und terminiert. Viel Spaß bei der Umsetzung. Wir sehen uns in der Phase 3 …

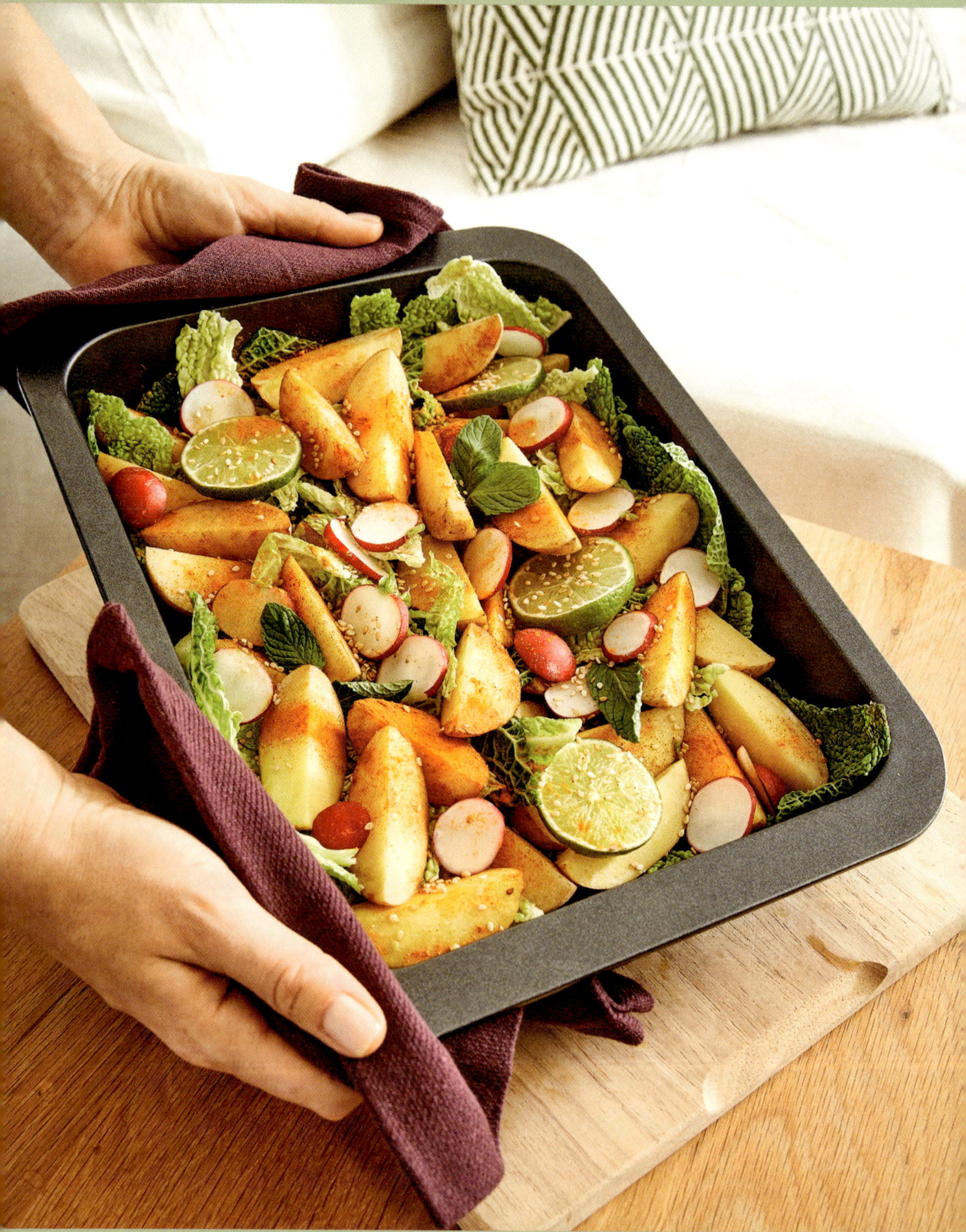

Phase 3

Gesund durch den Tag

Ab jetzt ist dein Start in den Tag gesichert: Du bist energiegeladen und motiviert und hast dadurch mehr Kraft für den Rest des Tages. In Phase 3 geht es nun um den Hauptteil des Tages. Du lernst, wie wichtig ein gesundes Mittagessen ist und wie du mithilfe gesunder Snacks bis zum Abendessen kein Verlangen nach Fast Food oder Ähnlichem haben wirst. Außerdem stelle ich dir ein weiteres ayurvedisches Heilkraut vor, welches dir bei dem Erreichen deines normalen Gewichts helfen wird.

Mittagessen – deine Hauptmahlzeit des Tages

Dem Mittagessen wird im Ayurveda eine ganz besondere Rolle zuteil. Ayurvedisch sollte dein Mittagessen deine Hauptmahlzeit sein. Warum? Weil du genau dann den Höhepunkt deiner Verdauungskraft erreichst. Dein Agni kann deine Nahrung in dieser Zeit besonders gut verstoffwechseln – so profitierst du von jeder Menge Nährstoffe. Umso wichtiger ist es, dass du mittags deinem Körper etwas Gesundes zufügst. Nutze deine Hauptmahlzeit wirklich dafür, deinen Körper zu nähren und ihn mit allem zu versorgen, was er benötigt. Am besten nimmst du dein Mittagessen immer zur selben Uhrzeit zu dir, um deinen Körper darauf zu programmieren. Er weiß dann, dass das Essen bald bereitsteht und die Zeit für die Verdauung gekommen ist. Zwischen 12 und 13 Uhr ist die beste Zeit für dein Mittagessen.

Süßkartoffel-Risotto

Die Süßkartoffel ist ein richtiger Allrounder. Ob aus dem Backofen, als Spaghetti oder im Brownie – sie ist quasi in jeglicher Form genießbar. Süßkartoffeln werden ayurvedisch dem süßen Geschmack zugeordnet, so sind sie vor allem für Pitta- und Vata-Typen geeignet. Außerdem gehört die Süßkartoffel zu den basischen Lebensmitteln, wodurch Pitta-Konstitutionen zusätzlich profitieren.

Für 2 Portionen

1 kleine Süßkartoffel
1 Schalotte
2 EL Olivenöl
75 g grüne TK-Erbsen
1 ¼ Tassen Risottoreis
4–6 Tassen heiße Gemüsebrühe
1 Zweig Salbei
½ TL Himalaya-Salz
½ TL schwarzer Pfeffer

1. Die Süßkartoffel schälen und in 1 cm große Würfel schneiden. Die Schalotte abziehen und in kleine Würfel schneiden, um sie dann im Olivenöl glasig zu dünsten.

2. Süßkartoffel, Erbsen und den Reis hinzufügen und alles mit 2 Tassen Gemüsebrühe ablöschen. Bei mittlerer Hitze immer wieder umrühren, bis der Reis die Flüssigkeit aufgesogen hat.

3. Den Vorgang so oft wiederholen, bis der Reis fertig gekocht ist. Meist dauert dies etwa 25 Minuten. Der Risotto sollte in jedem Fall ganz cremig und weich sein.

4. Nun die Salbeiblätter waschen und in feine Streifen schneiden, bevor sie ins Risotto kommen.

5. Zuletzt mit Himalaya-Salz und Pfeffer abschmecken.

Vata: Die weiche, cremige Konsistenz und die Wärme sind eine Wohltat für deine Vata-Energie.
Pitta: Der Salbei hat in Maßen eine kühlende Wirkung auf dich. Lass dein Risotto vor dem Verzehr gerne etwas abkühlen.
Kapha: Lockere diesen Risotto mit mehr Gemüse auf (zum Beispiel Brokkoli). Sonst kann er die Schwere in deinem Körper zu stark fördern.

Brokkoli-Kitchari

Kitchari ist sozusagen das ayurvedische Gericht schlechthin. Es ist superleicht zuzubereiten, versorgt dich mit allen wichtigen Nährstoffen und sollte in keinem Ayurveda-Haushalt fehlen. Die Kombination aus Reis und Mung-Dal liefert dir alle essenziellen Aminosäuren und schenkt dir Kraft für den restlichen Tag. Es ist leicht verdaulich und wird dich somit angenehm sättigen, ohne dir Schwere zu verleihen.

Für 4 Portionen

100 g Basmatireis
200 g Mung-Dal
1 EL Sesamöl
1 TL Senfkörner
½ TL gem. Ingwer
½ TL gem. Zimt
½ TL Kurkuma
1 Msp. Cayennepfeffer
½ TL schwarzer Pfeffer
1000 ml Wasser
300 g Brokkoli (oder auch grünes Blattgemüse)
1 Prise Himalaya-Salz

1. Den Reis und die Mungbohnen in einem Sieb unter kaltem Wasser abspülen.

2. Das Sesamöl in einem großen Topf erhitzen und die Senfkörner hineinrühren.

3. Sobald die Senfkörner zu springen beginnen, alle weiteren Gewürze bis auf das Salz hinzufügen.

4. Den Reis und die Mungbohnen dazugeben und zunächst alles mit den Gewürzen vermischen.

5. Dann das Wasser darübergießen und die Hitze verringern. Das Kitchari zugedeckt für circa 20 Minuten köcheln lassen.

6. In der Zwischenzeit den Brokkoli waschen, klein schneiden und dem Kitchari hinzufügen. Die gesamte Masse für weitere 10 Minuten köcheln lassen.

7. Wenn eine cremige Konsistenz erreicht ist, das Gericht mit Salz und Pfeffer abschmecken.

Vata: Dieses nährende Gericht schenkt dir Wärme von innen und hilft, eine regelmäßige Verdauung zu gewährleisten.
Pitta: Neben Brokkoli kannst du auch auf Blumenkohl, Fenchel oder Möhren zurückgreifen.
Kapha: Dieses Gericht ist für dich bestens geeignet. Du kannst gerne mehr Ingwer und Cayennepfeffer hinzufügen, um dein Agni so richtig anzufeuern.

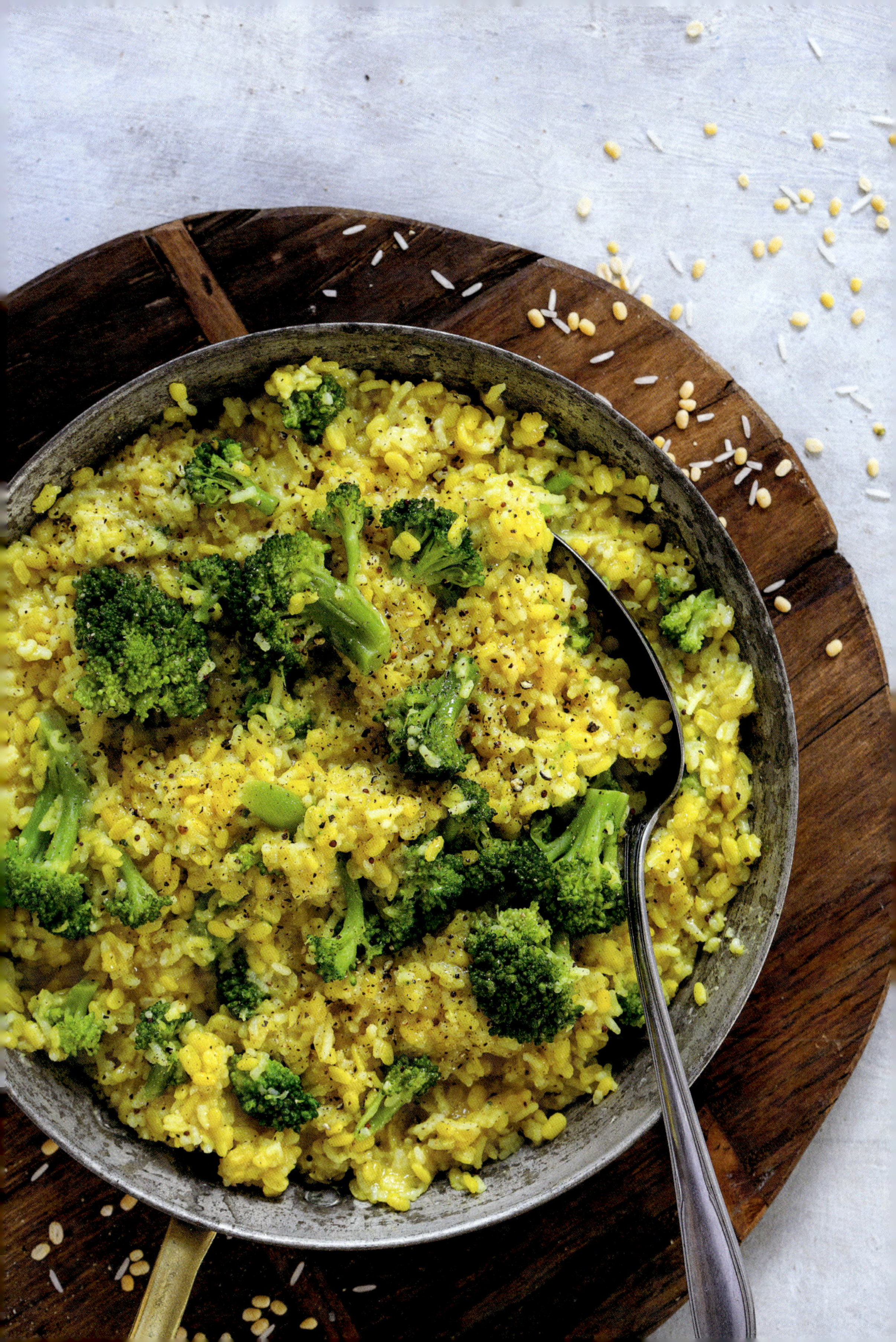

Asiatischer Couscous-Salat

Couscous-Salat ist für mich vor allem im Sommer nicht wegzudenken. Couscous ist ein leichtes Getreide, welches man sehr vielseitig einsetzen kann. Er enthält viele Ballaststoffe und rund fünfmal so viel Eiweiß wie Kartoffeln. Du solltest Couscous am besten in Bioqualität kaufen, weil er sonst unter Umständen mit chemischen Pflanzenschutzmitteln belastet ist.

Für 2 Portionen

200 g Couscous
300 ml Wasser
2 Paprikaschoten
2 große Tomaten
½ Gurke
2 Lauchzwiebeln
1 Bund Petersilie
1 Bund Koriander
1 EL Tomatenmark
2 EL Reisessig
3 EL Olivenöl
1 EL Sojasoße
1 Prise Salz
1 Prise Pfeffer
¼ TL Chilipulver
½ TL Kreuzkümmel
1 Granatapfel

1. Den Couscous mit dem aufgekochten Wasser übergießen und circa 10 Minuten ziehen lassen. Die Flüssigkeitszugabe unbedingt mit der Anweisung des Herstellers abgleichen, denn je nach Typ und Hersteller kann eine unterschiedliche Menge benötigt werden!

2. Das Gemüse, die Lauchzwiebeln und die Kräuter waschen und klein schneiden.

3. Das Tomatenmark, den Reisessig, das Öl und die Sojasoße mit dem Couscous vermischen und das Gemüse dazugeben.

4. Salz, Pfeffer, Chilipulver, Kreuzkümmel und die frischen Kräuter hineinmischen.

5. Den Granatapfel in einer Schüssel voller Wasser öffnen. Dafür einfach das obere und untere Ende abschneiden und die Schale rundherum von oben nach unten einritzen. Die Schale unter Wasser lösen und die roten Kerne daraus gewinnen. Die Granatapfelkerne dann mit der gesamten Couscous-Masse vermischen.

Vata: Du kannst sowohl die Tomaten als auch die Paprikaschoten anbraten, um sie leichter verdaulich zu machen. Außerdem solltest du auf die Lauchzwiebeln verzichten, vor allem in roher Form.

Pitta: Zusätzlich zum frischen Koriander und der frischen Petersilie kannst du noch frische Minze hinzufügen, um dein Pitta abzukühlen.

Kapha: Sojasoße kann durch den hohen Salzgehalt zu Wassereinlagerungen beitragen. Wenn du dich nach dem Gericht aufgequollen fühlst, solltest du die Schärfe beim nächsten Mal erhöhen und das Dressing anpassen. Du kannst auch auf ein herkömmliches Dressing aus Öl und Essig umsteigen.

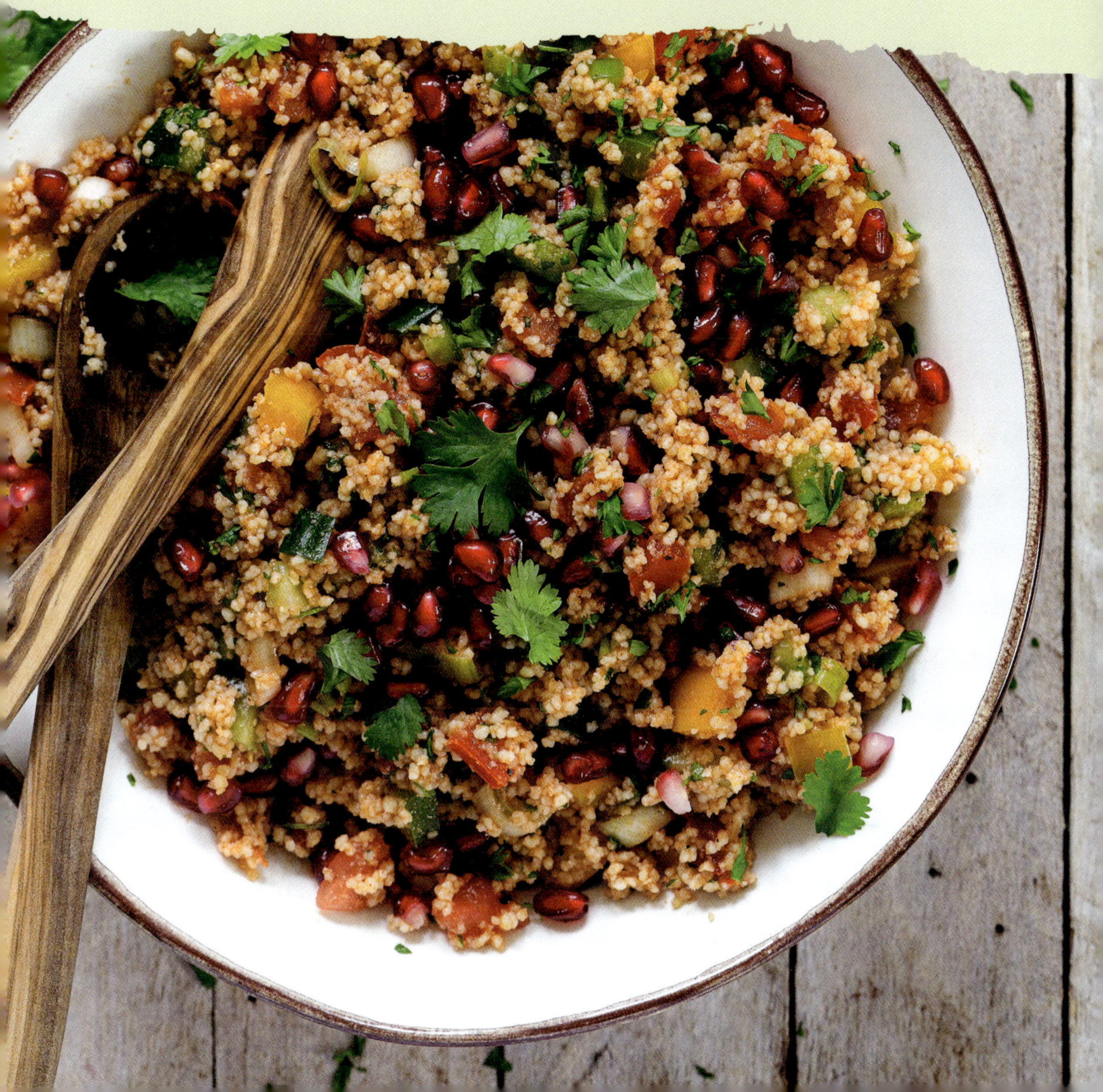

Indisches Spinat-Curry mit Basmatireis

Palak Paneer ist ein typisches indisches Spinat-Curry, welches aus »Paneer«, einem festen indischen Frischkäse, zubereitet wird. Käse verstopft laut Ayurveda jedoch die kleinsten Kanäle deines Körpers, und ich möchte daher, dass du weitgehend darauf verzichtest. Deshalb gibt es von mir eine vegane Alternative: veganen Paneer, selbst hergestellt!

Für 2 Portionen

Für den veganen Paneer:
2 l Sojamilch
3 EL Zitronensaft
8 EL Essig

Für das Spinat-Curry
150 g Basmatireis
250 g Babyspinat
1 cm frische Ingwerwurzel
1 rote Zwiebel
1 TL Kokosöl
½ TL gem. Kreuzkümmel
½ TL gem. Koriander
1 TL Garam Masala (indische Gewürzmischung)
1 TL Steinsalz
¼ TL Cayennepfeffer
2 EL Kokosnussmilch

Für den Paneer:

1. Die Sojamilch zum Kochen bringen und den Zitronensaft und den Essig hineinrühren.

2. Die Sojamilch wird dabei flockig, sodass sich das Flüssige vom Festen löst. Passiert das nicht, noch etwas mehr Essig dazugeben, bis die Sojamilch gerinnt.

3. Ein Geschirr- oder Abseihtuch in ein Sieb legen und die Milch hineingießen. Dabei mit einem Löffel immer wieder gegen das Tuch kratzen, damit sich feste Bestandteile lösen und die Flüssigkeit gut abfließen kann. Das Tuch zusammenziehen und so möglichst die gesamte Flüssigkeit hinauspressen.

4. Den Paneer fest zugepresst in einem Sieb für mindestens 2 Stunden ruhen lassen.

5. Anschließend den Paneer auspacken und in mundgerechte Stücke schneiden.

Für das Spinat-Curry:

1. Den Basmatireis nach Packungsanweisung kochen.

2. Den Babyspinat waschen und in kleine Stücke schneiden.

3. Ingwer und Zwiebeln schälen und klein hacken.

4. Das Kokosöl in der Pfanne erhitzen und den Kreuzkümmel und den Koriander anbraten, bis sie zu duften beginnen. Dann Ingwer und Zwiebeln hinzugeben und alles gemeinsam kurz anrösten.

5. Den Spinat und die restlichen Gewürze hinzufügen und alles gut miteinander vermengen.

6. Zum Schluss noch die Paneerwürfel und die Kokosnussmilch hinzugeben und alles gut durchmischen.

Vata: Die Wärme dieses Gerichts wird sich wohltuend auf deine Verdauung auswirken. Erhöhe gerne den Reisanteil, um deinen Körper ausreichend zu nähren.

Pitta: Du kannst zusätzlich auch Möhren oder Süßkartoffeln in das Curry einarbeiten, um Pitta noch mehr auszubalancieren.

Kapha: Tausche gerne die Kokosnussmilch gegen Wasser aus, um die Mahlzeit nicht zu schwer zu gestalten.

Apfel-Rotkohl mit Mandel-Hirse

Rotkohl gab es bei uns zu Hause imme, frisch und ich habe ihn geliebt, am besten schmeckte er mir in Verbindung mit Kartoffeln. Im Folgenden stelle ich dir eine Variante mit Hirse vor. Du kannst aber auch ein anderes Getreide wählen, wenn du möchtest. Rotkohl versorgt dich mit wertvollem Vitamin B_6, B_9, C, E und K und außerdem mit den Mineralstoffen Calcium, Chlorid, Kalium, Magnesium und Schwefel.

Für 4 Portionen

- 1 kleiner bis mittelgroßer Kopf Rotkohl
- 1 Zwiebel
- 1 daumengroßes Stück Ingwer
- 2–3 TL Olivenöl
- 4 Gewürznelken
- ½ TL Pfeffer
- 1 Lorbeerblatt
- ½ TL gem. Bockshornklee
- 1 TL gem. Anis
- ½ TL gem. Piment
- 1 Prise Salz
- 1 TL Agavendicksaft
- 4 Datteln
- 2 Äpfel
- 250 g Hirse
- 3 EL Mandeln
- ½ Zitrone

1. Den Rotkohl putzen und in dünne Scheiben schneiden. Die Zwiebel schälen und in kleine Würfel hacken. Den Ingwer ganz fein reiben.

2. Das Olivenöl in einem großen Topf erhitzen und zunächst die gewürfelte Zwiebel mit den zerstoßenen Nelken, Pfeffer, Lorbeer, Bockshornklee und dem fein geriebenen Ingwer kurz andünsten.

3. Anis und Piment hinzufügen und mit andünsten, bevor der Rotkohl dazukommt.

4. Den Rotkohl mit Salz und Agavendicksaft abschmecken.

5. Alles mit warmem Wasser aufgießen, bis der Kohl komplett bedeckt ist.

6. Nach 30 Minuten die Datteln und die klein geschnittenen Äpfel hinzugeben und das Ganze für weitere 10–15 Minuten bei kleiner Hitze kochen.

7. In der Zwischenzeit die Hirse nach Packungsangabe zubereiten. Die Mandeln mit einem Messer grob hacken und anschließend mit der Hirse vermengen.

8. Zum Schluss den Saft der Zitrone über den Rotkohl geben und gegebenenfalls mit Salz und Agavendicksaft noch etwas abschmecken.

Vata: Rotkohl hat eine besänftigende Wirkung auf das Vata-Dosha, auch die Hirse ist für dich gut geeignet.

Pitta: Anstelle von Hirse kannst du auch Couscous oder Amaranth verwenden.

Kapha: Reduziere den Hirse-Anteil auf deinem Teller zugunsten des Rotkohl-Anteils.

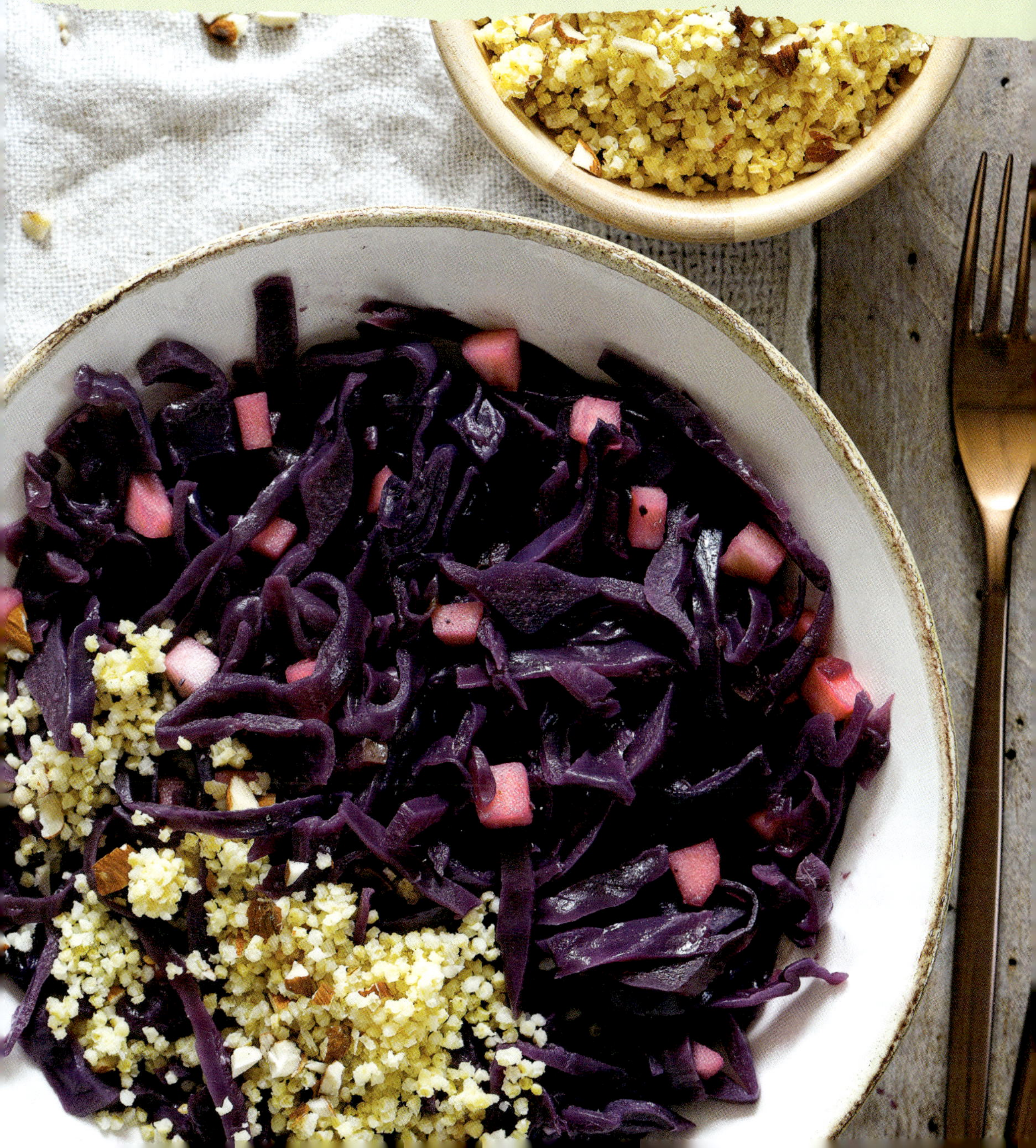

Spargel-Kartoffeln aus dem Ofen

Dieses Rezept bringt vor allem dein Kapha ins Gleichgewicht. Spargel wird dem bitteren Geschmack zugeordnet. Schon 500 g Spargel können den Tagesbedarf zu 100 Prozent an Vitamin C und Folsäure decken. Der hohe Vitamin-C-Gehalt unterstützt das Immunsystem und erleichtert die Aufnahme und Verwertung von Eisen aus der Nahrung. Wirsing gehört ebenfalls dem bitteren Geschmack an, wohingegen Radieschen zum scharfen Geschmack zählen. Scharfe Lebensmittel sind besonders gut für Kapha geeignet und können in der Mittagszeit zusätzlich den Stoffwechsel ankurbeln.

Für 2 Portionen

400 g Spargel (grün)
6 Kartoffeln
1 Knoblauchzehe
4 EL Zitronensaft
2 EL Olivenöl
1 TL Dill
1 Prise Salz
1 Prise Pfeffer
½ Kopf Wirsing
8 Radieschen
1 Bio-Limette

1. Den Spargel und die Kartoffeln waschen und den Spargel vom holzigen Ende trennen. Die Kartoffeln klein schneiden (je kleiner, desto schneller sind sie durch). Den Spargel und die Kartoffeln dann in eine große Schüssel geben.

2. Den Backofen auf 175 °C (Umluft) vorheizen und ein Backblech oder eine große Auflaufform bereitstellen.

3. Für die Marinade den Knoblauch fein hacken oder durch eine Knoblauchpresse drücken. Den Knoblauch zusammen mit dem Zitronensaft, dem Olivenöl sowie dem Dill in die Schüssel mit dem Spargel und den Kartoffeln geben. Die Masse mit Salz und Pfeffer würzen und gut durchmischen.

4. Das Gemüse für circa 20 Minuten in den Ofen geben.

5. Währenddessen die Wirsingblätter und die Radieschen waschen und beides in feine Scheiben schneiden. Die Blätter und die Radieschen für weitere 10 Minuten zu dem Gemüse in den Ofen dazugeben.

6. Die Limette waschen und in Scheiben schneiden. Das Gemüse aus dem Ofen nehmen und die Limette darauf verteilen. Einen Moment abkühlen lassen, bevor das Gericht auf den Tellern serviert werden kann.

TIPP: Sollten dir die Kartoffeln noch zu blass erscheinen, kannst du für 2–3 Minuten die Grillfunktion deines Backofens einschalten.

Vata: Als Vata-Typ kannst du auf Süßkartoffeln umsteigen und statt des Wirsings Fenchel verwenden. Das bringt dich besser ins Gleichgewicht.

Pitta: Vermeide Knoblauch, wenn du merkst, dass er dein innerliches Feuer zu sehr antreibt.

Kapha: Dies ist ein perfektes Rezept für dich. Anstelle von herkömmlichem Pfeffer kannst du auch auf Cayennepfeffer umsteigen.

Gemüsepasta

Du denkst, Nudeln sind im Ayurveda verpönt? Grundsätzlich ist es so, dass der Ayurveda (und im Übrigen auch die Schulmedizin) frische, vollwertige und unverarbeitete Getreide empfiehlt. Wenn es trotzdem einmal Pasta sein soll, ist dieses Rezept mit einer würzigen Soße perfekt, um Kapha nicht zu stark zu erhöhen und auch die anderen Doshas auszubalancieren. Pasta wird durch ihre klebrigen Eigenschaften dem Erdelement zugeordnet.

Für 2 Portionen

250 g Vollkorn-Spaghetti (alternativ auch gerne Linsennudeln)
1 Prise Steinsalz
1 Zucchini
1 gelbe Paprikaschote
1 Fenchelknolle
7–10 Cocktailtomaten
2 EL hochwertiges Olivenöl
1 Knoblauchzehe
1 TL frischer Ingwer
1 TL frische Kurkuma
¼ TL schwarzer Pfeffer
1 Prise Muskat
¼ TL Zimt
¼ TL Cayennepfeffer
1 EL frischer Thymian
2 Rosmarinzweige
1 EL frischer Basilikum

1. Die Nudeln mit dem Steinsalz nach Packungsanleitung kochen und das Gemüse gründlich abwaschen.

2. Zucchini, Paprika und Fenchel in feine Streifen schneiden und die Cocktailtomaten halbieren.

3. Das Olivenöl in die Pfanne geben und zunächst Knoblauch, Ingwer und Kurkuma anbraten. Anschließend Pfeffer, Muskat, Zimt und Cayennepfeffer hinzufügen.

4. Fenchel und Zucchini hinzugeben, wenn die Gewürze zu duften beginnen. Nach ein paar Minuten die Paprika hinzufügen und nach einer weiteren Minute die Tomaten.

5. Zum Schluss die Thymianblättchen und die Rosmarinblätter vom Zweig trennen und über die Gemüsepfanne streuen.

6. Die Pasta abgießen, zurück in den Topf geben und mit 1 EL Olivenöl übergießen. Die Pasta dann mit der Gemüsepfanne vermischen. Alles auf den Tellern anrichten und mit Basilikum toppen.

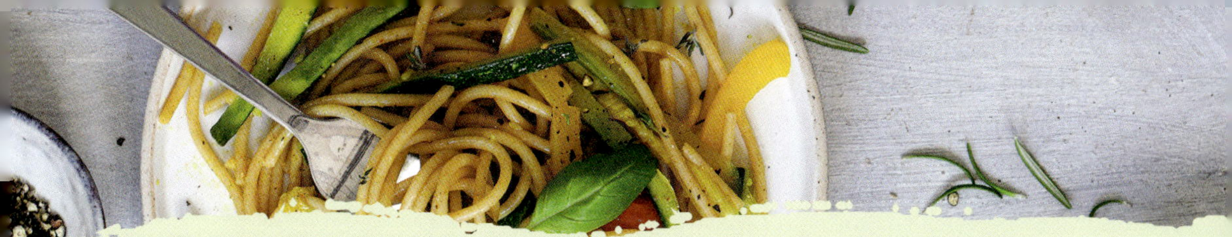

Vata: Dieses Gericht wird dich von innen nähren und dir Stärke für den Rest des Tages verleihen. Verzichte gerne auf den Knoblauch und den Cayennepfeffer.

Pitta: Zimt, Cayennepfeffer und Knoblauch kannst du weglassen, wenn du zu viel Hitze verspürst oder du unter Durchfall leidest.

Kapha: Durch die scharf-würzige Soße kannst auch du Pasta zum Mittag genießen. Abends würde ich dir davon abraten. Nicht wegen der Kohlenhydrate, sondern wegen der klebrigen Wirkung. Dein Verdauungsfeuer ist abends nicht mehr stark genug.

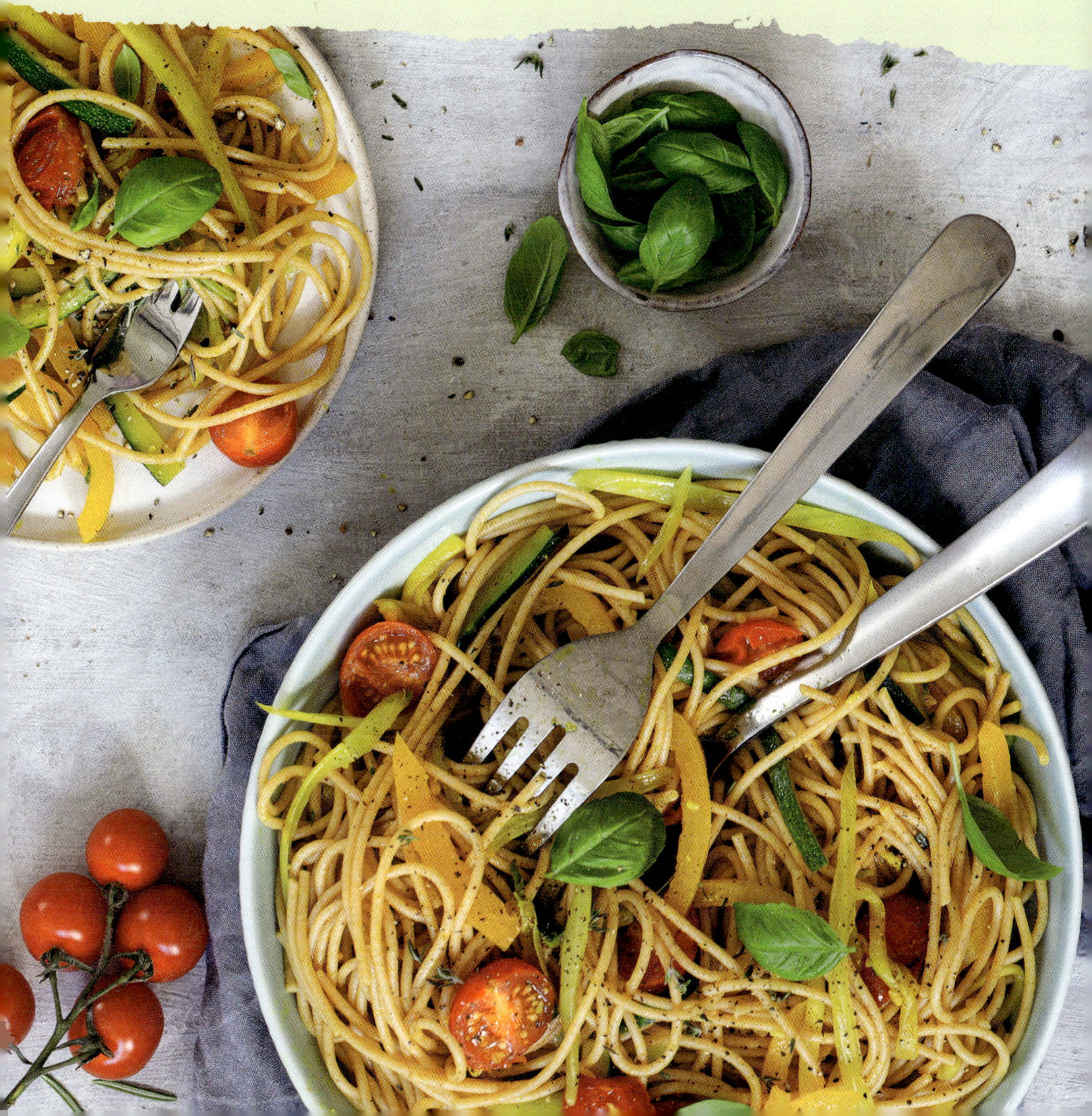

Asiatischer Nudelsalat

Kennst du Soba-Nudeln? Soba-Nudeln bestehen aus Buchweizen und sind mein absoluter Nudelfavorit! Sie verleihen dir ein angenehmes Sättigungsgefühl und enthalten kein Gluten. Für dieses Gericht benötigst du zwei Sorten von Sesamöl: Dunkles besteht aus geröstetem Sesam, der anschließend kalt gepresst wird und sich nicht zum Erhitzen eignet. Helles Sesamöl hingegen wird direkt kalt gepresst und kann erhitzt werden.

Für 2 Portionen

1 daumengroßes Stück Ingwer
Abrieb von 1 Bio-Zitrone
2 TL Honig (oder Agavendicksaft)
½ TL Cayennepfeffer
1 EL Zitronensaft
½ TL Himalaya-Salz
60 ml brauner Reisessig
80 ml glutenfreie Sojasoße
2 EL Olivenöl
2 EL dunkles Sesamöl
1 Salatgurke
4 Lauchzwiebeln
2 große Möhren
1 Bund Koriander
2 EL weiße Sesamsamen
2 EL schwarze Sesamsamen
400 g Tofu
1 EL kalt gepresstes Sesamöl
500 g Soba-Nudeln (Asialaden)

1. Für das Dressing den Ingwer fein reiben, die Zitrone waschen sowie die Schale abreiben. Den Abrieb von Ingwer und Zitrone mit Honig (oder Agavendicksaft) und Cayennepfeffer vermischen. Anschließend Zitronensaft, Salz, Reisessig, Sojasoße, Oliven- und dunkles Sesamöl hinzufügen.

2. Salatgurke, Lauchzwiebeln und Möhren waschen und in feine Streifen schneiden. Die Korianderblätter von den Stängeln trennen und klein schneiden. Alles zusammen in eine Schüssel geben.

3. Den Sesam in einer beschichteten Pfanne ohne Fett leicht anrösten und mit in die Schüssel geben.

4. Den Tofu in circa 1 cm große Würfel schneiden und mit dem kalt gepressten Sesamöl in der Pfanne anbraten, bis er goldgelb ist.

5. Zuletzt die Soba-Nudeln nach Anleitung zubereiten und sie dann mit dem Gemüse, dem Tofu und dem Dressing vermischen, bis alles mit dem Dressing bedeckt ist.

Vata: Verzichte auf die Lauchzwiebeln und dünste die Möhren mit dem Tofu zusammen kurz an, um das Gericht für dich besser verdaulich zu machen.

Pitta: Teste dieses Gericht für dich aus. Der Rohkost-Anteil sollte für dich kein Problem darstellen, jedoch könnten der Salzgehalt und die Säure problematisch sein. Wenn du keine Verdauungsbeschwerden nach der Mahlzeit verspürst, kannst du dieses Gericht für dich gut anwenden. Verzichte gegebenenfalls auf Lauchzwiebeln und Cayennepfeffer.

Kapha: Erhöhe den Gemüseanteil und reduziere dafür den Anteil an Buchweizen-Nudeln. Dadurch wird dir dieses Gericht leichter bekommen.

Vegetarisch gefüllte Paprika

Paprika zählen im Ayurveda zu Lebensmitteln, die Leichtigkeit und Trockenheit im Körper fördern. Dementsprechend gut eignen sie sich für Kapha-Konstitutionen. Paprika besitzen eine große Menge an wichtigen Mikronährstoffen wie Kalium, Magnesium, Zink und Calcium. Außerdem sind sie reich an Vitaminen. Neben den Vitaminen A und B enthalten sie besonders viel Vitamin C. In roten Paprika ist der Vitamin-C-Gehalt im Vergleich zu andersfarbigen Paprika besonders hoch und liegt bei etwa 400 Milligramm. Damit zählt die Paprika zu den Vitamin-C-reichsten Nahrungsmitteln. Vitamin C ist jedoch nicht hitzestabil, deshalb kann es von Vorteil sein, Paprika auch einmal in roher Form zu sich zu nehmen.

Für 4 Portionen

- 250 g Mung-Dal
- 200 g Grünkernschrot
- 8 mittelgroße Paprikaschoten
- 200 g Gemüse (zum Beispiel Fenchel, Zucchini und Möhren)
- 1 EL hochwertiges Sonnenblumenöl
- 1 mittelgroße Zwiebel
- 2 Knoblauchzehen
- 1 TL Rosmarin
- 1 TL Basilikum
- 1 TL Oregano
- 650 g Tomatensoße oder stückige Tomaten aus dem Glas
- 2 EL Hefeflocken
- 1 Prise Salz
- ¼ TL Pfeffer

1. Den Mung-Dal sowie den Grünkernschrot nach Packungsanleitung kochen und den Backofen auf 190 °C Umluft vorheizen.

2. Die Paprika waschen und das Stielende wie einen Deckel abtrennen. Vorsichtig das Kerngehäuse herausschneiden. Das übrige Gemüse waschen und in kleine Stücke schneiden.

3. Das Öl in einer Pfanne erhitzen und die klein geschnittene Zwiebel und den Knoblauch hinzugeben. Die Zwiebel glasig andünsten.

4. Das restliche Gemüse, Rosmarin, Basilikum und Oregano hinzugeben und alles anbraten, bis das Gemüse gar ist.

5. Den gekochten Mung-Dal und den gekochten Grünkernschrot zur Gemüsepfanne hinzugeben und alles gemeinsam für wenige Minuten andünsten.

6. Die Tomatensoße oder die stückigen Tomaten sowie die Hefeflocken in die Pfanne geben und mit Salz und Pfeffer abschmecken.

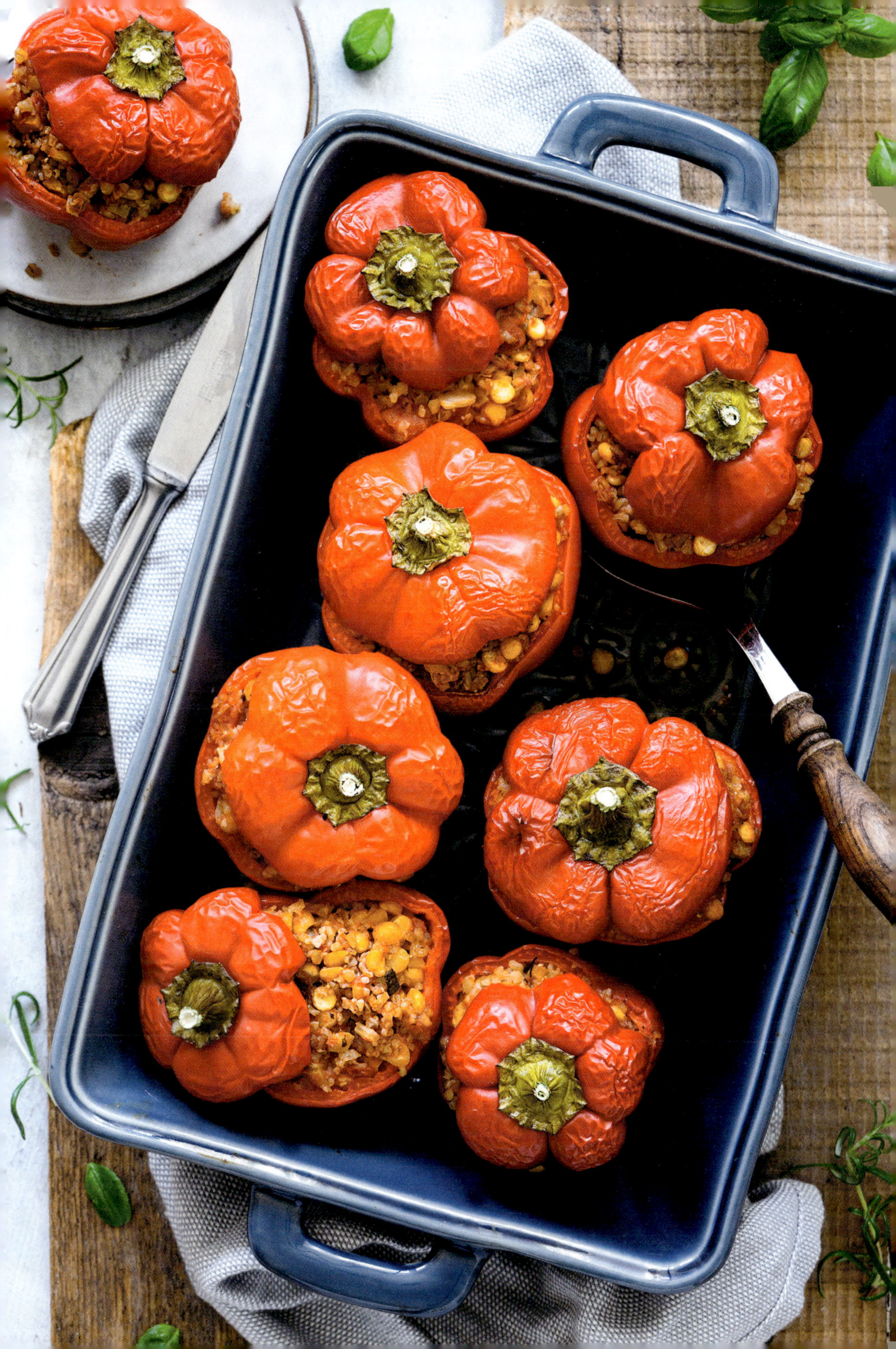

7. Die Paprika können nun in eine ofenfeste Form gegeben und mit der Gemüsemischung befüllt werden.

8. Die Paprika für insgesamt etwa 45–55 Minuten backen, nach ungefähr 15 Minuten den Paprikadeckel auf die Paprika geben. Damit sie nicht verbrennen, die Paprika einfach nach der Hälfte der Backzeit mit einem Stück Backpapier zudecken.

Vata: Paprika können bei dir Blähungen und Verstopfung auslösen. Du kannst deshalb gerne auf gefüllte Zucchinihälften umsteigen.

Pitta: Der Grünkernschrot sollte saftig sein. Du kannst aber auch auf Couscous zurückgreifen, wenn dir dieser besser bekommt.

Kapha: Neben Mung-Dal kannst du auch rote Linsen verwenden, um das Luft-Element zu stärken. Außerdem kann es für dich angenehm sein, den Getreide- und Hülsenfrüchte-Anteil zugunsten des Gemüseanteils zu reduzieren.

Frühlingsspargel-Bowl

Spargel könnte man als ein deutsches Superfood bezeichnen. Vor allem das Kapha-Dosha profitiert vom Spargel, weil die in ihm enthaltene Asparaginsäure die Nierenfunktion anregt und so überschüssiges Wasser den Körper auf natürliche Weise verlässt. Wer unter Nierensteinen leidet, sollte Spargel jedoch eher meiden. In dieser Bowl findest du aber noch andere grüne Gemüsesorten, die dazu führen, dass die Doshas ins Gleichgewicht gebracht werden. Als Bowl bezeichnet man übrigens Gerichte, bei denen alle Zutaten in einer kleinen Schüssel angerichtet werden – ein echter Augenschmaus. Der Vorteil: Du findest alle wichtigen Nährstoffe in einer Schüssel!

Für 2 Portionen

2 TL Fenchelsamen
2 Bio-Zitronen
200 g Couscous
5 EL Olivenöl
3 Prisen Salz
250 g grüner Spargel
1 Zucchini
5 Radieschen
100 g TK-Erbsen
1 Avocado
2 Prisen schwarzer Pfeffer
100 ml Orangensaft
1 EL Agavensirup
¼ TL Cayennepfeffer
½ Bund Minze

1. Die Fenchelsamen in einem Mörser zerstoßen und die Bio-Zitronen waschen. Dann die Schale einer Zitrone abreiben und mit dem Couscous sowie 1 EL Olivenöl, dem Saft von 1 Zitrone, den Fenchelsamen und 1 Prise Salz in eine große Schüssel geben. Den Couscous mit kochend heißem Wasser übergießen, bis er komplett bedeckt ist, und ihn dann zugedeckt stehen lassen, bis die gesamte Flüssigkeit aufgesogen wurde.

2. Spargel, Zucchini und Radieschen waschen. Den Spargel in mittelgroße Stücke, die Zucchini und auch die Radieschen in feine Scheiben schneiden.

3. Die Erbsen in wenig Wasser erhitzen, bis sie erwärmt sind. Den Spargel mit etwas Olivenöl in der Pfanne anbraten, bis er durch ist.

4. Zuletzt die Avocado aufschneiden und das Fruchtfleisch in einer Schüssel zerstampfen. Den Saft von ½ Zitrone hineinpressen und den Avocado-Stampf zusätzlich mit 1 Prise Salz und 1 Prise Pfeffer vermengen. Je nach Geschmack noch mehr Zitrone, Salz oder Pfeffer hinzufügen.

5. Den Couscous auf 2 Schüsseln verteilen und darauf den Spargel, die Erbsen, die Zucchini und die Radieschen drapieren. Ein Klecks der Avocado-Creme kommt als Topping oben drauf.

6. Für die Soße 4 EL Zitronensaft, den Orangensaft, Agavensirup, 4 EL Olivenöl, 1 Prise Salz und 1 Prise Pfeffer sowie den Cayennepfeffer miteinander vermischen.

7. Die Soße über deine Bowl gießen und mit frischen Minzeblättern dekorieren.

Vata: Diese Bowl hat einen geringen Rohkost-Anteil. Solltest du Probleme mit Blähungen oder Bauchkrämpfen haben, kannst du die Zucchini auch anbraten und auf den Cayennepfeffer verzichten.

Pitta: Durch die Geschmacksrichtungen bitter und süß in diesem Rezept ist es auch für dich ein perfektes Gericht.

Kapha: Du kannst den Couscous-Anteil etwas verringern und dafür noch weitere Gemüsesorten (etwa Brokkoli, Erbsen und Rosenkohl) als Topping verwenden.

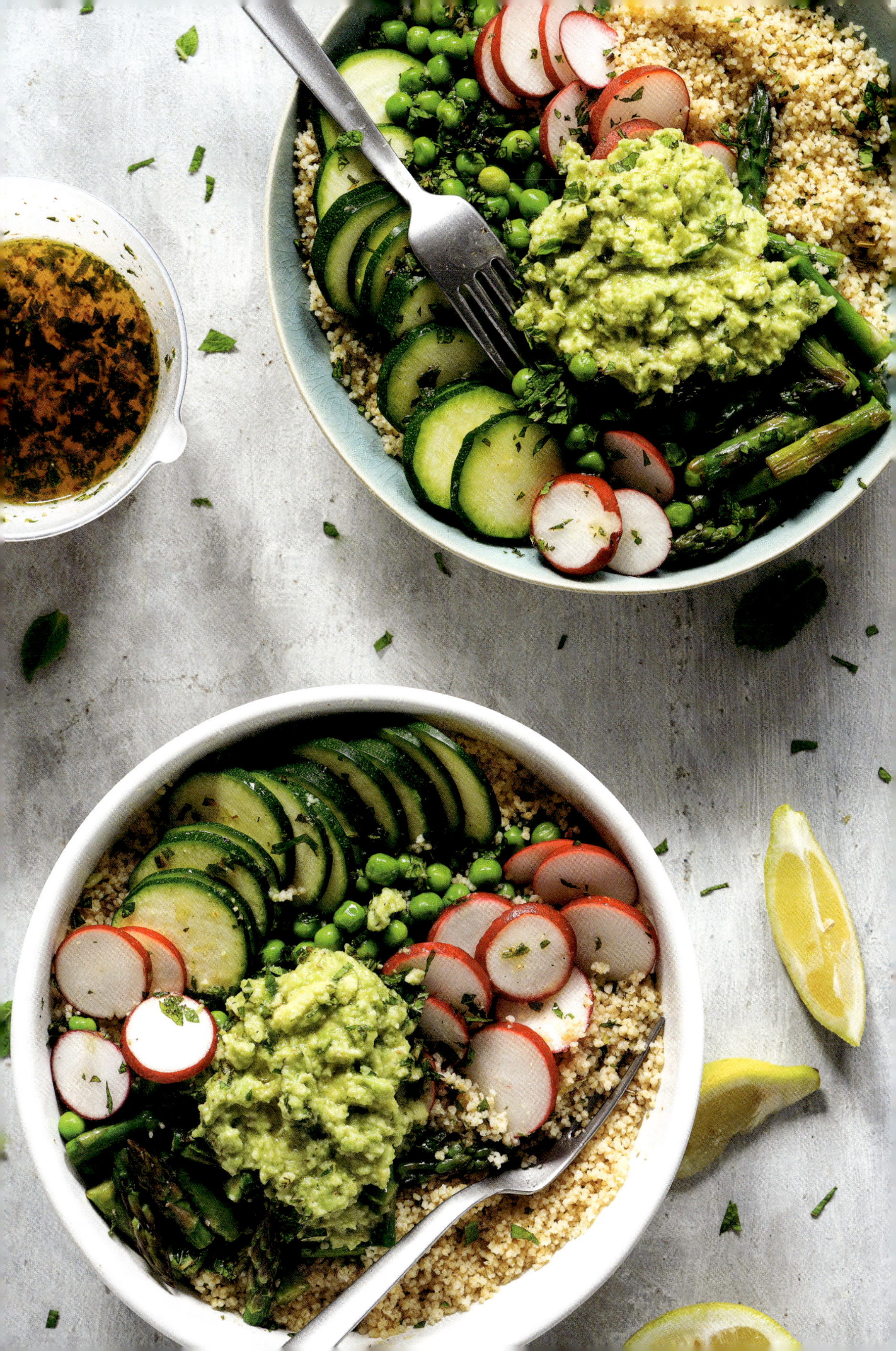

Ayurvedisches Kichererbsen-Kartoffelpüree mit gedünstetem Gemüse

Kartoffeln gehören wie Auberginen zu den Nachtschattengewächsen. Diese Gruppe zählt zum anregenden Geschmack (Rajas) und sollte deshalb nicht am Abend verzehrt werden. Mittags kann man aber durchaus eine Ausnahme machen und sich auf diese Weise Energie bis zum Ende des Tages sichern. Kichererbsen aus der Dose können teils ungünstige Stoffe wie BPA (Bisphenol A) enthalten, die östrogenähnliche Wirkungen im Körper verursachen. Versuche, auf trockene Hülsenfrüchte umzusteigen. Die Zubereitung dauert zwar etwas länger, dafür sind sie unbedenklich zu genießen.

Für 4 Personen

200 g Kichererbsen
1,2 kg mehligkochende Kartoffeln
1,5 L Wasser
100 ml Hafermilch
1 TL Koriandersamen
1 TL Fenchelsamen
1 TL Kreuzkümmel
1 EL getr. Dill
1 TL Salz
¼ TL Cayennepfeffer
1 TL Olivenöl

1. Die trockenen Kichererbsen über Nacht in Wasser einlegen.

2. Am nächsten Tag die Kartoffeln (ohne Schale) in einem Topf mit 1,5 l Salzwasser zum Kochen bringen und auch die Kichererbsen nach Packungsanweisung in einem separaten Topf kochen.

3. Wenn die Kartoffeln nach rund 20 Minuten gar sind, abgießen und dabei 200 ml des Wassers zurückhalten. Die Hafermilch mit in den Topf füllen.

4. Koriander- und Fenchelsamen in einem kleinen Mörser zerstoßen und gemeinsam mit den anderen Gewürzen in den Topf füllen. Die Kartoffeln zu einem groben Püree zerstampfen.

5. Die Kichererbsen kurz in Olivenöl anbraten und unter das Püree heben.

6. Das Kartoffelpüree mit gedünstetem Gemüse deiner Wahl servieren.

Vata: Für dich eignen sich süße Gemüsesorten wie Fenchel, Möhren oder Rote Bete. Du kannst auch ein Kartoffelpüree auf Süßkartoffelbasis zaubern.

Pitta: Greife auf Gemüsesorten wie Pastinake, Brokkoli oder Zucchini zurück.

Kapha: Serviere mehr Gemüse als Kartoffelpüree. Geeignete Gemüsesorten sind Spargel, Spinat, Artischocke, Radieschen oder auch Aubergine.

Chili sin Carne

Dieses Chili ist ein richtig gutes Wintergericht. Im Winter ist unser Verdauungsfeuer auf dem Höhepunkt, sodass wir vor allem mittags auch mal etwas schwerer verdauliche Lebensmittel zu uns nehmen können. Dazu zählen zum Beispiel Kidneybohnen. Die Kurkuma in diesem Gericht hilft dir, die sauren Eigenschaften der Tomaten auszugleichen. Auf sie solltest du vor allem als Pitta-Typ nicht verzichten.

Für 4 Portionen

200 g getr. Kidneybohnen
200 g braune Linsen
2 Zwiebeln
2 Knoblauchzehen
2 Möhren
2 EL Olivenöl
4 EL Tomatenmark
500 g Tomaten
300 g passierte Tomaten
200 ml Gemüsebrühe
100 g Soja-Granulat (optional)
2 EL Oregano
1 TL Chilipulver
1 TL Kurkuma
1 TL Fenchelsamen
2 TL Paprikapulver (süß)
1 TL Pfeffer
Salz nach Belieben

1. Die Bohnen und die Linsen über Nacht in Wasser einweichen.

2. Zwiebeln, Knoblauch und Möhren in kleine Stücke schneiden und im Olivenöl in einem großen Topf anbraten.

3. Das Tomatenmark hinzugeben und die Tomaten klein schneiden. Auch diese mit in den Topf geben. Passierte Tomaten, Kidneybohnen, Linsen, Gemüsebrühe und optional das Soja-Granulat hinzugeben.

4. Alles für mindestens 45 Minuten bei niedriger Hitze köcheln lassen und ab und zu prüfen, ob die Kidneybohnen schon gar sind.

5. Zuletzt die Gewürze hinzugeben, nach Bedarf salzen und die Masse vor dem Servieren noch ein wenig ziehen lassen.

Vata: Anstelle der Linsen kannst du auch auf Mung-Dal umsteigen. Dieser ist deutlich besser verdaulich für dich. Auch die Schärfe solltest du in jedem Fall reduzieren, um die Mahlzeit wirklich genießen zu können.

Pitta: Achte auch du darauf, die Schärfe reduziert anzuwenden. Nimm gerne etwas mehr Kurkuma, um deinen Verdauungstrakt zu unterstützen.

Kapha: Diese Mahlzeit ist auf den ersten Blick schwerer verdaulich als andere Gerichte. Durch die Schärfe sollte es dir aber nicht schwerfallen, sie gut zu verdauen.

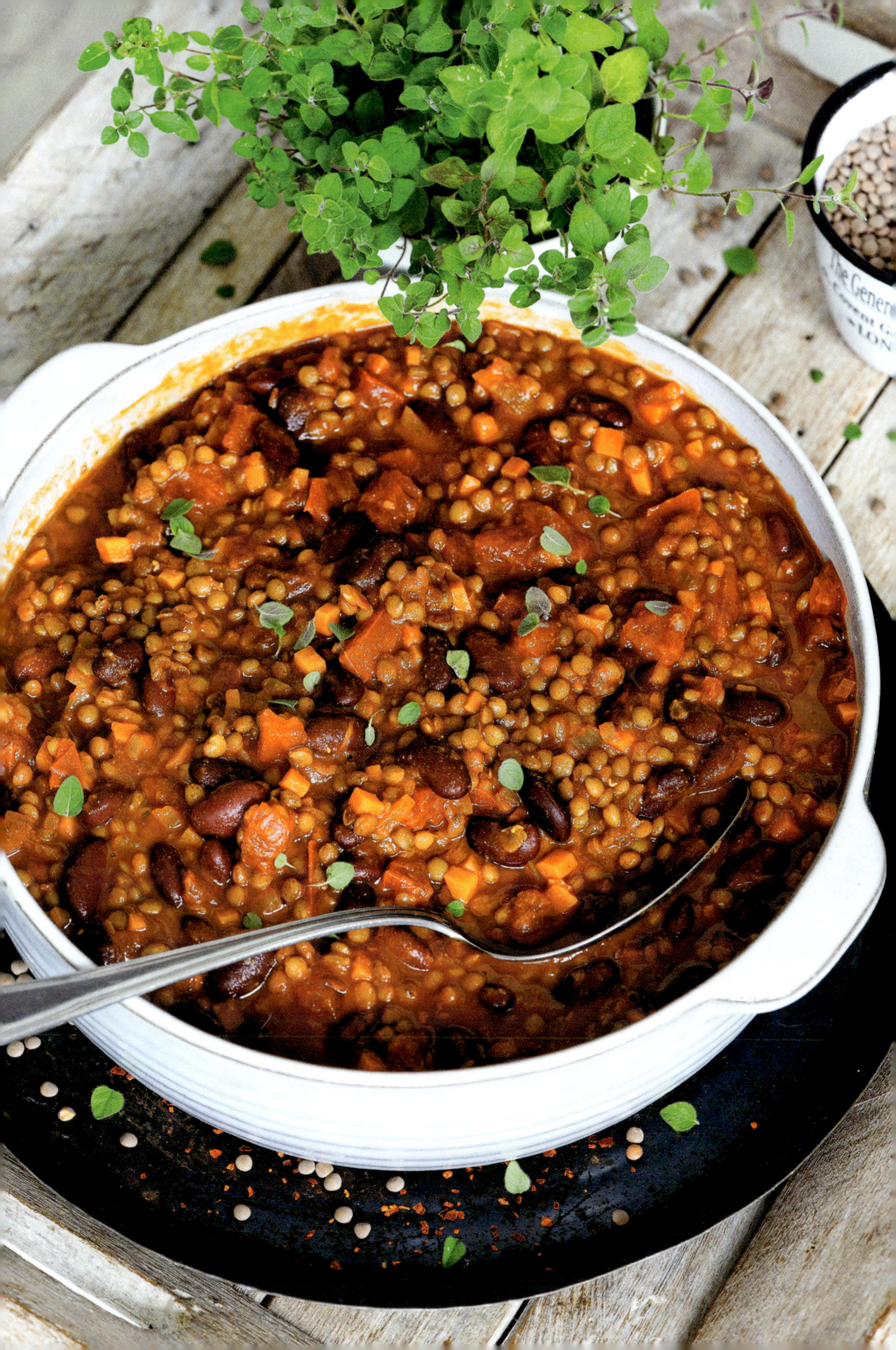

Der gesunde Snack für zwischendurch

Snacks beim Abnehmen? Aber sowas von! Denn um dich wirklich in dein Gleichgewicht zu bringen, brauchen vor allem Vata- und Pitta-Typen Zwischenmahlzeiten. Vata-Typen neigen insbesondere in der Zeit um 16 Uhr herum zu Nervosität. Mit einem kleinen Snack können sie sich erden und Energie für den Rest des Tages sammeln. Zugegeben: Als Kapha-Typ oder bei einer Kapha-Störung solltest du auf eine Zwischenmahlzeit verzichten und dich an zwei bis drei Mahlzeiten orientieren. Für Kapha-Konstitutionen bietet es sich immer an, auf das Frühstück zu verzichten, weniger auf das Abendessen. Probiere dich hier am besten aus und finde heraus, was zu dir persönlich passt.

Woraus besteht ein gesunder Snack? Dieser sollte dich nicht beschweren, sondern dir neue Energie schenken. Er sollte leicht verdaulich sein, damit du deine Verdauung vor dem Abendessen nicht zu stark belastest. Was nämlich niemals passieren sollte ist, dass die letzte Nahrung noch nicht vollständig verdaut ist, wenn du die nächste Mahlzeit isst.

Geriebener Apfel mit Gewürzen

Äpfel sind wahre Wunderwerke! Sie wirken präventiv gegen oxidativen Stress, verursacht durch freie Radikale in unserem Körper, und können damit chronischen Erkrankungen wie Diabetes mellitus vorbeugen. Äpfel unterstützen dich aber auch beim Abnehmen, weil sie das Hungergefühl regulieren und Verstopfung vorbeugen. Am leichtesten verdaulich wird der Apfel, wenn du ihn reibst und für ein paar Minuten stehen lässt. Dann kann das unter der Schale des Apfels enthaltene Pektin wirken. Dies ist ein besonderer Ballaststoff, der als natürliches Präbiotikum zu einer gesunden Darmflora beiträgt.

Für 1 Portion

1 Bio-Apfel
¼ TL Ingwerpulver
¼ TL Zimt
1 Msp. Asafoetida (Asant)
½ TL Sesamöl
Optional: ½ TL Kokosblütenzucker

1. Den Apfel gründlich abwaschen und dann mit Schale in eine Schüssel reiben.
2. Die Gewürze und das Öl hinzugeben und alles gut durchmischen.

Vata: Äpfel können blähend wirken. Neben den Gewürzen, die hier schon stehen, kannst du zusätzlich mit gemahlenem Bockshornklee-Pulver arbeiten, um den Effekt zu mindern.

Pitta: Ingwerpulver und Sesamöl können dich innerlich erhitzen, stärken aber auch dein Verdauungsfeuer. Probiere dieses Rezept für dich aus; verzichte aber darauf, wenn sich Magenschmerzen oder Durchfall entwickeln.

Kapha: Dieser Snack ist sehr gut für dich geeignet.

Gegrillte Früchte

Für alle Obstfans habe ich eine gute Nachricht: Es gibt Wege, wie man Obst dem Körper leichter zugänglich machen kann. Das gelingt einerseits, indem du einen Hochleistungsmixer benutzt. Dieser spaltet noch so kleine Fasern auf und erleichtert es deiner Verdauung, das Obst zu verstoffwechseln. Andererseits kannst du mit Gewürzen arbeiten. Die dritte Alternative verrate ich dir mit dem ersten Snackrezept: warmes Obst. Besonders gerne mache ich gegrilltes Obst im Sommer, um mein Pitta im Gleichgewicht zu halten. Ich empfehle dir hierfür Pfirsich und Ananas. Ananas enthält den Enzymkomplex Bromelain, der bei der Aufnahme von Aminosäuren, Vitaminen und Mineralstoffen helfen soll. Außerdem soll er dich dabei unterstützen, Wassereinlagerungen zu vermeiden. Pfirsiche enthalten Calcium, Magnesium und Kalium sowie Vitamin A, B_1 und B_2.

Für 1 Portion

150 g Obst deiner Wahl
1 TL Kokosöl
½ TL Zimt (optional)

1. Das Obst waschen und in Scheiben schneiden. Früchte wie Pfirsiche können in 2 Hälften bleiben.
2. Das Kokosöl in einer Pfanne erhitzen und die Fruchtscheiben auf mittlerer Hitze so lange anbraten, bis sie eine weiche Konsistenz bekommen.
3. Optional das Obst nach dem Braten mit Zimt bestreuen.

Vata: Vata profitiert von süßen oder sauren Obstsorten wie Ananas und Aprikosen.
Pitta: Zu dir passen am besten süße Obstsorten wie Birne oder Ananas.
Kapha: Am besten für dich geeignet ist Ananas.

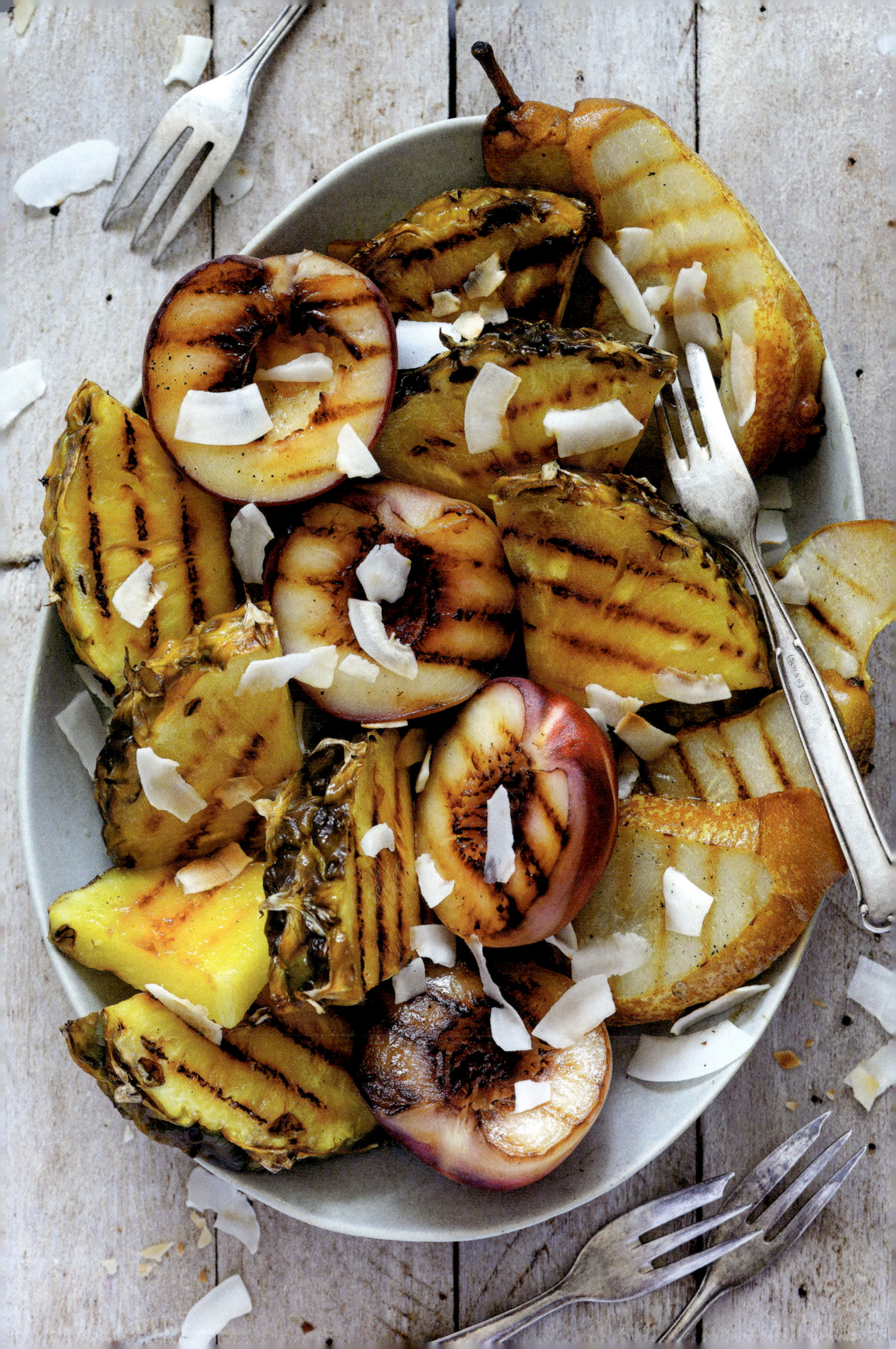

Kürbis-Muffins

Diese Muffins bestehen aus Buchweizenmehl und Haferflocken. Haferflocken enthalten meist einen Glutenanteil. Am besten steigst du auf glutenfreie Haferflocken um, um sie besser genießen zu können. Du kannst die Muffins auch mit Mandelmehl oder Kokosmehl ausprobieren.

Für 10 Muffins

230 g Hokkaido-Kürbis (+ wenig Wasser)
1 EL Chiasamen
3 EL Wasser
60 g Haferflocken
150 g Buchweizenmehl
1 TL Zimt
½ TL Himalaya-Salz
½ TL Muskat
1 Pck. Weinsteinbackpulver
80 g Kokosöl
90 g Agavendicksaft
60 ml Hafermilch
1 reife Banane
Für das Topping: 3 EL Kürbiskerne

1. Den Backofen auf 140 °C Umluft vorheizen und die Muffinförmchen vorbereiten.

2. Den Kürbis waschen, in kleine Stücke schneiden und mit wenig Wasser in einem Topf garen.

3. Die Chiasamen mit 3 EL Wasser vermengen und etwa 10 Minuten ziehen lassen.

4. Die Haferflocken zu feinem Mehl mahlen und dieses mit dem Buchweizenmehl, dem Zimt, dem Salz, dem Muskat und dem Backpulver in einer großen Schüssel mischen.

5. Den Kürbis abgießen und mit Kokosöl, Agavendicksaft, Hafermilch, Banane und Chiasamen im Hochleistungsmixer pürieren.

6. Nun die flüssigen mit den festen Zutaten zu einem homogenen Teig vermengen und immer 1 ½ EL des Teigs in je eine Muffinform füllen. Den Teig mit Kürbiskernen toppen und für etwa 30 Minuten im Backofen backen.

7. Gegebenenfalls die Muffins mit Backpapier abdecken, wenn sie zu braun werden.

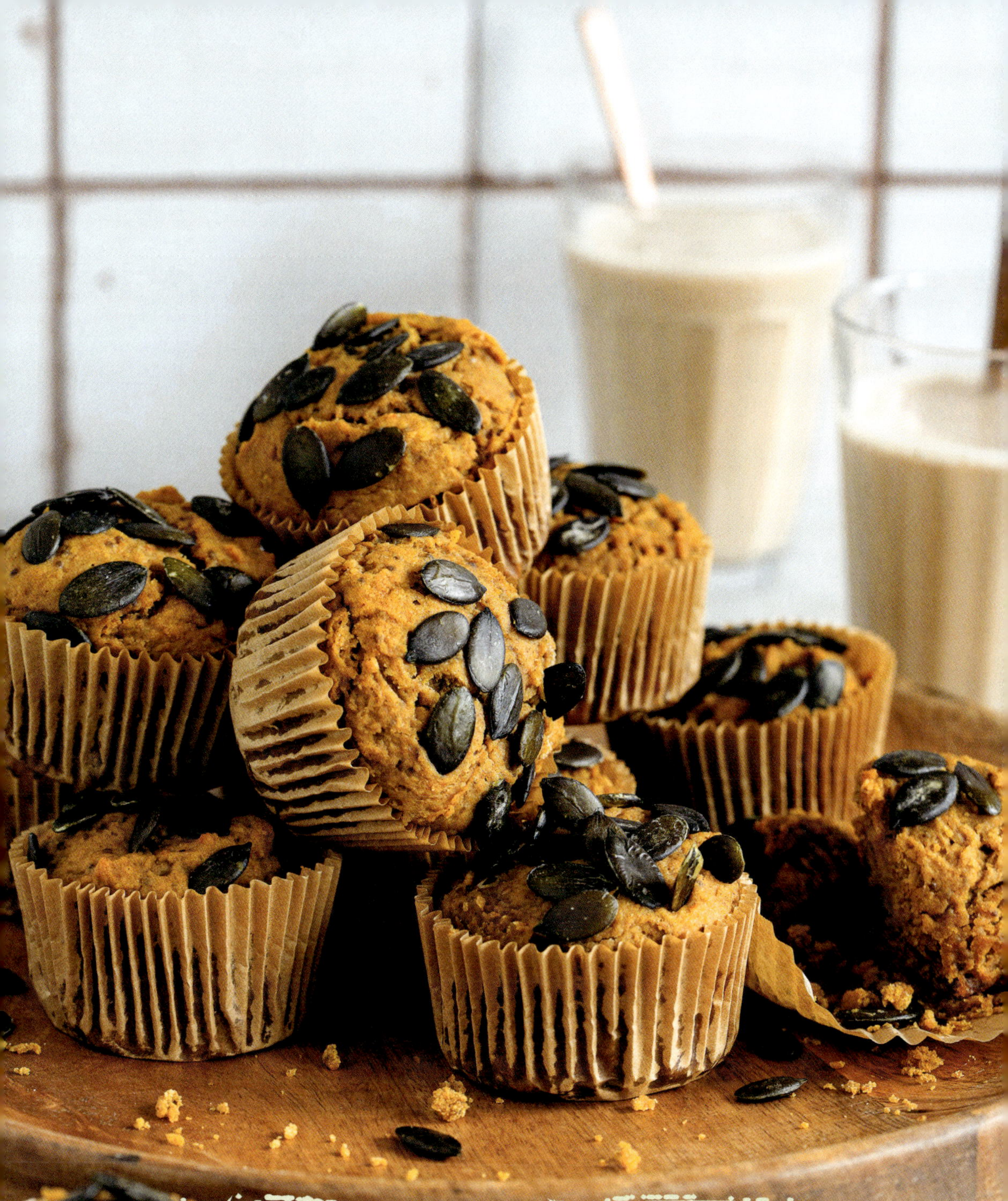

Vata: Die Muffins könnten ohne Dip zu trocken für dich sein. Du kannst sie mit ungezuckerter Marmelade oder Honig verzehren.

Pitta: Ein perfekter Snack für zwischendurch, lass die Muffins gerne etwas abkühlen.

Kapha: Du kannst noch etwas Schärfe in die Muffins packen, zum Beispiel mit Cayennepfeffer oder Ingwer.

Rotkohl-Hummus

Die verarbeiteten Kichererbsen in Kombination mit einer Menge Öl kann die Hülsenfrüchte vor allem für Vata leichter verdaulich machen. Rotkohl gehört dem süßen Geschmack an und hilft hierdurch, Pitta und Vata in Balance zu bringen. Als Kapha-Typ solltest du nicht zu viel davon essen.

Für 4 Portionen

- 130 g getr. Kichererbsen
- ¼ kleiner Rotkohl (ca. 160 g)
- 5 TL kalt gepresstes Sesamöl
- 1 Schalotte
- 1 EL Zitronensaft
- 2 EL Tahini (Paste aus Sesamkörnern)
- 1 EL Sesam
- 1 TL gem. Kreuzkümmel
- 1 Prise Chilipulver
- 1 Prise gem. Koriander
- 1 Prise Steinsalz
- 1 Prise schwarzer Pfeffer

1. Kichererbsen über Nacht in Wasser einweichen.
2. Am nächsten Morgen den Backofen auf 150 °C Umluft vorheizen und die Kichererbsen in einem kleinen Topf kochen, bis sie ganz weich sind.
3. Den Rotkohl waschen und in Scheiben schneiden. Diese Scheiben dann auf ein mit Backpapier ausgelegtes Backblech oder in eine Auflaufform legen.
4. 1 EL des Sesamöls gleichmäßig über den Rotkohl verteilen und ihn so für etwa 15 Minuten backen. Die Konsistenz sollte ganz weich sein, er sollte dabei aber nicht anbrennen.
5. Die Schalotte abziehen und ganz fein schneiden. Nun alle Zutaten, also auch den Rotkohl und die restlichen 4 EL Sesamöl, in einen Hochleistungsmixer geben und alles zu einem feinen Kichererbsenmus pürieren. Das Mus entweder so oder mit geröstetem Brot genießen.

Vata: Kichererbsen besitzen als Hülsenfrüchte blähende Eigenschaften. Höre gut in dich hinein, ob du diesen Dip wirklich verträgst. Durch entblähende Gewürze wie Bockshornklee-Samen kannst du ihn anpassen.

Pitta: Durch die süßen Eigenschaften des Rotkohls und die Pitta-ausgleichenden Qualitäten des Korianders und des Kreuzkümmels ist dieser Dip bestens für dich geeignet.

Kapha: Dieses Rezept kommt mit sehr wenig Öl aus, sodass dieser Hummus auch für dich gut geeignet ist.

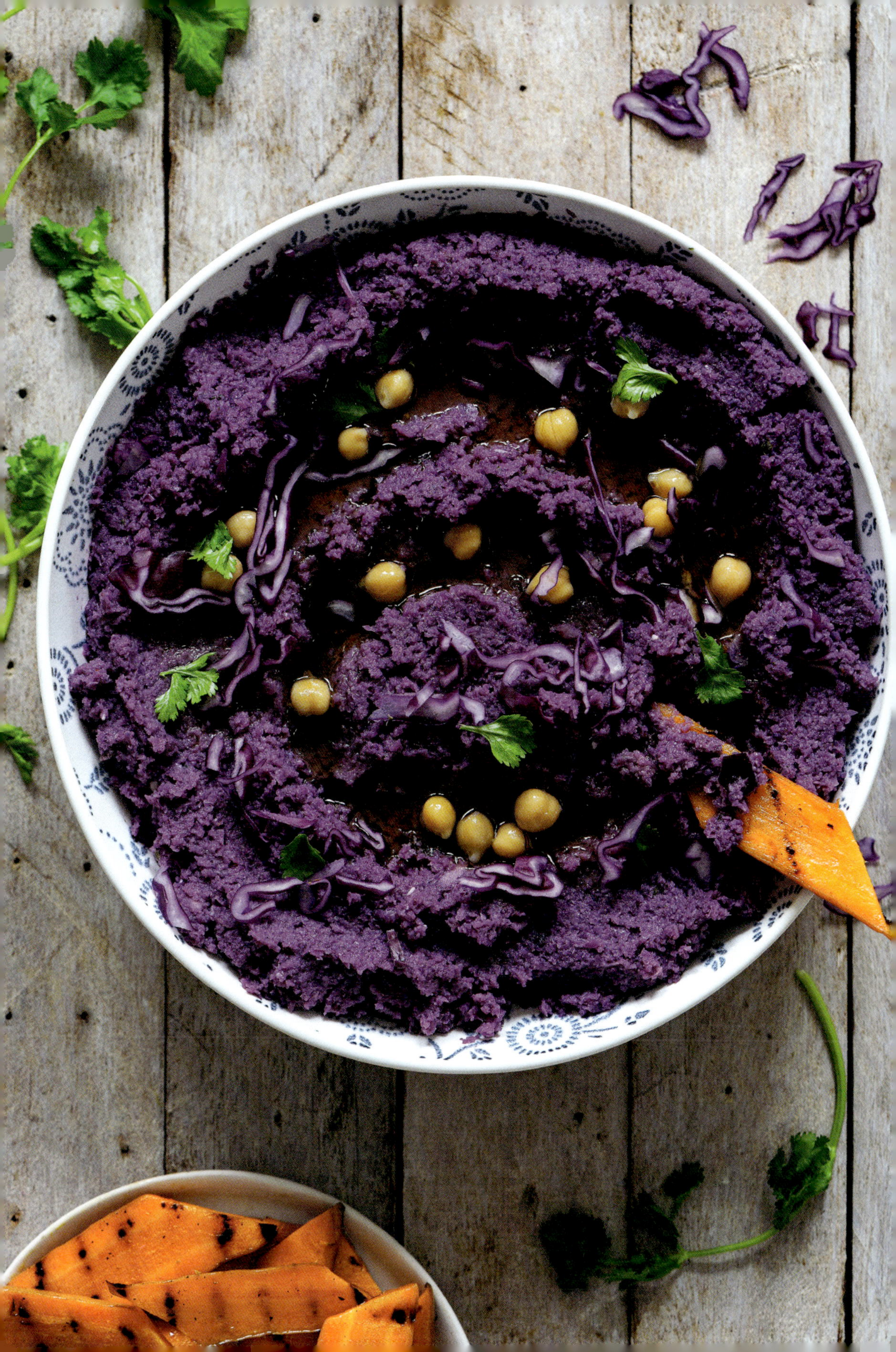

Reiswaffel mit Honig

Diese Zwischenmahlzeit ist schnell gemacht und kann wirklich überall zubereitet werden. Vor allem, wenn du lange arbeiten musst, kann sie dir behilflich sein, neue Energie am Nachmittag zu schöpfen.

Für 1 Portion

3 Reiswaffeln
1 ½ TL Honig (am besten dunkler)

Die Reiswaffeln mit Honig bestreichen und genießen – schnell und einfach!

Vata: Die Reiswaffeln können dir zu trocken sein. Du kannst sie auch mit Nussmus bestreichen.
Pitta: Honig wirkt erhitzend. Du kannst auf Ahornsirup umsteigen.
Kapha: Honig ist zwar süß, erhöht aber dein Kapha nicht. Diese Zwischenmahlzeit ist also auch für dich gut geeignet.

Gewürzmischung gegen den Hunger

Sollte der Heißhunger doch einmal zu stark werden, gibt es Gewürze, die dir dabei helfen, deinen Heißhunger zu stillen. Dafür ist vor allem wichtig, dass der bittere Geschmack angesprochen wird und nicht der scharfe! Denn Schärfe würde dein Verdauungsfeuer aktivieren. Diese Gewürzmischung ist für alle drei Konstitutionen gleichermaßen geeignet. Du kannst sie immer bei dir tragen und einnehmen, wenn du Lust auf etwas Süßes verspürst.

Für 1 kleines Schraubglas

1 EL Kardamomsamen
1 EL Kreuzkümmelsamen
1 EL Fenchelsamen
1 EL Koriandersamen

Alle Samen in einem Schraubglas vermischen. Bei Heißhunger 1 TL in den Mund nehmen, die Samen zerkauen und ein Glas Wasser hinterhertrinken.

Rhabarber-Chutney

Chutneys sind im Ayurveda ein idealer Dip für alles Mögliche: Sie vereinen alle Geschmacksrichtungen und bringen somit alle Doshas ins Gleichgewicht. Rhabarber ist ein Frühjahrsgemüse und besitzt die Eigenschaft, Kapha zu reduzieren. Er wirkt einem trägen Darm entgegen und verbessert den Abtransport von Giftstoffen.

Für 4–5 Portionen

1 Zwiebel
1 TL Kokosöl
2 EL Senfkörner
2 gestr. TL Ingwerpulver
1 gehäufter TL Zimt
3 Rhabarber-Stangen
4 EL Apfelessig
100 ml Wasser
20 g Datteln
20 g getr. Cranberrys
5 EL Kokosblütenzucker
1 Prise Salz
1 Prise Pfeffer
1 Prise Cayennepfeffer

1. Die Zwiebel klein schneiden und im Kokosöl mit den Senfkörnern, dem Ingwer und dem Zimt in einem kleinen Topf glasig anbraten.

2. Den Rhabarber schälen und in kleine Stücke schneiden. Diese Stücke mit in den Topf geben und alles mit Essig und Wasser ablöschen.

3. Die Datteln in kleine Stücke schneiden und sie mit den Cranberrys und dem Kokosblütenzucker zusammen in den Topf füllen. Das Chutney so lange kochen, bis der Rhabarber ganz weich ist. Gegebenenfalls noch etwas Wasser nachfüllen.

4. Das Chutney mit Salz, Pfeffer und Cayennepfeffer abschmecken.

Vata, Pitta, Kapha: Zugegeben, ein Chutney isst man nicht unbedingt löffelweise als Snack allein. Aber du kannst es zum Beispiel mit einem Stück geröstetem Brot zu dir nehmen. Den Rhabarber kannst du entsprechend deiner Konstitution durch passende regionale und saisonale Obstsorten austauschen (Vata: süßer Apfel, Pitta: Birne, Kapha: Pfirsich). Dieses Chutney ist für alle drei Konstitutionen gleichermaßen geeignet.

Dattelbällchen mit Chili

Dattelbällchen sind genau das Richtige, um ein Nachmittagstief in der Vata-Zeit auszugleichen. Mit dem zusätzlichen Chili regen die kleinen Energiekugeln deine Verdauung an und machen die Datteln leichter verdaulich. Außerdem kann man sie super individualisieren und zum Beispiel zu Feiern bei Freunden mitbringen.

Für 100 Dattelbällchen

1600 g Datteln
175 g Kakaopulver
140 g Hanfsamen
100 g Chiasamen
450 g Cashewkerne
1 gestr. TL Cayennepfeffer
Optional für das Topping: Kokosraspeln, Kakaopulver, Matcha-Pulver (Grüntee-Pulver) oder Kurkuma-Pulver

1. Alle Zutaten in eine Küchenmaschine geben und die Masse gut miteinander vermischen. Achtung, vielleicht brauchst du mehrere Anläufe, lass den Motor nicht zu heiß werden.

2. Dann die gut durchgemischte Masse zu kleinen Bällchen rollen und am besten über Nacht im Kühlschrank ruhen lassen.

3. Am nächsten Tag in einem Topping deiner Wahl rollen (Kokosflocken, Kakao, Matcha, Kurkuma).

Vata: Dattelbällchen sind durch die natürliche Süße für Vata gut geeignet. Ersetze den Cayennepfeffer durch Zimt.
Pitta: Reduziere gegebenenfalls den Cayennepfeffer-Anteil.
Kapha: Datteln sind nicht das Beste für dich. Ein Bällchen kannst du dir durch den Cayennepfeffer aber durchaus gönnen.

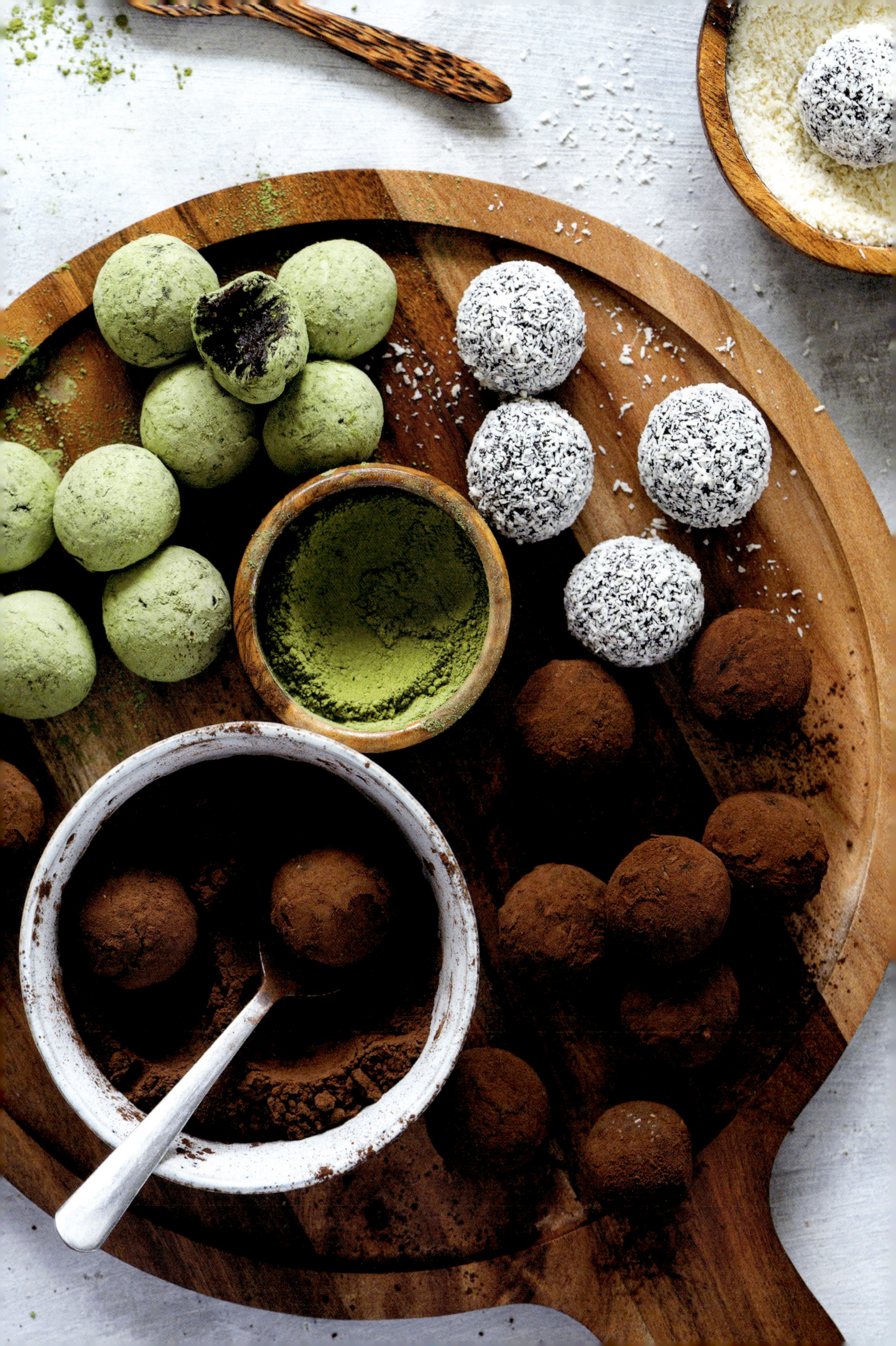

Zimt-Apfelmus

Über die Vorteile von Äpfeln habe ich dir beim geriebenen Apfelrezept schon viel erzählt. Neben der geriebenen Form sind sie auch als Apfelmus hervorragend geeignet.

Für 4 Portionen

½ Bio-Zitrone
3 Äpfel
1 TL Kokosöl
½ TL Ingwerpulver
½ TL gem. Zimt
3 EL Kokosblütenzucker
1 EL Wasser
1 Prise Steinsalz

1. Die Zitrone gründlich abwaschen und etwa 1 TL der Schale abreiben. Dann den Saft von ½ Zitrone in eine Schüssel pressen. Die Äpfel schälen, entkernen und in mundgerechte Stücke schneiden. Den Zitronensaft und die Zitronenschale mit den Äpfeln vermischen.

2. Das Kokosöl in einem Topf erhitzen und die Gewürze anrösten, bis sie zu duften beginnen.

3. Dann den Kokosblütenzucker und das Wasser hinzugeben und die Masse kurz aufkochen lassen.

4. Die Äpfel und das Salz dazugeben, alles gut miteinander vermengen und für etwa 10 Minuten bei mittlerer Hitze zugedeckt köcheln lassen.

5. Wenn die Äpfel eine angenehme Konsistenz haben, das Mus in Gläser abfüllen oder direkt frisch genießen.

Vata: Anstelle des Ingwerpulvers kannst du auf frischen Ingwer zurückgreifen.
Pitta: Gib gerne 1 Msp. Kardamom und ½ TL Kurkuma hinzu.
Kapha: Du kannst noch 1 Msp. Cayennepfeffer hinzugeben.

Mandel-Zimt-Granola

Granola ist geröstetes Müsli. Meist basiert es auf Haferflocken. Es wirkt sättigend und kann als Topping von Joghurt oder auch als kleine Mahlzeit zwischendurch genutzt werden. In dieser Variante habe ich Kokosöl und Mandeln integriert, um die erhitzende Wirkung des Honigs zu reduzieren.

Für 20 Portionen

325 g Haferflocken
75 g gehobelte Mandeln
1 TL Zimt
¾ TL Salz
100 g Kokosöl
125 ml Honig

1. Den Backofen auf 180 °C Ober- und Unterhitze vorheizen und ein Backblech mit Backpapier auslegen.
2. Die Haferflocken mit den gehobelten Mandeln, dem Zimt und dem Salz in einer Schüssel vermischen.
3. Das Kokosöl in einem kleinen Topf oder in einem Wasserbad schmelzen und dann zusammen mit dem Honig der Schüssel beimischen.
4. Nun das Granola auf deinem Backblech verteilen und für etwa 10 Minuten backen.
5. Nach den 10 Minuten das Granola wenden und für weitere 10 Minuten backen.
6. Das Granola sollte nicht anbrennen. Es sollte goldbraun und gut duftend aus dem Ofen genommen werden. Bei Raumtemperatur abkühlen lassen und anschließend in verschließbare Schraubgläser abfüllen. Das Granola innerhalb von zwei Wochen verzehren.

Vata: Wenn du das Granola allein isst, kann es zu trocken sein. Kombiniere es daher zum Beispiel mit warmer pflanzlicher Milch (etwa Hafermilch).

Pitta: Das Granola wird deine Heißhungergelüste stillen, ohne dich zu beschweren.

Kapha: Genieße das Granola am besten trocken und warm. Du kannst noch etwas Ingwerpulver hinzugeben.

Banane-Tahini-Shake

Dieser Shake schenkt dir neue Energie und erfrischt dich vor allem im Sommer. Bananen enthalten viel Fruchtzucker und gelten so als schnelle Energielieferanten, weshalb sie bei Sportlern sehr beliebt sind. Ayurvedisch gesehen, gelten sie als schwer verdaulich. Hier helfen Gewürze: Durch den Zimt heizen wir unseren (Verdauungs-)Ofen vor, durch das Mixen der Banane wird die Verdauung erleichtert.

Für 1 Portion

200 ml Mandelmilch (ungesüßt)
1 kleine Banane
3 Datteln
1 TL Tahini (Paste aus Sesamkörnern)
½ TL Zimt

Alle Zutaten in einen Hochleistungsmixer geben und mixen. So ist der Shake schnell zubereitet und du kannst ihn gleich genießen.

Vata: Der Shake sollte nicht kalt serviert werden. Du kannst auch auf Hafermilch umsteigen.
Pitta: Der Shake wird dir gute Energie schenken.
Kapha: Reduziere den Shake auf 1 Dattel, die Banane enthält schon genug Zucker für dich.

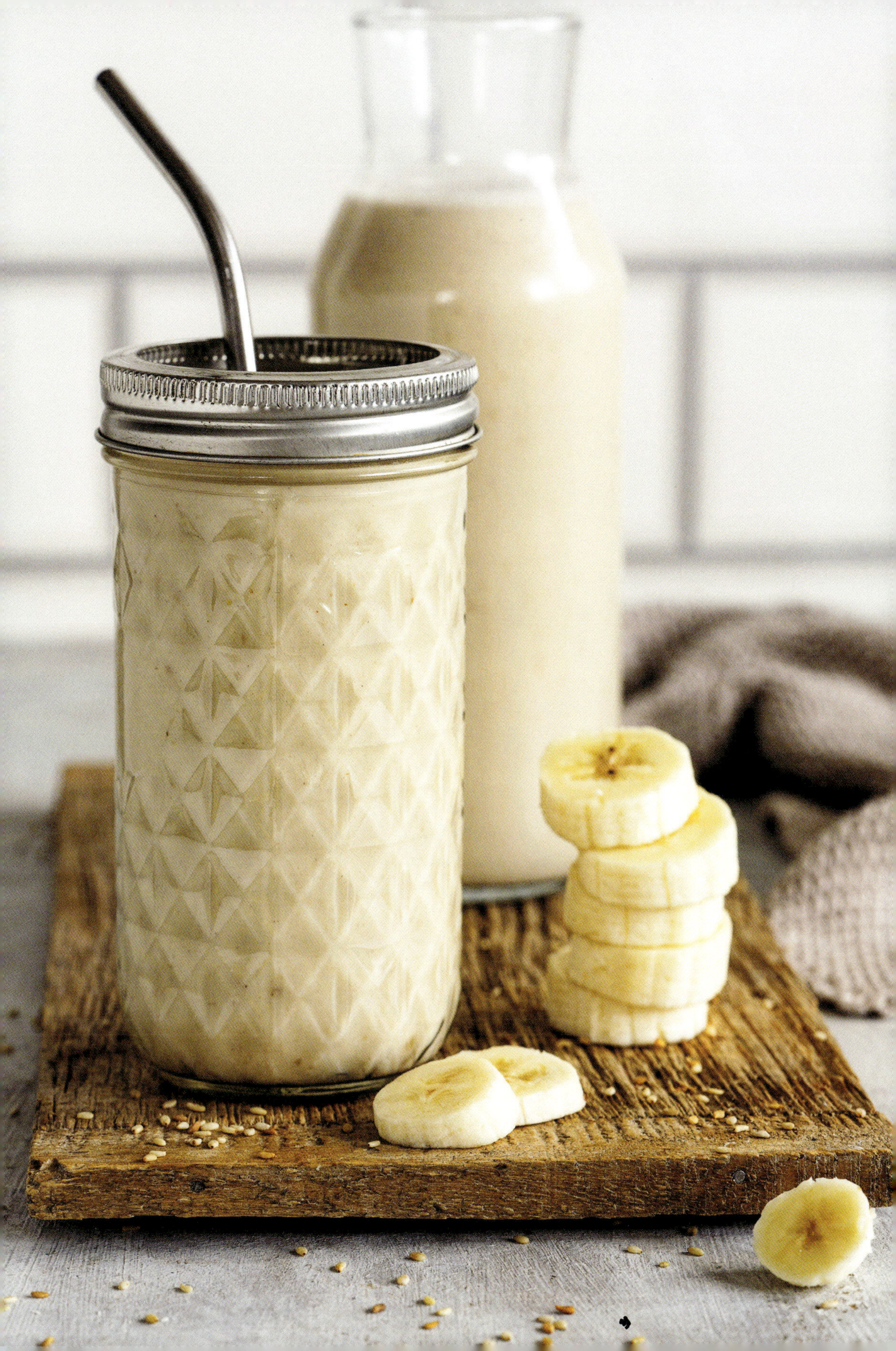

Selbst gemachter Müsliriegel

Herkömmliche Müsliriegel aus dem Handel bestehen häufig aus einer Menge Schwachsinn; sprich Zutaten, die nicht immer gesund sind. Dabei kann man sie ganz einfach selbst herstellen. Dafür brauchst du nur eine gute Küchenmaschine und ein bisschen Geduld. Als Zwischenmahlzeit solltest du maximal einen Riegel zu dir nehmen.

Für 16 Riegel

60 g Erdnusscreme (ungezuckert)
50 g Sesamsamen
50 g kernige Haferflocken
50 g gehackte Haselnüsse
50 g Sonnenblumenkerne
150 g Datteln
1 EL Agavendicksaft
1 TL Zimt
1 TL Kurkuma

1. Die Erdnusscreme in einer Schüssel im heißen Wasserbad schmelzen lassen und in der Zwischenzeit Sesam, Haferflocken, Haselnüsse und Sonnenblumenkerne in einer beschichteten Pfanne ohne Fett knusprig goldgelb anrösten. Die Samen, Kerne und Nüsse dann in eine Schüssel umfüllen.

2. Datteln, Agavendicksaft, Erdnusscreme, Zimt und Kurkuma in einer Küchenmaschine zu einer gleichmäßigen Masse verarbeiten.

3. Sobald alles etwas abgekühlt ist, die lauwarme Masse mit den Kernen und Flocken vermengen, sodass ein homogener Teig entsteht.

4. Eine Auflaufform mit Backpapier auslegen und den Müsliriegel-Teig hineinpressen. Nach etwa 20 Minuten im Kühlschrank sollten die Riegel fest genug sein, um sie in 16 Riegel zu schneiden. Im Kühlschrank sind sie etwa eine Woche haltbar.

Vata: Die Müsliriegel sind perfekt, um ein Nachmittagstief auszugleichen.
Pitta: Du kannst den Agavendicksaft auch gegen Ahornsirup austauschen.
Kapha: Du solltest nicht mehr als einen Müsliriegel essen.

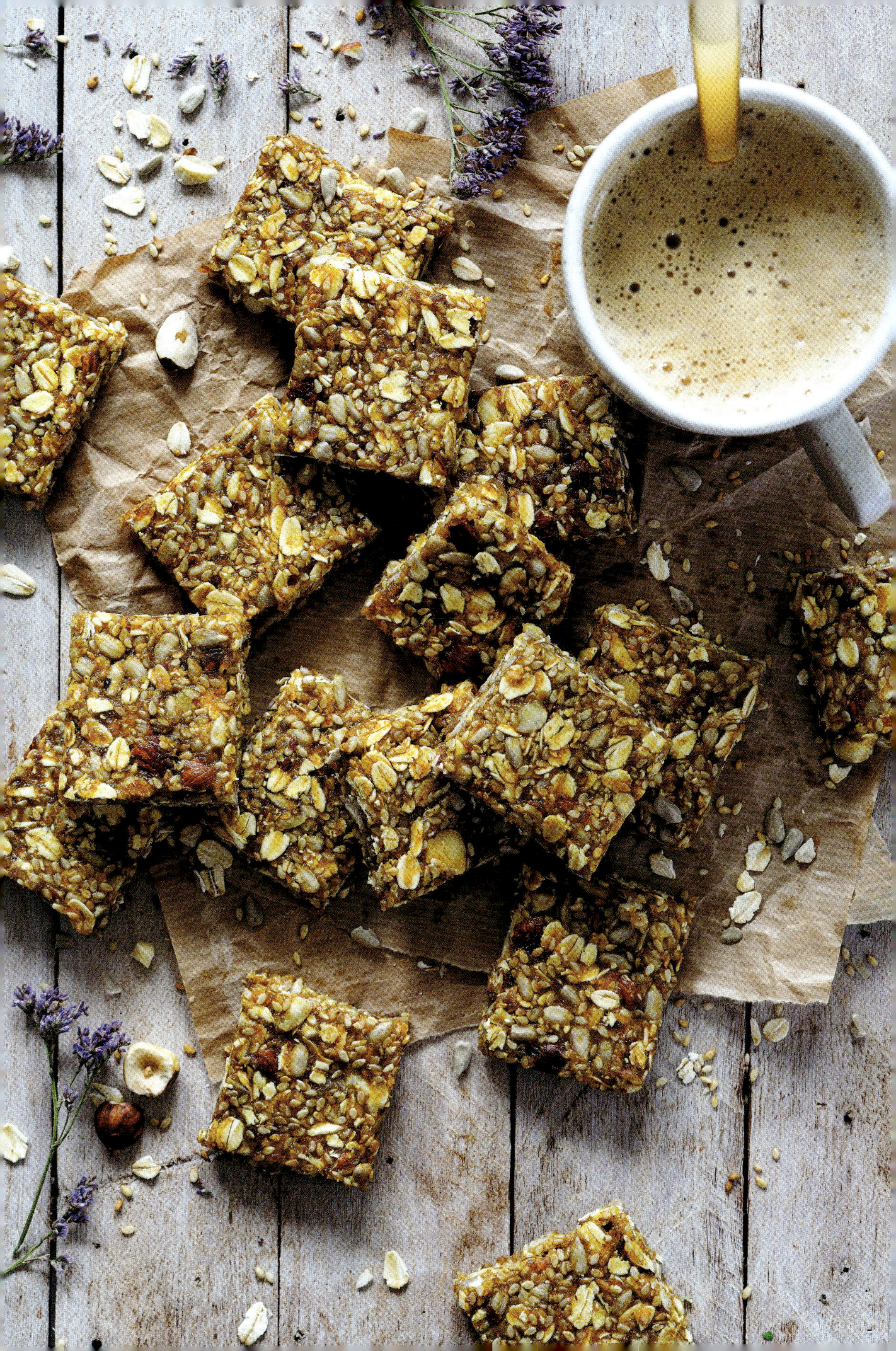

Ayurvedische Heilkräuter zur Fettverbrennung, Teil 2

Triphala hast du bereits kennengelernt. Es ist ein tolles Mittel, um deinen Körper zu reinigen und ihn für die Fettverbrennung und -ausleitung zugänglich zu machen. Durch das nächste Heilkraut wird die Wirkung von Triphala noch verstärkt. Die indische Myrrhe »Guggulu« wirkt auskratzend und reinigt auch tiefere Schichten deines Körpers. Sie wirkt antientzündlich und fettabbauend sowie durchblutungsfördernd. Du solltest Guggulu immer nur in Kombination mit Triphala einnehmen. Das sogenannte »Triphala Guggulu« bekommst du in Tabletten- oder in Kapselform. Wenn du Probleme mit allergischen Reaktionen hast, an Magenschmerzen, Sodbrennen oder einer Gastritis leidest beziehungsweise blutdrucksenkende Medikamente einnimmst, solltest du auf Triphala Guggulu verzichten. Auch in der Schwangerschaft und der Stillzeit würde ich das Mittel weglassen. Wenn du rundum gesund bist, kannst du mit 500 mg morgens und abends beginnen und dich an den purzelnden Pfunden erfreuen. Trinke dazu ein Glas lauwarmes Wasser. Wenn du Triphala Guggulu einnimmst, setze Triphala ab. In aller Regel kannst du jetzt auch Trikatu weglassen. Die Heilkräuter sollten maximal sechs bis acht Wochen eingenommen werden.

Sehr gut!

Du hast nun auch Phase 3 beendet und kannst wirklich stolz auf dich sein! Nimm dir wieder mindestens einen Monat Zeit für die Umsetzung dieser Phase. Es wird dauern, jedes einzelne Rezept zu testen und zu überprüfen, wie du es für dich passend gestalten kannst. Aber glaube mir, der Aufwand lohnt sich! Erinnere dich an deine Ziele zurück und gib nicht auf. Du wirst es schaffen, dir das Leben zu ermöglichen, von dem du träumst. Erlaube dir weiterhin, deine Verwandlung Schritt für Schritt anzugehen und so jeden Tag deinem Ziel ein Stückchen näherzukommen.

Um deinen Erfolg zu sichern, fasse ich dir die Ziele aus Phase 3 nochmals zusammen. Bearbeite sie wie gewohnt mit dem SMART-Modell, damit du deinen Erfolg sicherstellst und deine Motivation steigerst!

Ziele der dritten Phase:

1. Behalte die wichtigsten Dinge aus Phase 1 und 2 bei.
2. Passe dein Mittagessen an.
3. Integriere, wenn nötig, gesunde Snacks in deinen Alltag.
4. Entgifte und entschlacke mithilfe von Triphala Guggulu.

Nimm dir ein Blatt Papier oder einen Block und schreibe dir deine Ziele der dritten Phase auf. Platziere auch diese Ziele an einen Ort, an dem du sie jederzeit sehen kannst. Nimm dir jetzt noch ein wenig Zeit, das SMART-Modell auf jedes einzelne Ziel anzuwenden: spezifisch, messbar, attraktiv, realistisch und terminiert. Viel Spaß bei der Umsetzung.

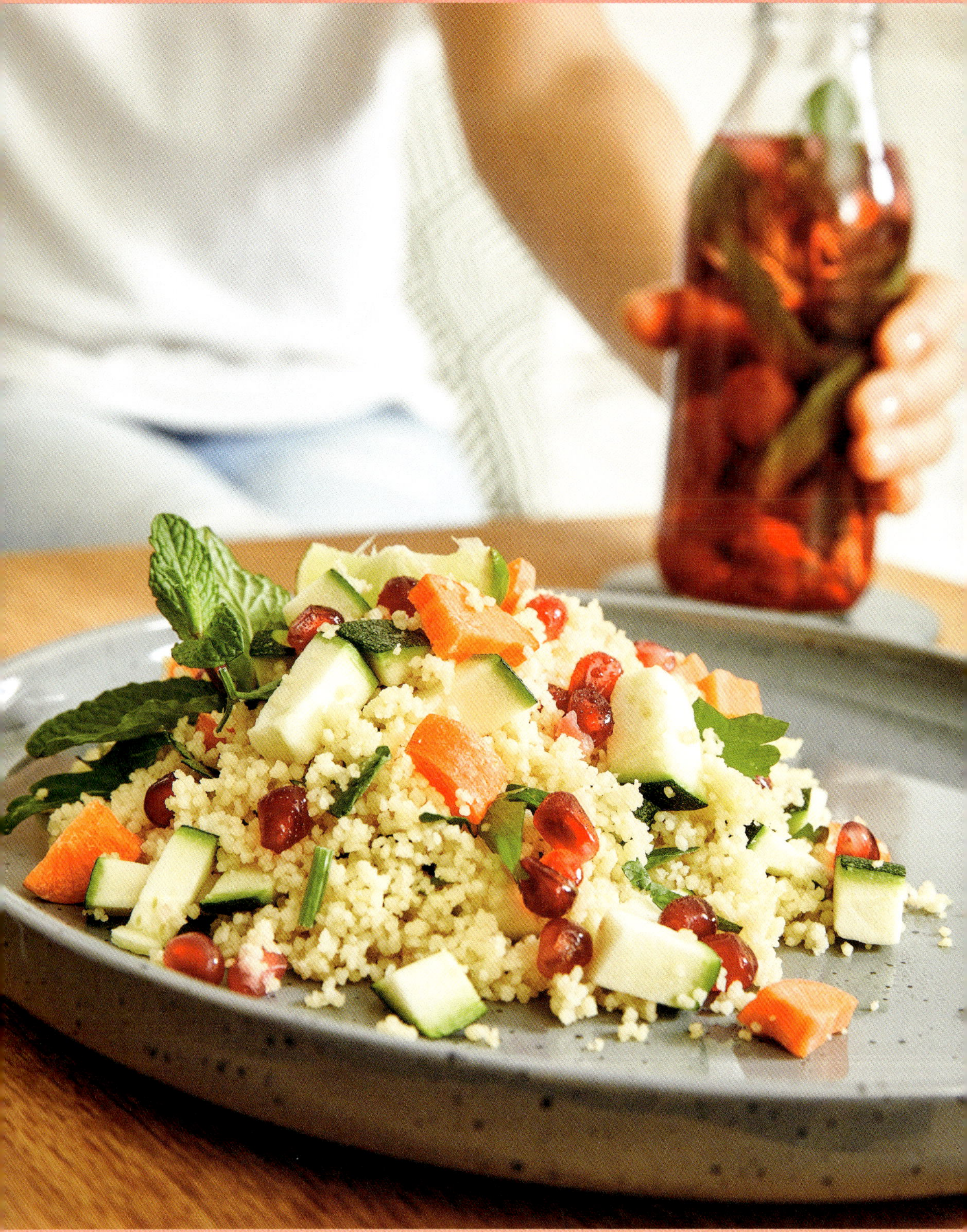

Phase 4

Mit Leichtigkeit den Tag beenden

In Deutschland gibt es zum Abendessen häufig die gute alte Brotzeit. Brot zählt im Ayurveda jedoch als schwere Mahlzeit, die dir keine Leichtigkeit schenken wird. Ich zeige dir deshalb auf den nächsten Seiten, wie du dein Abendessen so gestalten kannst, dass dein Nachtschlaf nicht behindert wird und dein Körper nach der Verdauung Zeit hat, sich um die Fettverbrennung und Regeneration deines Körpers zu kümmern.

Abendessen leicht gemacht

Das Abendessen stellt für viele meiner Kunden eine kleine Herausforderung dar. Als Arbeitnehmer hat man abends entweder keine Lust mehr, groß zu kochen, oder das Gegenteil ist der Fall. Dann wird das Abendessen schnell zur größten Mahlzeit des Tages, weil es der einzige Zeitpunkt ist, an dem die ganze Familie zusammen isst. Um das für dich beste Abendessen herauszufinden, müssen ein paar Dinge beachtet werden:

Tipp Nummer 1: Iss abends nur wenige Proteine!
Dein Abendessen sollte leicht verdaulich sein. Am einfachsten verdaulich für deinen Körper sind Kohlenhydrate. Proteine müssen aufwendig verarbeitet werden. Der Satz »Iss abends Proteine und du wirst schlank« gilt im Ayurveda also nicht. Denn das würde deine Verdauung belasten. Und: Wenn dein Körper nachts noch mit der Verdauung deiner Nahrung beschäftigt ist, wird er sich weder um Regeneration noch um die Verbrennung von überflüssigen Pfunden kümmern.

Tipp Nummer 2: Vermeide Lebensmittel mit Rajas-Qualität am Abend!
Wir haben im Theorieteil über die Qualität von Nahrungsmitteln gesprochen. Lebensmittel, die der Rajas-Qualität zugesprochen werden, treiben dich innerlich an. Sie aktivieren dich und sollten am Abend lieber vermieden werden. Dazu zählen besonders salzige, saure und scharfe Speisen, aber auch Süßigkeiten, Weizenprodukte oder Kaffee.

Tipp Nummer 3: Vermeide Nachtschattengewächse am Abend!
Zu guter Letzt gibt es eine Lebensmittelgruppe, die du abends vermeiden solltest, um deinen Nachtschlaf und somit deine Erholung zu unterstützen. Nachtschattengewächse zählen ayurvedisch gesehen ebenfalls zu den Lebensmitteln mit Rajas-Qualität. Frische Tomaten, Kartoffeln, Paprika, Kürbis und Aubergine sind abends eher ungeeignet.

Neben diesen drei Tipps solltest du auf jeden Fall darauf achten, ein warmes Abendessen zu dir zu nehmen. Um eine bessere Vorstellung davon zu bekommen, wie dein Abendessen aussehen könnte, habe ich dir nachfolgend zwölf leckere Rezepte zusammengestellt. Viel Freude beim Ausprobieren!

Gerösteter Fenchel

Fenchel kennen viele nur von Teemischungen her, um die Verdauung zu verbessern. Aber auch die Gemüseknolle kann einiges! Ayurvedisch wird Fenchel den Geschmacksrichtungen süß, scharf und bitter zugeordnet. Trotz der kühlenden Wirkung hat Fenchel auch auf das Vata-Dosha einen reduzierenden Effekt. Fenchel aktiviert dein Verdauungsfeuer auf eine milde Art und Weise, was dir dabei hilft, deine Nahrung besser zu verstoffwechseln.

Für 2 Portionen

4 Fenchelknollen
2 EL Ahornsirup
½ TL Steinsalz
1 Prise gem. Zimt
1 Prise gem. Koriandersamen
1 TL Sesamöl

1. Den Backofen auf 180 °C Umluft vorheizen.
2. Den Fenchel waschen und in Scheiben schneiden.
3. In einer kleinen Schüssel Ahornsirup mit den Gewürzen und dem Sesamöl vermischen.
4. Nun den Fenchel auf ein mit Backpapier belegtes Blech auslegen und mit der Soße bestreichen. Für etwa 10 Minuten im Ofen backen.
5. Den Fenchel wenden und für ungefähr 10 weitere Minuten im Ofen behalten.
6. Den Fenchel am besten mit einem Getreide deiner Wahl (außer Weizen) servieren.

Vata: Fenchel zählt zu den süßen Geschmacksrichtungen und passt dementsprechend hervorragend, um dein Vata ins Gleichgewicht zu bringen. Außerdem kann der süße Geschmack am Abend die Kapha-Energie erhöhen und so den Schlaf unterstützen.

Pitta: Auch für Pitta-Typen ist der süße Geschmack abends gut geeignet. Als Getreide kannst du zum Beispiel Amaranth oder Couscous wählen.

Kapha: Für dich ist diese Mahlzeit leicht und wärmend und kann deine Verdauung verbessern. Kombiniere den Fenchel zum Beispiel mit Buchweizen.

Avocado-Zucchini-Pasta

Zucchini ist eine Gemüsesorte, die leicht verdaulich und somit bestens für dein Abendessen geeignet ist. Avocado enthält wichtige Omega-3-Fettsäuren, die entzündungshemmend wirken.

Für 4 Portionen

400 g Vollkorn-Spaghetti
30 g Basilikum
2 reife Avocados
2 EL Olivenöl
2 EL Zitronensaft
1 Prise Salz
2–3 EL Cashewmus
1 EL Hefeflocken
1 EL Pinienkerne
1 Zucchini

1. Die Spaghetti nach Packungsanweisung kochen.
2. Die Basilikumblätter abzupfen, gründlich waschen und klein hacken.
3. Die Avocados halbieren und zusammen mit dem Basilikum, 1 EL Olivenöl, 2 EL Zitronensaft und 1 Prise Salz in einer Schüssel zerstampfen. Alternativ einfach einen Mixer verwenden.
4. Dann noch das Cashewmus, Hefeflocken und gegebenenfalls etwas Wasser hinzufügen, um eine cremige Konsistenz zu erreichen.
5. Die Pinienkerne in eine Pfanne ohne Öl kurz anrösten und zur Seite stellen.
6. Zucchini waschen und in kleine Würfel schneiden, um sie dann mit dem restlichen Öl in einer Pfanne zu dünsten.
7. Die Nudeln abgießen und mit der Avocado-Soße und der Zucchini vermischen. Die Nudeln mit den Pinienkernen und etwas frischem Basilikum servieren.

Vata: Du kannst statt herkömmlicher Vollkornnudeln auch auf Reisnudeln umsteigen.
Pitta: Vollkornnudeln sind genau richtig für dich.
Kapha: Nimm anstelle von Vollkornnudeln lieber Buchweizennudeln.

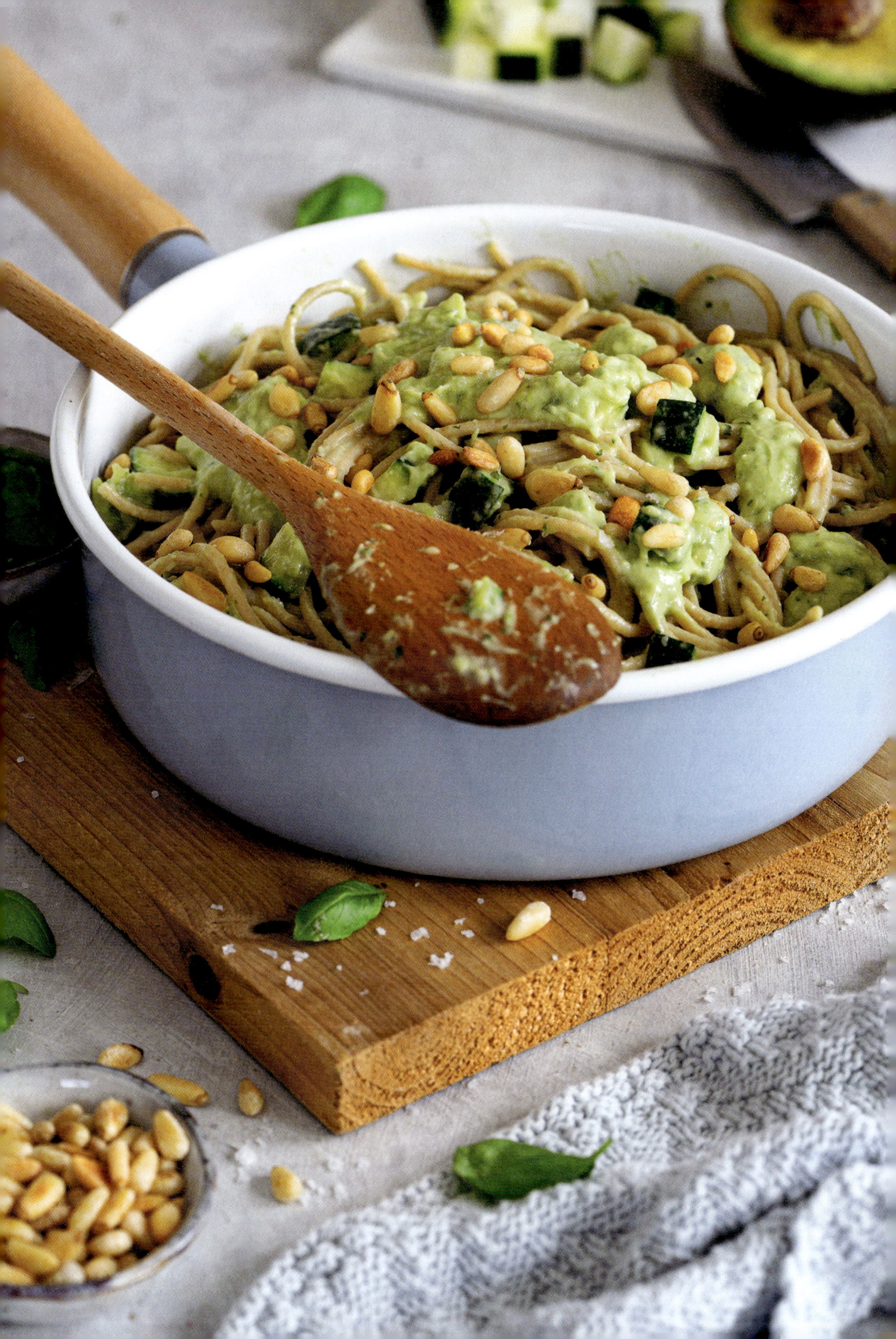

Vegane Blumenkohl-Nuggets mit Raita

Dieses Abendessen ist leicht verdaulich und wird dich nicht beschweren. Blumenkohl ist in den letzten Jahren zu einem richtigen Trendgemüse geworden. So kann man neben veganen Nuggets auch eine kohlenhydratarme Reis-Alternative zaubern. Bei Raita handelt es sich um eine typisch indische Beilage auf Joghurtbasis.

Für 4 Personen

Für die Blumenkohl-Nuggets:
80 ml Hafermilch
50 g Dinkelmehl
½ TL Weinsteinbackpulver
1 Knoblauchzehe
½ TL Salz
1 TL Kokosöl
¼ TL Cayennepfeffer
200 g Blumenkohl
45 g Tomatenmark
15 ml Wasser
15 ml Olivenöl
15 ml Ahornsirup
15 ml Apfelessig
1 TL Paprikapulver (süß)
¼ TL Cayennepfeffer
½ TL schwarzer Pfeffer
½ TL getr. Salbei

Für das Raita:
500 g Soja-Joghurt (ungesüßt)
1 TL Kreuzkümmel
1 Prise Salz
1 Prise Pfeffer
½ Gurke

1. Den Backofen auf 200 °C Umluft vorheizen und ein Backblech mit Backpapier auslegen.

2. Hafermilch, Dinkelmehl, Backpulver, Knoblauch, Salz, Kokosöl und Cayennepfeffer in einer Schüssel zu einem gleichmäßigen Teig verarbeiten.

3. Den Blumenkohl waschen und in kleine Röschen schneiden und diese dann ebenfalls der Schüssel hinzugeben. Die Röschen mit dem Teig vermengen, bis alle Röschen gut überzogen sind.

4. Dann den Blumenkohl auf dem vorbereiteten Backblech verteilen und für etwa 25 Minuten backen. Nach der Hälfte der Backzeit einmal wenden.

5. In der Zwischenzeit eine scharfe Soße vorbereiten, die als Topping für die Nuggets dient. Hierzu Tomatenmark, Wasser, Olivenöl, Ahornsirup, Apfelessig, Paprikapulver, Cayennepfeffer, schwarzen Pfeffer und Salbei in einer kleinen Schüssel vermischen.

6. Anschließend das Raita vorbereiten. Dafür in einer weiteren Schüssel Soja-Joghurt mit Kreuzkümmel, Salz und Pfeffer vermischen. Die Gurke waschen und in feine Streifen raspeln, die dann ins Raita untergehoben werden.

7. Die Nuggets nach Ablauf der Backzeit aus dem Ofen nehmen und mit der scharfen Soße übergießen, bis alle Nuggets damit überzogen sind.

8. Für weitere 10 Minuten in den Backofen schieben und danach mit dem Raita frisch genießen.

Vata: Kohl ist für dich am Abend weniger geeignet. Steige auf ein anderes Rezept um, wenn du einen Blähbauch verspürst.
Pitta: Das kühlende Raita reduziert die Schärfe der Nuggets. Probiere es gerne aus.
Kapha: Dieses Gericht ist für dich perfekt geeignet.

Grüner Bohnensalat

Ich war früher absolut kein Bohnenfan, doch seitdem ich dieses Gericht kenne, liebe ich sie. Dieser Bohnensalat ist eine leichte Salatvariante, die durch das Kochen der Bohnen gut verdaulich ist und deinen Körper stärkt. Ich esse ihn am liebsten mit Zwiebeln. Als Vata- oder Pitta-Typ kann dich das abends zu sehr antreiben. Verzichte in dem Fall auf die Zwiebel.

Für 2 Personen

500 g Stangenbohnen
2 Prisen Salz
1 Zwiebel
2 EL weißer Balsamicoessig
2 EL Olivenöl
¼ TL Pfeffer
½ TL Kreuzkümmelpulver

1. Die Stangenbohnen waschen, jeweils die Enden kurz abschneiden und dann in jeweils 3 große Stücke schneiden.

2. Die Stangenbohnen in einen Topf geben und mit so viel Wasser übergießen, bis sie komplett bedeckt sind. 1 Prise Salz hinzufügen und alles etwa 10 Minuten kochen, bis sie gar sind.

3. In der Zwischenzeit die Zwiebel in kleine Würfel schneiden.

4. Die Bohnen abgießen und in eine Schüssel umfüllen. Zwiebeln, Essig und Öl sowie die restlichen Gewürze im Bohnensalat vermischen.

Vata: Verzichte auf die Zwiebel.
Pitta: Du kannst auch etwas Korianderpulver hinzugeben.
Kapha: Behalte das Rezept genauso bei.

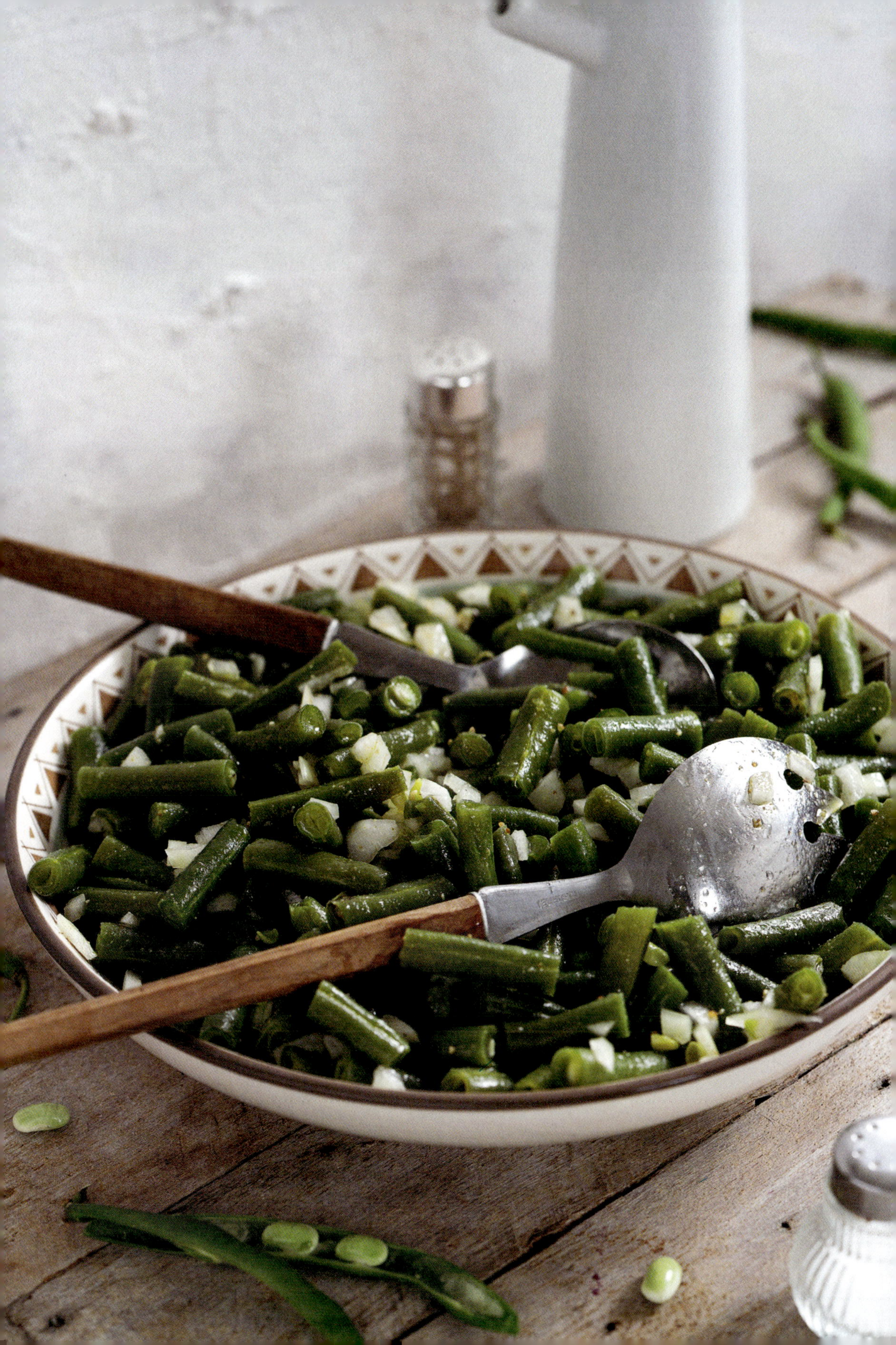

Ofengemüse

Eines der unkompliziertesten und gleichzeitig angenehmsten Rezepte, das ich kenne, ist Ofengemüse. Schneide einfach das Gemüse deiner Wahl klein, schiebe es in den Ofen, und im Nullkommanichts ist dein Abendessen fertig! Du kannst das Ofengemüse sowohl mit Raita als auch mit Rotkohl-Hummus oder Ähnlichem servieren.

Für 2 Portionen

500 g Gemüse deiner Wahl
4 EL Olivenöl
2 TL Kräuter der Provence
½ TL Salz
½ TL Pfeffer

1. Den Backofen auf 180 °C Umluft vorheizen und ein Backblech mit Backpapier auslegen.

2. Das Gemüse waschen und in kleine, mundgerechte Stücke schneiden.

3. Nun das Gemüse gleichmäßig auf dem Backblech verteilen und mit Olivenöl beträufeln. Auch die Kräuter sowie Salz und Pfeffer darübergeben und alles gut miteinander vermischen.

4. Das Gemüse für etwa 30 Minuten im Ofen garen. Sollte es dunkel werden, aber noch nicht gar sein, einfach mit Backpapier bedecken.

Vata: Für dich eignen sich Süßkartoffeln, Möhren und Fenchel.
Pitta: Greife zu Brokkoli, Möhren und Sellerie.
Kapha: Pastinake, Brokkoli, Zucchini und Mangold sind für dich gut geeignet.

Gemüsesuppe

Suppen sind am Abend besonders gut geeignet, wie du bereits weißt. Sie nähren dich, ohne dich zu beschweren. Du kannst Gemüsesuppen mit vielen verschiedenen Gemüsesorten herstellen. Für Pitta sind Suppen manchmal zu wenig: Sie brauchen häufig etwas zum Kauen. Bereite dann zusätzlich eine Einlage, wie zum Beispiel Couscous, zu.

Für 4 Portionen

100 g Knollensellerie
2 Möhren
1 Pastinake
2 Zucchini
1,5 L Gemüsebrühe
100 g Spinat
1 EL gehackter Rosmarin
1 EL Sesamöl
½ TL Salz
½ TL Pfeffer
1 Handvoll Kürbiskerne

1. Sellerie, Möhren, Pastinake und Zucchini waschen und in grobe Stücke schneiden.
2. Das Gemüse (bis auf den Spinat) in einen großen Topf geben und die Gemüsebrühe darübergießen. Alles für etwa 15 Minuten kochen.
3. Den Spinat gut abwaschen und in den letzten 5 Minuten hinzugeben.
4. Wenn das Gemüse weich ist, die gesamte Suppe in einen Hochleistungsmixer geben. Rosmarin und Sesamöl hinzufügen und alles so lange mixen, bis die Suppe ganz weich ist. Zuletzt mit Salz und Pfeffer abschmecken.
5. Die Suppe mit den Kürbiskernen garnieren und servieren.

Vata: Suppen am Abend sind eine wahre Wohltat und unterstützen deine Verdauung.
Pitta: Tausche den Spinat gegen Brokkoli aus.
Kapha: Anstelle von Möhren und Zucchini kannst du auf Kohlsorten wie Blumenkohl oder Grünkohl umsteigen.

Vietnamesische Gemüsesuppe

Im Ayurveda sind vor allem Suppen zum Abendessen beliebt. Diese vietnamesische Gemüsesuppe ist reich an Nährstoffen und schnell zubereitet. Sternanis ist besonders gut zur Kapha-Reduktion geeignet. Er hat schleimlösende Wirkungen, wirkt verdauungsfördernd und kann bei Blähungen helfen. Aufgrund des hohen Anteils an ätherischen Ölen besitzt er positive Einflüsse auf die Bronchien, die Lunge und kann somit Atemwegserkrankungen heilsam beeinflussen.

Für 2 Portionen

2 Zwiebeln
1 daumengroßes Stück Ingwer
3 Sternanis
1 Zimtstange
1,2 l Misobrühe
4 EL Sojasoße
1 Knoblauchzehe
2 TL Kokosblütenzucker
200 g Pak Choi (chinesischer Senfkohl)
150 g Tofu
200 g Reisnudeln
½ Bund Koriander
½ Bund Thai-Basilikum
2 Frühlingszwiebeln
½ Chili (grün)
2 Handvoll Mungbohnen-Sprossen
1 Limette

1. Die Zwiebel ungeschält halbieren und den Ingwer in grobe Scheiben schneiden. Beides zusammen mit Sternanis und Zimt in einem großen Topf ohne Öl bei hoher Hitze unter ständigem Rühren für etwa 5 Minuten anrösten.

2. Den Topf dann vom Herd nehmen und die Zwiebel herausholen. Die Zwiebel abkühlen lassen, bevor sie geschält wird, und gegebenenfalls schwarze Stellen entfernen.

3. Die Zwiebel dann zurück in den Topf geben und alles mit Misobrühe und Sojasoße angießen.

4. Die Knoblauchzehe in die Brühe pressen und den Kokosblütenzucker hinzufügen, bevor die Suppe bei geringer Hitze mit geschlossenem Deckel etwa 20 Minuten köchelt.

5. Den Pak Choi waschen und zusammen mit dem Tofu in Stücke schneiden, um ihn dann noch etwa 10 Minuten vor Garzeitende der Brühe hinzuzufügen.

6. Circa 3 Minuten vor Garzeitende die Reisnudeln in die Brühe geben. Die Suppe dann auf 2 Teller verteilen.

7. Koriander, Thai-Basilikum, Frühlingszwiebeln und Chili klein hacken und die Suppe damit sowie mit

den Mungbohnen-Sprossen garnieren. Die Limette in 2 Hälften schneiden und sie für den letzten Schliff über der Suppe auspressen.

Vata: Verzichte in jedem Fall auf den Chili.
Pitta: Achte nach dem Verzehr darauf, wie es dir geht. Gegebenenfalls solltest du die Brühe ohne Knoblauch und Chili zubereiten.
Kapha: Die Wirkung von Sternanis, Zimt und Ingwer ist perfekt für dich geeignet.

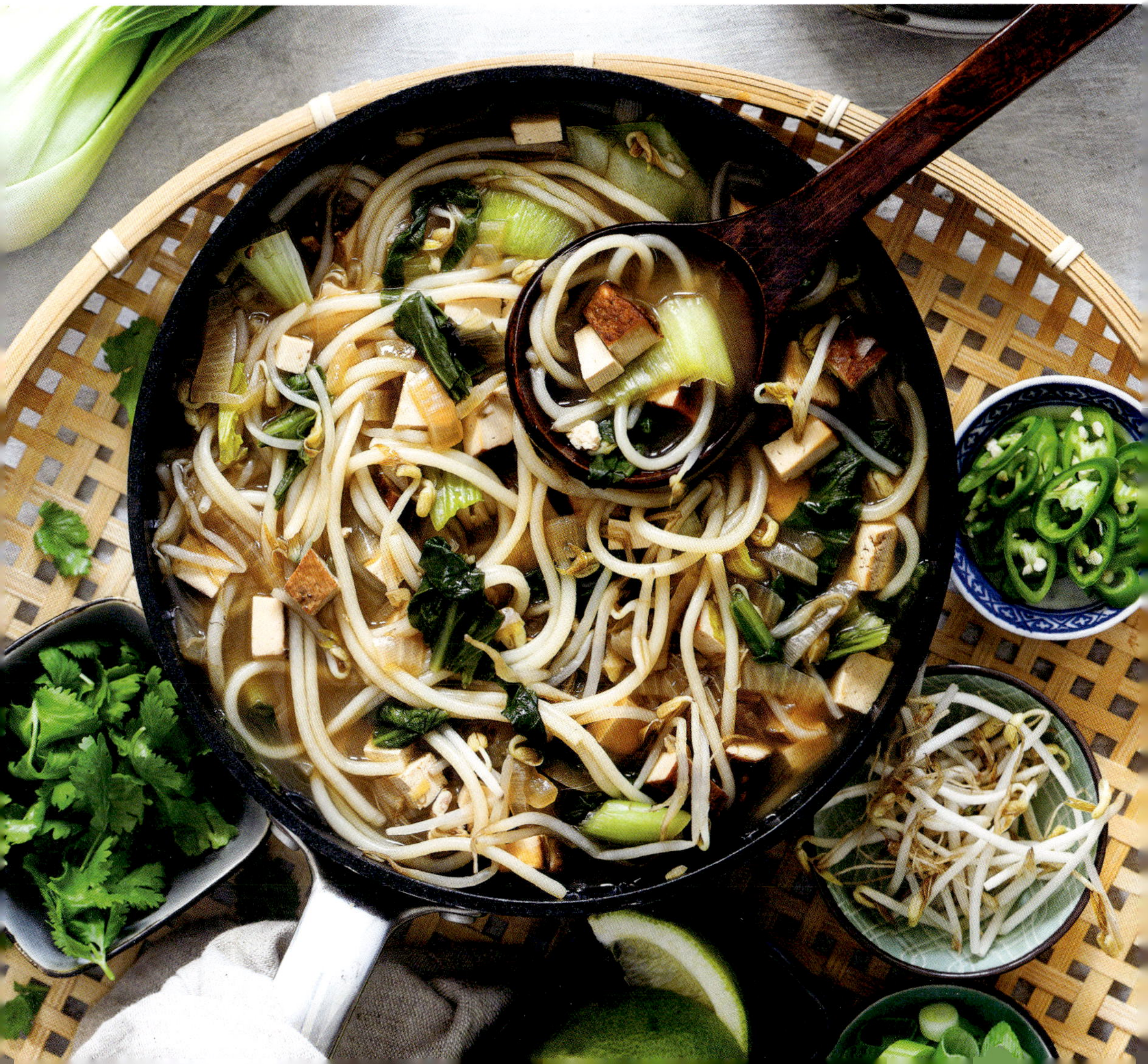

Süßkartoffel-Eintopf mit Pflaumen

Süßkartoffeln eignen sich vor allem für Vata- und Pitta-Naturen. Die Kombination mit Pflaumen und Möhren macht es zu einem perfekten Gericht im Herbst und im Sommer. Im Frühjahr allerdings enthält dieses Gericht zu sehr die süße Geschmacksrichtung: In dieser Jahreszeit solltest du auf das zusätzliche Getreide in Form von Reis besser verzichten.

Für 2 Portionen

150 g Reis
200 g Brokkoli
2 getr. Pflaumen
1 Süßkartoffel
2 Möhren
20 g Cashewkerne
400 ml Gemüsebrühe
50 ml Ketjap Manis (süße Sojasoße)
60 g Pflaumenmus
1 EL Olivenöl
1 Prise Salz
1 Prise Pfeffer

1. Den Reis wie in der Packungsanleitung beschrieben kochen.

2. Den Brokkoli waschen und in kleine Röschen schneiden. Die getrockneten Pflaumen in kleine Stücke hacken. Dann die Süßkartoffel schälen und in 1 cm große Würfel schneiden. Nun die Möhren ebenso in kleine Würfel schneiden.

3. Die Cashewkerne ohne Öl in einer Pfanne anrösten, bis sie zu duften beginnen. Dann aus der Pfanne nehmen und zur Seite stellen. Die Gemüsebrühe mit der Ketjap Manis und dem Pflaumenmus vermischen.

4. Nun Olivenöl in die Pfanne geben und das Gemüse für etwa 2 Minuten anbraten, bevor es mit der Soße abgelöscht wird. Alles circa 15 Minuten bei mittlerer Hitze köcheln lassen, bis das Gemüse weich ist. Zuletzt den Eintopf mit Salz und Pfeffer abschmecken.

5. Deinen Eintopf mit den Cashewkernen toppen und servieren.

Vata: Süßkartoffeln am Abend sind für dich sehr gut geeignet.
Pitta: Tausche die Cashewkerne gegen Mandeln aus.
Kapha: Du kannst den Eintopf auch ohne Reisbeilage essen.

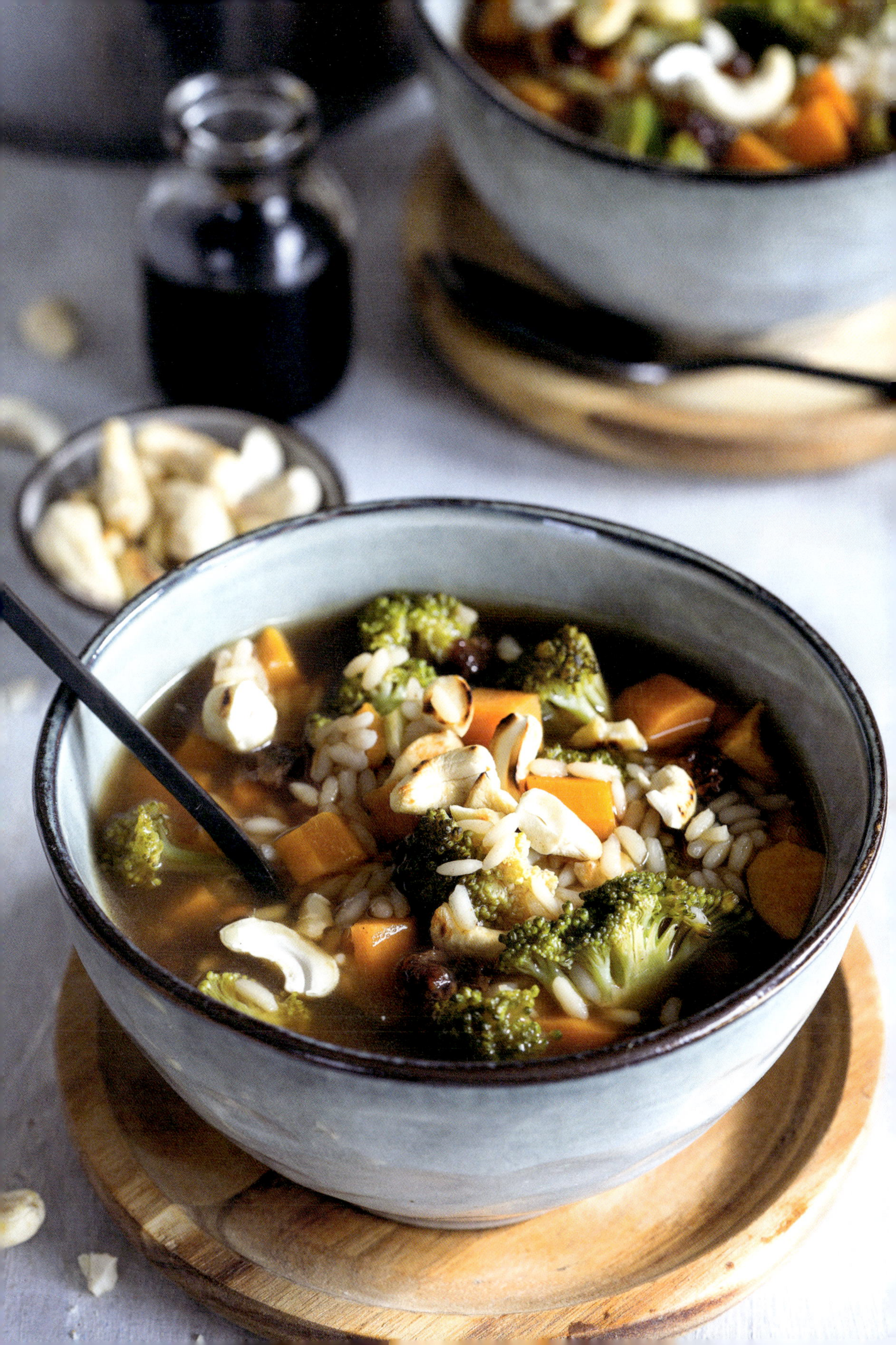

Gebratener Chicorée auf Berglinsen

Gedünstetes Gemüse ist abends gut verdaulich. Die Geschmacksrichtung bitter bringt Pitta in Balance und kann so das Einschlafen erleichtern. In Kombination mit Kokos besitzt dieses Gericht viele kühlende Eigenschaften und kann auch im Sommer gut verwendet werden.

Für 4 Portionen

2 Möhren
100 g Knollensellerie
70 g Räuchertofu
½ Bund frische Petersilie
2 EL Olivenöl
150 g Berglinsen
1 EL Balsamico-Essig
4–5 EL helle Sesamkörner (geröstet)
1 EL Agavendicksaft
500 ml Gemüsebrühe
2 Lorbeerblätter
900 g Chicorée
50 ml Weißwein
1 Prise Steinsalz
1 Prise schwarzer Pfeffer
3 EL Ahornsirup
1 EL Kokosflocken
½ Zitrone

1. Möhren, Knollensellerie und Räuchertofu in feine Würfel schneiden. Die Petersilie waschen und in grobe Streifen hacken.

2. 1 EL Öl in einem Topf erhitzen und die Linsen hinzugeben, um sie etwa 3 Minuten anzubraten. Dann mit einem Schuss Balsamico-Essig ablöschen.

3. Die Möhren-, Sellerie- und Räuchertofu-Würfel hinzugeben und alles gemeinsam anbraten. Die gerösteten Sesamkörner und den Agavendicksaft darübergeben und so das Gemüse karamellisieren.

4. Alles mit der Gemüsebrühe ablöschen und die Zutaten aufkochen lassen. Anschließend die Hitze reduzieren.

5. Die Lorbeerblätter hinzugeben und die Zutaten für weitere 25 Minuten köcheln lassen. Dabei gelegentlich umrühren, damit nichts anbrennt.

6. Den Ofen auf 180 °C Umluft vorheizen. Den Chicorée waschen, bevor die Chicorée-Köpfe halbiert werden.

7. Die Chicorée-Hälften kurz von beiden Seiten in einer Pfanne mit 1 EL Olivenöl anbraten. Dabei aufpassen, dass sie nicht anbrennen.

8. Nun die Hälften in eine Auflaufform legen und mit dem Weißwein und etwas Brühe übergießen sowie Salz, Pfeffer und Olivenöl dazugeben. Zusätzlich den Ahornsirup auf die Hälften geben und für etwa 20 Minuten backen.

9. Das Linsengemüse vom Herd nehmen, sobald die Linsen gar sind. Die gehackte Petersilie und die Kokosflocken unter das Linsengericht heben und alles auf 1 Teller anrichten. Die Chicorée-Köpfe mit dem Saft von ½ Zitrone beträufeln und auf die Linsen drapieren.

Vata: Chicorée ist sehr bitter. Du kannst das Gericht mit Zucchinihälften ausprobieren.
Pitta: Du kannst das Gericht genauso beibehalten.
Kapha: Auch für dich ist das Gericht so gut geeignet.

Gebackene Süßkartoffel

Backkartoffel einmal anders zubereitet! Wie du gelernt hast, sind Kartoffeln am Abend nicht besonders gut geeignet. Süßkartoffeln dagegen sind sehr gut als Abendmahlzeit. Der süße Geschmack erhöht Kapha in deinem Körper und kann so den Nachtschlaf unterstützen und die Regeneration fördern. Eine Süßkartoffel reicht meist pro Person aus.

Für 3 Portionen

3 Süßkartoffeln
100 g Quinoa
1 TL Salz
1 Frühlingszwiebel
4 Radieschen
½ Bund frische Kräuter
1 Avocado
½ Bund Koriander
1 Limette
½ TL Salz
2 EL Wasser
3 TL Sesam

1. Den Backofen auf 180 °C Umluft vorheizen.
2. Die Süßkartoffeln bürsten und waschen und in der Mitte einschneiden. Für circa 1 Stunde backen, bis sie weich sind und sich leicht öffnen lassen.
3. Quinoa nach Packungsanleitung kochen und erst am Ende der Kochzeit mit ½ TL salzen.
4. Frühlingszwiebel, Radieschen und Kräuter klein schneiden und alles mit der Quinoa vermengen.
5. Die Avocado mit dem Koriander und dem Saft der Limette sowie ½ TL Salz und Wasser zu einer cremigen Masse vermischen.
6. Die Süßkartoffeln öffnen und mit dem Quinoa-Salat füllen. Anschließend mit dem Avocado-Dip und dem Sesam toppen.

Vata: Neben Quinoa kannst du auch Reis als Füllung verwenden.
Pitta: Du kannst Quinoa auch gegen Couscous austauschen.
Kapha: Verwende gerne Linsen, um mehr Leichtigkeit in dieses Gericht zu bekommen.

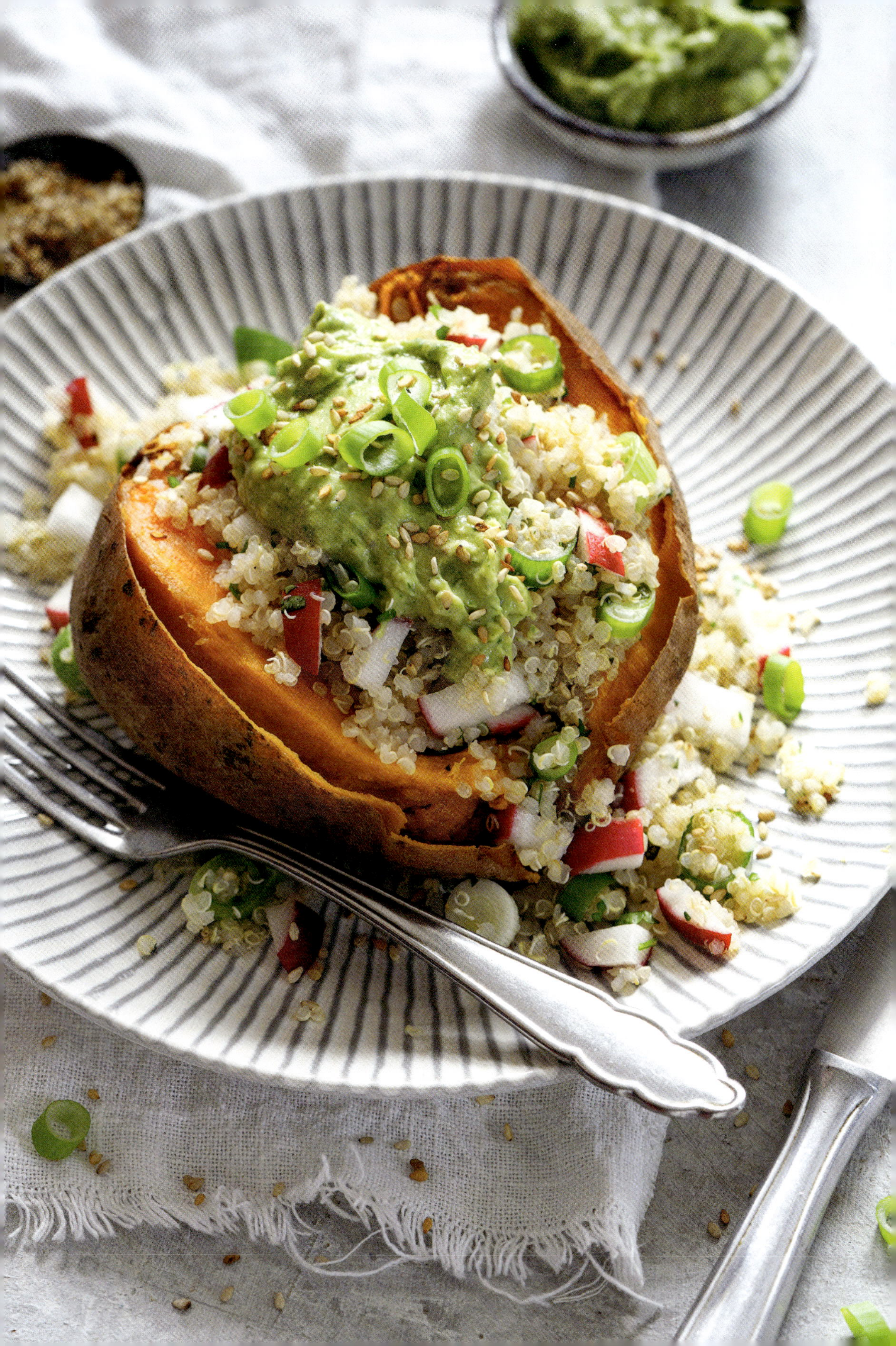

Green-Power-Bowl

Dieses letzte Rezept ist selbst für Kochmuffel geeignet – es ist ganz einfach zu kochen. Blumenkohl und Brokkoli bringen leicht verdauliche, pflanzliche Proteine, und der Spargel fördert die Wasserausscheidung. Kurkuma entfaltet ihre antientzündliche Wirkung und wirkt so den Chiliflocken entgegen. Genieße die ganze Kraft von gesundem Gemüse und leckeren Gewürzen!

Für 1 Portion

80 g Brokkoli
6 Stangen Spargel
1/3 Blumenkohl
1/3 TL Kurkumapulver
½ TL Chiliflocken
1 TL Steinsalz
1 TL schwarzer Pfeffer
1 EL Olivenöl
200 g TK-Erbsen
Saft von 1 ½ Bio-Limetten

1. Den Backofen auf 180 °C Umluft vorheizen.
2. Brokkoli, Spargel und Blumenkohl waschen und klein schneiden. Der Spargel kann lang bleiben.
3. Blumenkohl und Brokkoli auf ein mit Backpapier ausgelegtes Backblech legen und beides mit Kurkuma, Chiliflocken, ½ TL Salz und ½ TL Pfeffer bestreuen. Nun das Olivenöl darüberträufeln und das Gemüse für etwa 25 Minuten im Ofen garen.
4. Nach 10 Minuten den Spargel hinzugeben.
5. In der Zwischenzeit die Erbsen in einem Topf zum Auftauen bringen. Nach etwa 5 Minuten sollten sie gar sein. Die Erbsen, ½ TL Salz, ½ TL Pfeffer und den Limettensaft in einen Mixer geben und alles zu einem feinen Püree vermischen.
6. Das Gemüse mit dem Püree zusammen in einer kleinen Schüssel (Bowl) anrichten.

Vata: Du kannst den Blumenkohl und den Brokkoli gegen Fenchel und Möhren auswechseln.

Pitta: Mach dir auf jeden Fall noch eine kleine Getreidebeilage dazu (etwa Quinoa oder Reis).

Kapha: Dieses Rezept schenkt dir Leichtigkeit am Abend und ist schnell zubereitet.

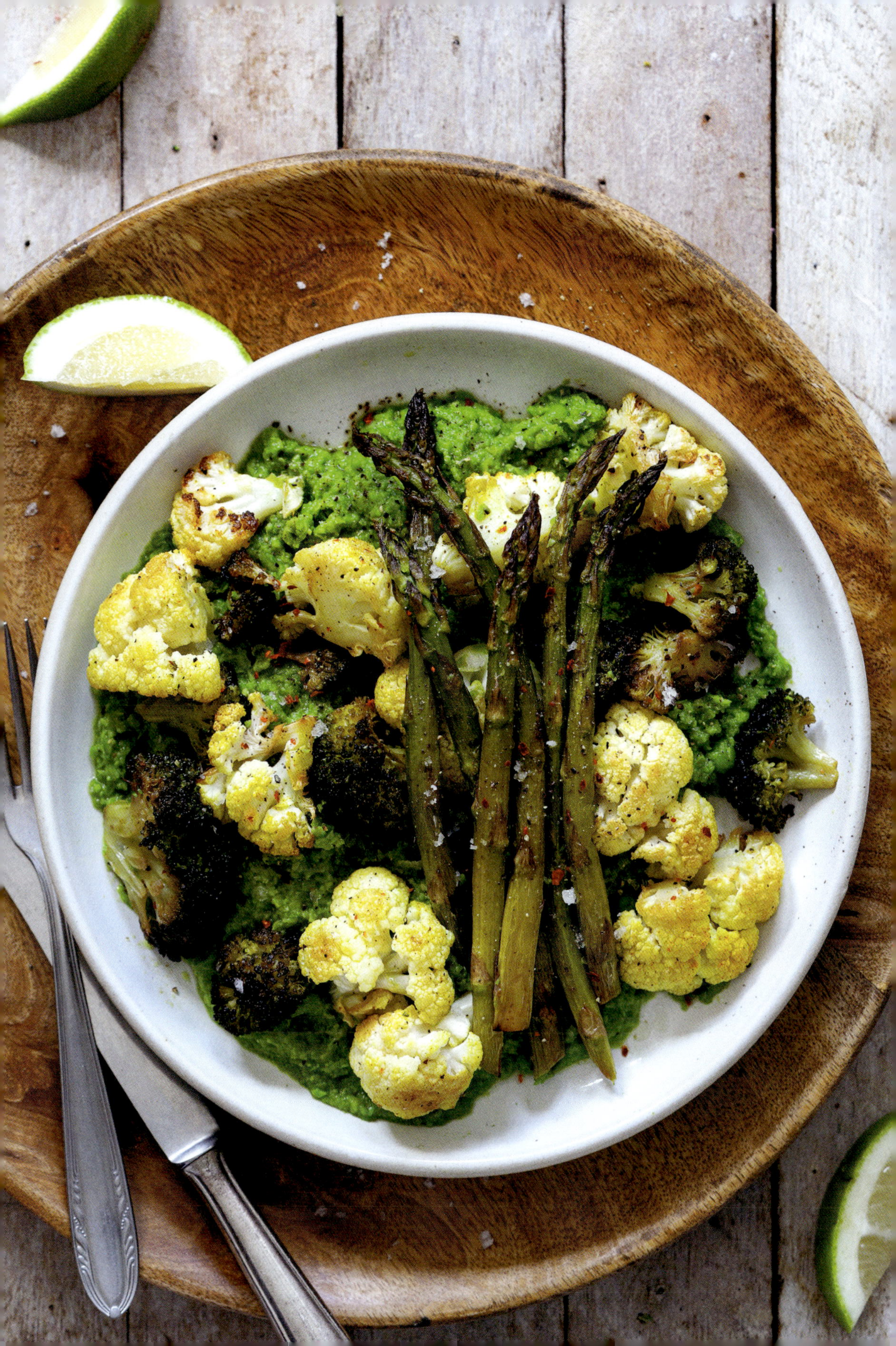

Rote-Bete-Suppe

Rote Bete zählte zu den Gemüsesorten, die ich als kleines Kind nicht sonderlich mochte. Mittlerweile steht sie aber sehr weit oben auf meiner Liste. Zum einen wegen des Geschmacks, zum anderen, weil sie viel Betain enthalten. Dies ist ein sekundärer Pflanzenstoff, der die Leber stimuliert und die Funktion der Gallenblase unterstützt. Dadurch hilft dir die Rote Bete, deinen Körper zu entgiften.

Für 4 Portionen

500 g Rote Bete
1 daumengroßes Stück Ingwer
1 TL gem. Kreuzkümmel
¼ TL gem. Kardamom
500 ml Gemüsebrühe
300 ml Kokosmilch
1 Prise Himalaya-Salz
1 Prise Pfeffer

1. Zunächst die Rote Bete schälen und in kleine Würfel schneiden sowie den Ingwer zerkleinern.
2. Alle Zutaten, bis auf die Kokosmilch, in einen großen Topf geben und alles für etwa 10 Minuten köcheln lassen. Die Rote Bete sollte am Ende gar sein.
3. Die Suppe mit der Kokosmilch in einen Hochleistungsmixer geben und zu einer sämigen Suppe pürieren. Mit etwas Himalaya-Salz und Pfeffer abschmecken und genießen.

Vata: Rote Bete zählt zu den süßen Gemüsesorten, sodass du die Suppe gut vertragen solltest. Vor allem für den Herbst ist sie perfekt geeignet.
Pitta: Wenn du etwas zum Beißen benötigst, bereite dir gerne noch etwas Getreide zu.
Kapha: Gib noch 1 Prise Cayennepfeffer hinzu, um deinen Stoffwechsel zu unterstützen.

Gesunde Abendroutine zur Gewichtsreduktion

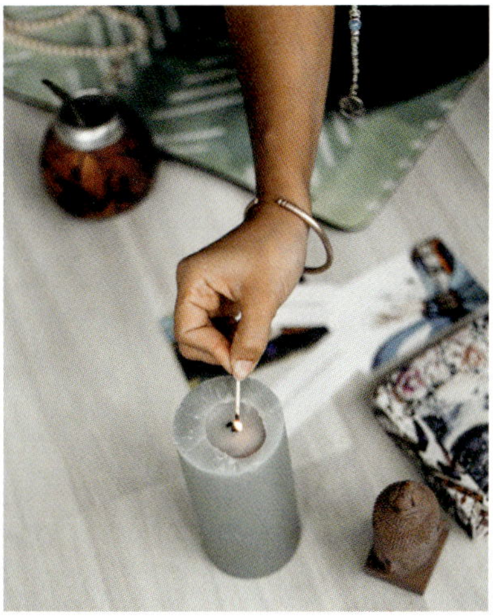

Nach dem Abendessen ist vor dem Schlafengehen, und wie du bereits weißt, ist der Schlaf äußerst wichtig für deinen Körper. Wenn wir in Ruhe sind, wird der Parasympathikus aktiviert. Dies ist der Teil des vegetativen Nervensystems, der für die Entspannung zuständig ist. Er hilft deinem Körper, in die Regeneration und Selbstheilung zu kommen, und kann dich somit unterstützen, dein individuelles Gleichgewicht zu erreichen. Vor allem Menschen, die viel Stress haben, sollten auf einen guten Schlaf achten. Wir können tatsächlich im Schlaf abnehmen, wenn er regenerativ ist. Wie kannst du also deinen Schlaf verbessern? Eine sehr gute Möglichkeit, um deinen Schlaf zu fördern, ist, den Abend immer gleich zu beenden. Wie bei der Morgenroutine wirkt auch deine Abendroutine beruhigend und stresslindernd auf deinen Organismus. Dein Körper und dein Geist sind durch Routinen und festgelegte Abläufe darauf trainiert, zu entspannen. Du gibst deinem Körper das Zeichen, dass nun Zeit zum Schlafen ist. Hierdurch kann er sich darauf vorbereiten, abzuschalten.

Ich bin ein absoluter Fan der abendlichen Meditation. Das lange Sitzen erhöht den Kapha-Anteil, sodass Schwere und Trägheit in deinem Körper gefördert werden und der Schlaf sich verbessert. Du kannst die abendliche Meditation auch im Liegen durchführen, um diesen Effekt zu verstärken. Es reicht schon, deine Aufmerksamkeit für etwa 10 bis 15 Minuten auf deine Atmung zu lenken. Versuche, hier wirklich tief und gleichmäßig ein- und auszuatmen. Wenn deine Gedanken abschweifen, nimm dies einfach wahr, ohne es zu bewerten. Ärgere dich nicht, sondern führe deine Aufmerksamkeit zurück zu deiner Atmung. Wenn du lieber eine geführte Meditation hören möchtest, findest du einige auf meiner Website unter www.dralinahuebecker.com.

Eine weitere Methode, um deinen Schlaf zu verbessern, ist das »Journaling«, kurz: das Tagebuchschreiben. Wenn du die Dinge, die am Tag passiert sind, aufschreibst, kannst du sie besser verarbeiten. Zusätzlich kannst du notieren, wofür du am Tag dankbar bist. Dankbarkeit hilft dir dabei, positive Emotionen und Gedanken zu fördern. Wir machen uns mit dieser Übung bewusst, dass es immer irgendetwas in unserem Leben gibt, wofür wir dankbar sein können. Das zaubert bestimmt ein Lächeln in dein Gesicht und zeigt dir, wie viele wertvolle Erfahrungen du gemacht hast. Nimm dir jeden Abend Zeit, drei Dinge aufzuschreiben, für die du an diesem Tag dankbar bist, und notiere eine Sache, auf die du heute stolz bist. Lerne auf diese Weise, deine Gedanken und deine Emotionen auf einem positiven Level zu halten und Stress zu reduzieren.

Versuche außerdem, möglichst jeden Tag zur gleichen Zeit ins Bett zu gehen und zur gleichen Zeit aufzustehen. Auch das bringt deinen Stoffwechsel in Balance und hilft deinem Körper, deine Verdauung regelmäßig zu halten. Deine Hormone kommen ins Gleichgewicht und unterstützen deinen Körper dabei, in Balance zu bleiben. Um dich neben all diesen Methoden noch besser auf den Schlaf vorzubereiten, habe ich sieben weitere Yoga-Übungen für dich. Versuche, die Positionen lange zu halten, damit sich dein Körper komplett entspannen kann.

Feierabend – die besten Yoga-Übungen zur Entspannung

Kindsposition

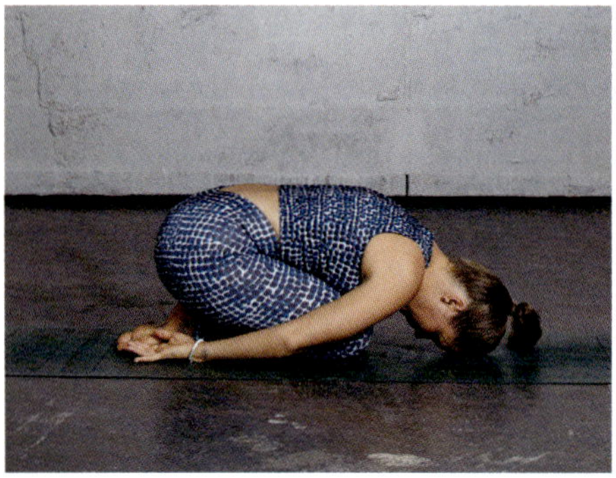

Die Kindsposition ist nicht nur gut geeignet, um deinen Körper nach deiner Yogapraxis abzukühlen, sondern auch, um während deines Flows Abkühlung zu finden. Du kannst sie nutzen, um dich erneut zu erden. Sie ist aber auch hilfreich, wenn du deine Atmung wieder einfangen musst und sie gleichmäßig ein- und ausfließen lassen möchtest.

Für die Kindsposition legst du deine Fußrücken zur Matte und sitzt auf deinen Fersen. In der Ausatmung kannst du deinen Oberkörper nach unten senken und deine Stirn ablegen. Als Variationen kannst du deine Knie mattenbreit öffnen oder deine Arme auch gerne nach vorne ausstrecken.

Vata: Der enge Kontakt zur Erde schenkt dir Entspannung und Ruhe.

Pitta: Wann immer du dich wütend oder gestresst fühlst, kannst du die Kindspose nutzen, um herunterzufahren.

Kapha: Nach einem anstrengenden Yoga-Flow bringt dich die Kindspose wieder in Balance.

Der Schmetterling

Im Schmetterling dehnst du deine Hüftregion, wodurch unterdrückte Emotionen ans Licht kommen können. Der Schmetterling wirkt stressreduzierend und beruhigend auf deinen Körper und deinen Geist.

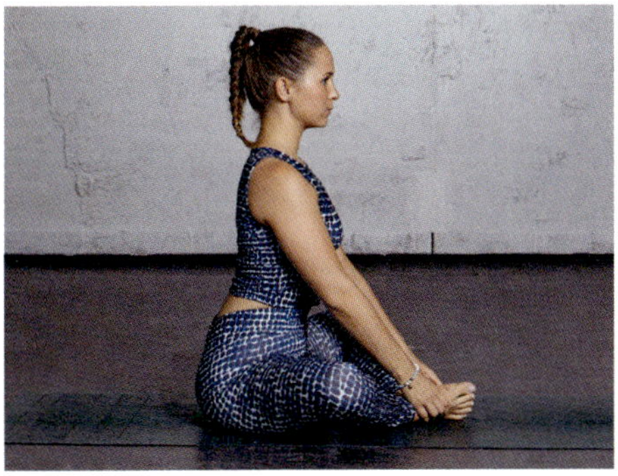

1. Setze dich ganz aufrecht auf deine Matte. Bringe deine Fersen nah zum Gesäß und lass deine Knie dann von hier aus nach außen sinken. Bringe deine Fußsohlen vor dir zueinander und umgreife sie so, dass du sie wie ein Buch nach oben öffnen kannst.

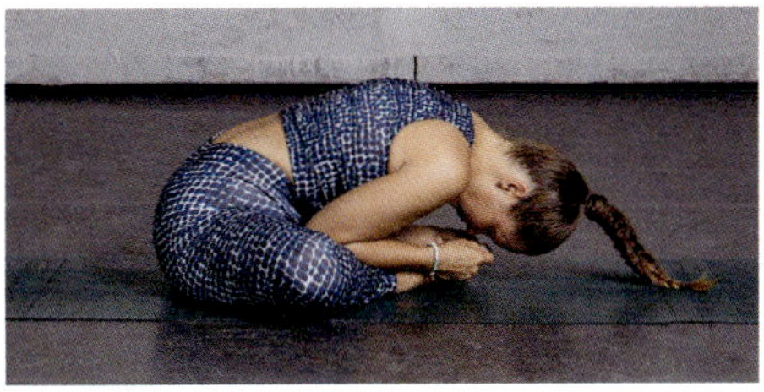

2. In der Einatmung richtest du deinen Oberkörper noch einmal auf. Ausatmend senkst du deinen Oberkörper über deine Beine. Deine Ellbogen liegen ganz nah deinem Oberkörper an.

Um in dieser Stellung aktiv tiefer zu gelangen, solltest du mit jeder Einatmung die Kopfkrone leicht nach vorne schieben und deine Wirbelsäule in die Länge ziehen. Mit jeder Ausatmung lässt du los, ziehst den Bauchnabel heran und kommst tiefer mit dem Oberkörper nach unten. Du kannst aber auch passiv tiefer kommen. Dafür atmest du einfach gleichmäßig ein und aus. Du lässt die Schwerkraft für dich arbeiten.

Vata: Diese Asana fällt dir leicht und reduziert Stress. Solltest du unter Kopfschmerzen leiden, verzichtest du jedoch besser auf die Vorbeuge.

Pitta: Wenn du Probleme im unteren Rücken hast, kannst du dein Gesäß mit einer Decke unterpolstern.

Kapha: Falls deine Knie noch stark in der Luft sind, kannst du sie mit Blöcken unterpolstern. Bei Schleimansammlungen in den Atemwegen solltest du besser auf den Schmetterling verzichten.

Kopf-zum-Knie-Stellung

In dieser Vorbeuge arbeitest du an der Flexibilität deiner Wirbelsäule und deiner Beinrückseite. Du stimulierst aber auch Leber und Nieren und kannst Menstruationsbeschwerden vermindern. Du unterstützt deinen Körper also bei der Entgiftung auf natürliche Art und Weise.

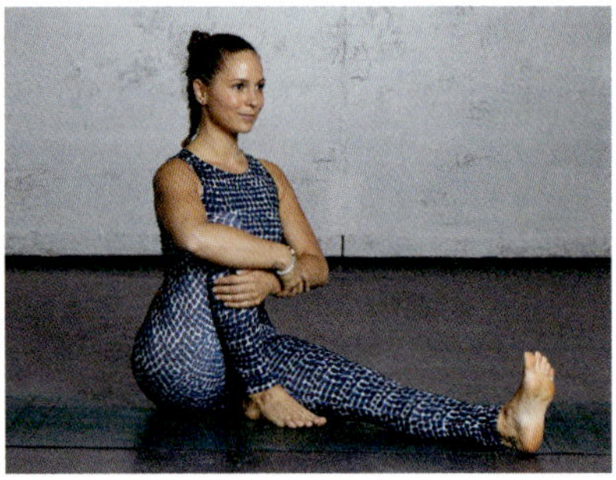

1. Für diese Stellung startest du in einem aufrechten Sitz, deine Beine nach vorne ausgestreckt. Mit der Einatmung ziehst du ein Bein nah zu dir heran.

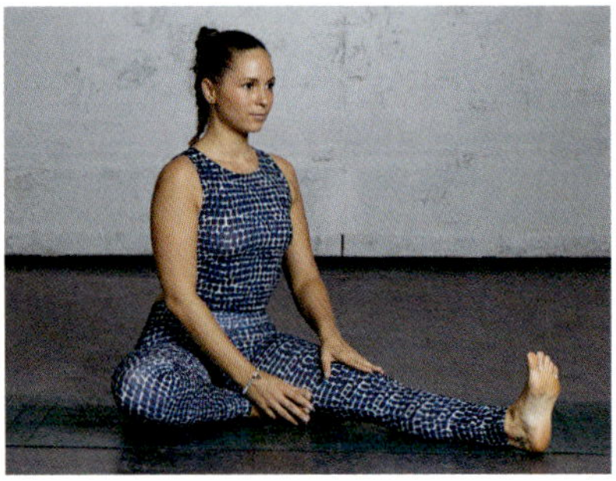

2. In deiner Ausatmung lässt du dein Knie zur Seite sinken. Du aktivierst beide Füße, indem du die Zehen und die Fußrücken jeweils Richtung Knie ziehst. Wenn dein Knie den Boden nicht berührt, kannst du es mit einem Block oder einem Kissen unterpolstern.

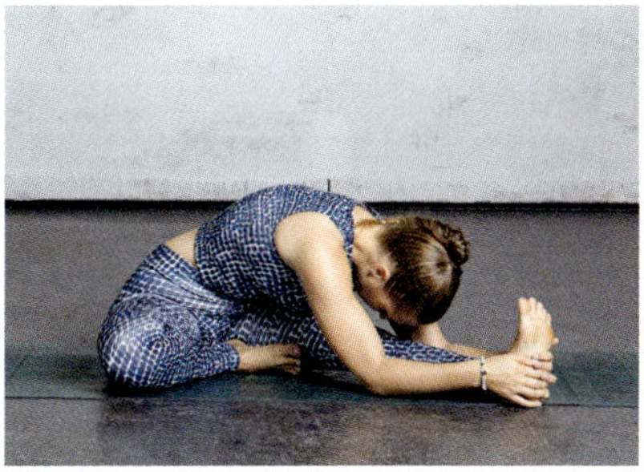

3. Einatmend richtest du den Oberkörper noch einmal auf und streckst deinen Rücken ganz lang. Ausatmend lässt du dich über dein ausgestrecktes Bein sinken.

4. Um die Stellung wieder aufzulösen, kommst du mit der Einatmung und langer Wirbelsäule in einen aufrechten Sitz zurück.

Vata: Auch wenn du sehr flexibel bist, versuche nicht, dich in die Vorbeuge zu ziehen, sondern dich auf die Länge in deinem Rücken und eine gleichmäßige, tiefe Einatmung zu konzentrieren.

Pitta: Spüre, wie es sich anfühlt, dich der Position passiv hinzugeben, und lass dich einfach von der Schwerkraft in die Position bringen.

Kapha: Deine Körpermasse (und damit meine ich nicht unbedingt Fett) kann dich daran hindern, in die Vorbeuge zu gelangen. Arbeite hier mit der Atmung und ziehe ausatmend den Bauchnabel heran, um Platz für die Vorbeuge zu schaffen.

Happy Baby

In der Happy-Baby-Pose wird dein unterer Rücken gelöst. Aber auch deine Beinrückseiten werden gedehnt.

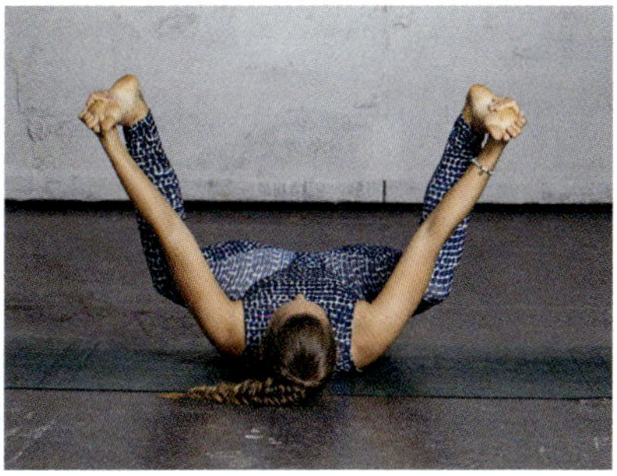

1. Du startest in Rückenlage. Greife nach deinen großen Zehen oder nach deinen Fußaußenkanten. Dann lässt du deine Knie an deinem Oberkörper vorbeigleiten. Deine Schulterblätter bleiben entspannt auf der Matte. Du kannst den Atem ganz tief und gleichmäßig ein- und ausfließen lassen.

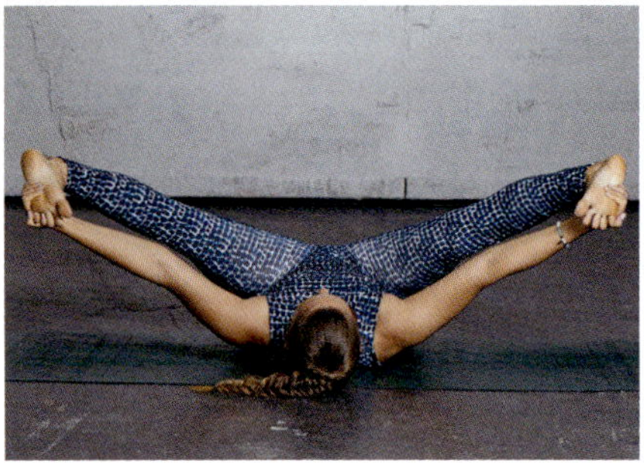

2. Wenn du einen Schritt weitergehen möchtest, kannst du deine Beine nach außen strecken.

Vata: Für die Position ist relativ viel Flexibilität besonders in den Hüften gefordert. Vata wird es besonders leichtfallen, die Beine zu strecken.

Pitta: Pitta sollte die Position langsam aufbauen und erst einmal darauf achten, wie es sich anfühlt, die Hüften zu entspannen.

Kapha: Durch fehlende Flexibilität kann es sich für Kapha anbieten, den Oberkörper zu unterpolstern, um in dieser Stellung wirklich entspannen zu können.

Liegender Schmetterling

Im liegenden Schmetterling öffnest du nicht nur deine Hüften, sondern auch dein Herz. Spirituell gesehen, öffnest du also nicht nur deinen Brustkorb, sondern du öffnest dich für die Dinge, die dein Herz begehrt. Herzöffner helfen dir, tiefer durchzuatmen und wirklich loszulassen. Die erhöhte Sauerstoffzufuhr verleiht dir neue Kraft.

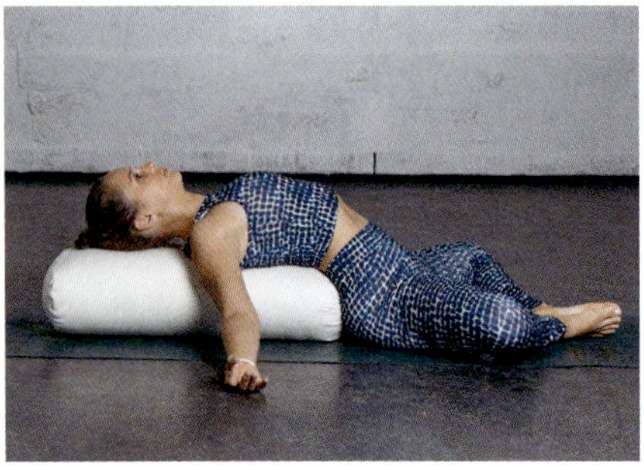

1. Um in diese Position zu gelangen, setzt du dich erst aufrecht hin und ziehst deine Fersen nah zum Gesäß. Von hier aus lässt du deine Knie zu den Seiten sinken und lehnst dich zurück auf dein Kissen. Deine Arme sind zur Seite ausgestreckt oder alternativ über deinen Kopf.

Vata: Durch die Öffnung des kleinen Vata-Brustkorbs wirst du neue Energie gewinnen und dich gleichzeitig getragen fühlen.

Pitta: Als passive Rückbeuge erzeugt der liegende Schmetterling nicht so viel Hitze wie seine aktiven Kollegen. Wenn du Hitze reduzieren willst, solltest du jedoch lieber auf eine Vorbeuge zurückgreifen.

Kapha: In dieser Rückbeuge profitiert Kapha von der Öffnung der Hüften und des Brustkorbs. Die Lunge wird vollständig belüftet, was Atemwegserkrankungen vorbeugen kann.

Liegende Drehung

In dieser liegenden Position wird deine Wirbelsäule sanft gedreht. Es gibt hier wirklich viele Varianten. Am besten startest du in Rückenlage mit angezogenen Knien.

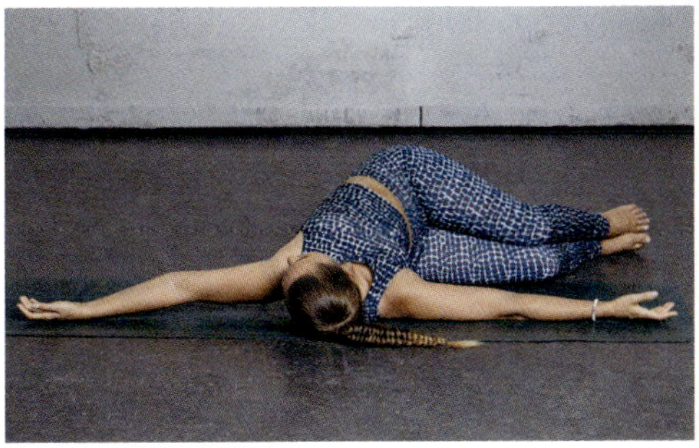

1. Bringe dein Gesäß mit der Einatmung in Richtung linke Mattenseite. Du liegst jetzt schief auf deiner Matte. Ausatmend lässt du von hier aus deine Knie auf Bauchnabelhöhe zur rechten Seite sinken. Deine Knie liegen jetzt übereinander. Du drehst deinen Oberkörper zur linken Seite und bringst die linke Schulter zur Matte.

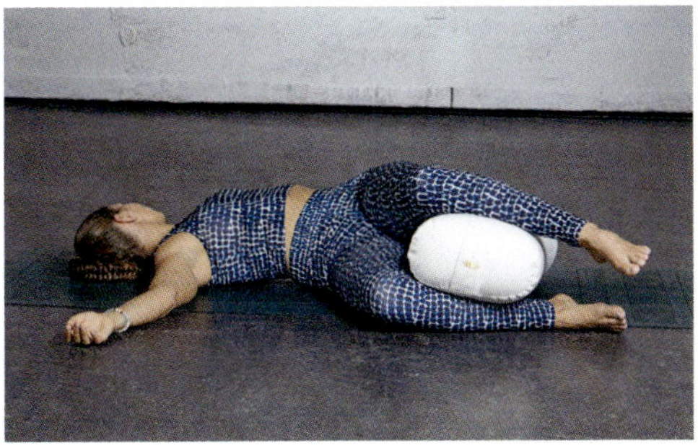

2. Deine Handflächen zeigen nach oben. Dadurch schmiegen sich deine Schulterblätter der Matte an und dein oberer Rücken kann komplett entspannen. Du atmest tief in den Bauch ein und aus. Dadurch massierst du deine inneren Organe und kurbelst deine natürliche Entgiftung an.

Alternativ kannst du ein Kissen zwischen deine Beine legen. Das kann dir helfen, Spannung vom unteren Rücken zu lösen. Du verweilst in deiner Version für einige Atemzüge und wechselst dann auf die andere Seite.

Vata: Vata-Typen haben oft Probleme mit der Durchblutung und der Wirbelsäule. Durch die gedrehte Position profitierst du also doppelt.

Pitta: Verspannungen in der Körpermitte werden gelöst. Das hilft dir, um komplett zu entspannen.

Kapha: Deine Verdauung und dein Stoffwechsel werden durch die gedrehte Haltung angekurbelt.

Shavasana (die Ruhehaltung)

Shavasana – das erlösende Wort am Ende deiner Yogapraxis. Mache es dir ganz bequem, damit du vollkommen entspannt liegst. Im Shavasana hast du den größtmöglichen Kontakt zur Erde. Du liegst still auf deiner Matte und kannst komplett abschalten. Nimm dir ruhig 10 bis 15 Minuten Zeit, mache dir entspannendes Licht an und arbeite zum Beispiel mit ätherischen Ölen, um die Ruhe zu genießen.

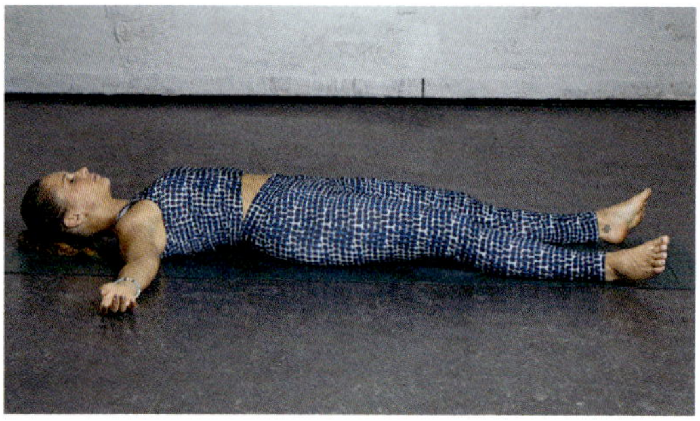

1. Du liegst auf deinem Rücken, Arme und Beine weit von dir weggestreckt.
2. Deine Beine sind mindestens hüftbreit geöffnet, sodass deine Füße nach außen fallen können.
3. Deine Arme sind so weit vom Körper entfernt, dass deine Achselhöhlen Luft bekommen.

Vata und Kapha: Für Vata und Kapha wird es wichtig sein, den Körper warmzuhalten. Decke dich gerne mit einer Wolldecke zu.

Pitta: Wenn du dir ein großes Kissen unter deine Knie legst, kann sich dein unterer Rücken dem Boden annähern und besser entspannen.

Herzlichen Glückwunsch!

Du hast nun die letzte Phase geschafft, in der du aktiv etwas ändern musst. Wenn du alles bisher umgesetzt hast, wirst du schon einiges erreicht haben. Um nun auch in dieser Phase Neues in deinen Alltag zu integrieren, solltest du ein letztes Mal das SMART-Modell anwenden. Überlege dir, wie du die Ziele aus Phase 4 in deinem Alltag umsetzen möchtest. Vergegenwärtige dir noch einmal, wozu du das alles überhaupt machst. Welche Ziele hast du schon erreicht? Was hat sich seitdem alles positiv verändert?

Ziele der vierten Phase:

1. Behalte die wichtigsten Dinge aus Phase 1, 2 und 3 bei.
2. Passe dein Abendessen an.
3. Überlege dir eine Abendroutine und gehe jeden Abend zur gleichen Zeit ins Bett, um deinen Schlaf zu fördern.
4. Mache täglich mindestens vier Yoga-Übungen, um dich auf den Schlaf vorzubereiten.

Nimm dir ein Blatt Papier oder einen Block und schreibe dir deine Ziele der vierten Phase auf. Platziere auch diese Ziele an einem Ort, an dem du sie jederzeit sehen kannst. Nimm dir jetzt noch ein wenig Zeit, das SMART-Modell auf jedes einzelne Ziel anzuwenden: spezifisch, messbar, attraktiv, realistisch und terminiert. Viel Spaß bei der Umsetzung!

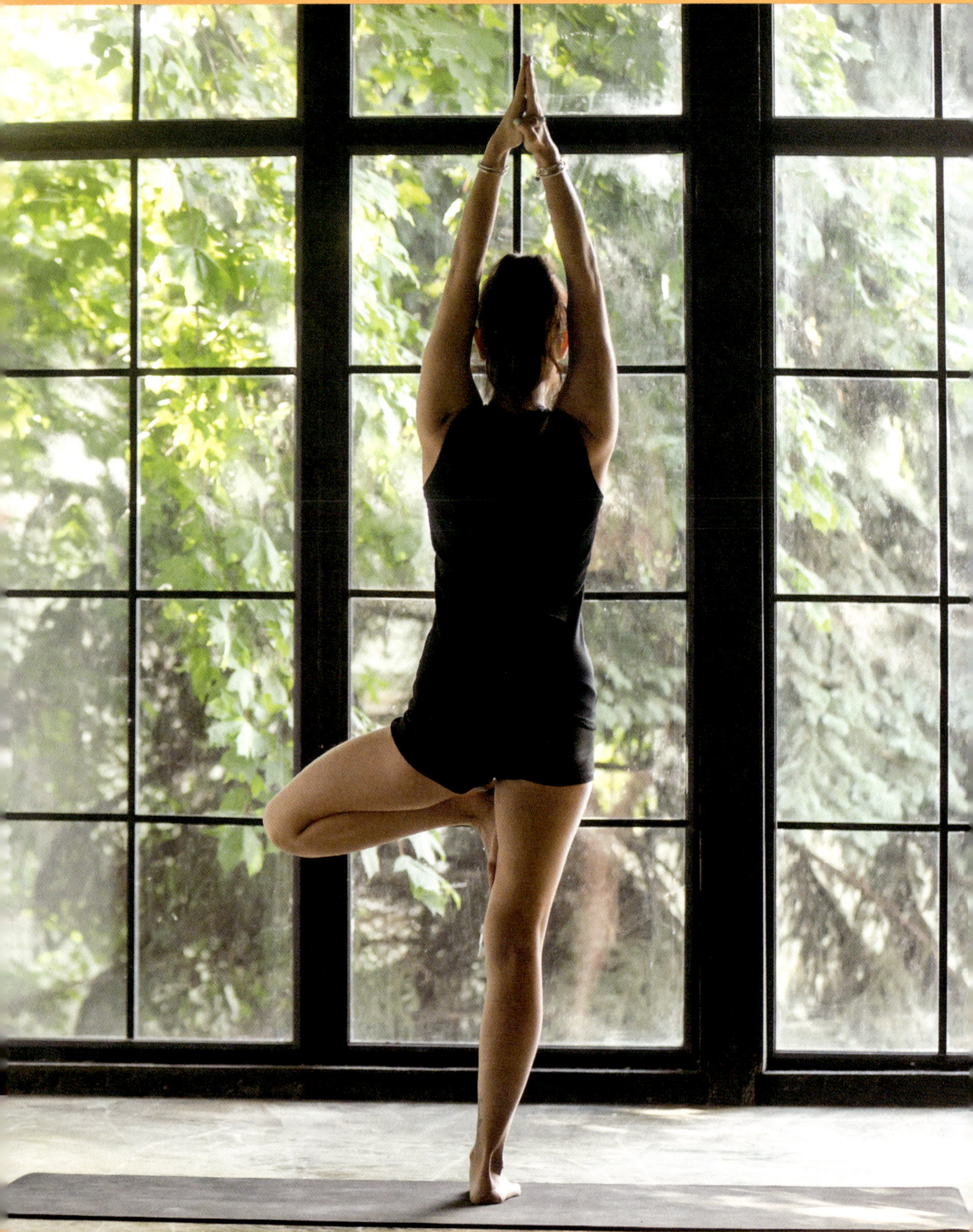

Phase 5

Unbeschwert weiterleben

Die letzte Phase ist keine wirkliche Phase mehr. Es geht vielmehr darum, all das, was du bisher gelernt hast, beizubehalten und deine Lebensveränderung weiterhin umzusetzen. Du hast dir für jede Phase mindestens einen Monat Zeit genommen. Nun geht es gewissermaßen um die Spanne deines zukünftigen Lebens. Wie du dennoch motiviert bleibst? Das zeige ich dir gerne in diesem letzten Kapitel.

Wie es nach der Umstellung für dich weitergeht ...

Du hast die vergangenen Wochen und Monate viel gelernt und verändert. Du hast andere Gerichte ausprobiert, neue Routinen gelernt und dich vermutlich sowohl körperlich als auch mental in Bewegung gebracht. Du hast gemerkt, wie es dir mit der Nahrung geht, die du zu dir nimmst. Wie dein Leben sich verändert, wenn du deine Sichtweise überdenkst und beginnst, deine Wünsche zu manifestieren. Und jetzt? Jetzt darf es weitergehen! Deine zukünftige Aufgabe wird sein, die Dinge, die dir bisher gutgetan haben, beizubehalten, und die Methoden, Gerichte, Übungen, die dir nicht zusagen, nicht fortzuführen. Du hast dich über die letzten Monate wieder mehr mit deiner Intuition verbunden, und dieser Schritt war extrem wichtig. Denn: Durch die Verbindung mit deiner Intuition und mit dem Wissen, wie gut es dir mit all den neuen Dingen geht, kannst du dich nun bewusst für deinen weiteren Weg entscheiden. Möchtest du Lebensmittel essen, die deine Verdauung erschweren, zu Blähungen führen oder dich müde machen? Oder wählst du von nun an bewusst Nahrung, die deinen Körper unterstützt, deinen Geist erhellt und deiner Seele guttut?

Es geht im weiteren Verlauf deines Lebens nicht mehr darum, abzunehmen oder dir irgendetwas zu verwehren. Es geht vielmehr darum, eine bewusste Entscheidung zu treffen. Wenn dir deine Morgenroutine guttut, dann behalte sie bei! Warum solltest du nach diesen vier Phasen etwas ändern, was dir gut bekommt? Wieso in alte Verhaltensmuster zurückfallen, wenn du nun weißt, was dir Freude bereitet und dich in Balance bringt? Das ist es doch, was das Leben ausmacht: bewusst zu entscheiden, was man möchte und was nicht. Du bist im Urlaub und möchtest ein Eis essen, obwohl du weißt, dass es dein Agni schwächen kann. Na und? Dann iss das Eis! Du weißt jetzt, wie du dich wieder ins Gleichgewicht bringen kannst. Alles sollte sich die Waage halten. Du musst dir ab jetzt nichts mehr verbieten, weil du weißt, dass Verzicht etwas Negatives beinhaltet. Verzicht hält dich nicht in Balance, sondern führt zur Disbalance.

Um in deinem persönlichen Gleichgewicht zu bleiben solltest du dich möglichst Dosha-gerecht ernähren. Also genau so, wie deine Prakriti es vorgibt. Gestalte deine Bewegung ebenso Dosha-gerecht wie deine Ernährung. Für Pitta-Typen können Wassersportarten gut sein, Kapha sollte auf gleichmäßige Bewegungen wie joggen oder Radfahren setzen, und Vata ist beispielsweise beim Tanzen oder in Gruppentrainings gut aufgehoben.

Halte stets dein Warum im Blick. Durch ein Visionboard, also durch die visuelle Darstellung deiner Ziele, kannst du deine Lebensträume visualisieren und den Fokus auf ihre Umsetzung legen. Durch Vorher-nachher-Fotos lassen sich deine Erfolge dokumentieren. Hauptsächlich geht es darum, dich in deinem Körper wohlzufühlen, und nicht darum, einem unrealistischen Schönheitsideal zu entsprechen. Schreibe dir auf, wie es dir jetzt nach den vier Phasen geht. Dadurch wird dir noch bewusster, was sich verändert hat. Dir wird nochmals klar werden, wie gut du dich im Vergleich zu früher fühlst.

Und wenn du nichts von dem beibehältst, was du in diesem Buch gelernt hast? Dann wenigstens diese eine Sache: Vermeide Stress! Stress wird dich im Leben nie glücklich machen. Stress wird neben Übergewicht auch zu vielen anderen Erkrankungen führen. Er wird dir Lebensfreude und Lebenszeit stehlen – und beides hast du nicht verdient. Du bist wundervoll, wertvoll und einzigartig!

Danksagung

Dieses Werk liegt mir besonders am Herzen. Ich glaube, vor allem wir Frauen sind oft nicht ganz fair zu uns. Wir versuchen, uns anzupassen, in ein Schema einzufügen und möglichst nicht zu sehr aufzufallen. Dabei sollte genau das Gegenteil der Fall sein. Wir sind alle einzigartig, ob Mann oder Frau. Wir alle haben individuelle Fähigkeiten. Wir alle benötigen andere Dinge, um ins Gleichgewicht zu kommen. Ich kann nicht den gleichen Weg wie du gehen – und du nicht den gleichen Weg wie ich. Und dennoch sind beide Wege perfekt.

Ich habe in dieses Buch viel Herzblut gesteckt. Trotz aller Hürden war ich fest davon überzeugt, dass es vielen Menschen da draußen helfen wird, Abnehmen nicht als etwas Lästiges zu empfinden, sondern als einen Weg, ihr individuelles Gleichgewicht zurückzugewinnen. Unterstützt haben mich dabei viele wertvolle Menschen in meinem Leben.

Ich danke meinen Eltern, dass sie mich den Weg gehen lassen, den ich für richtig halte. Ich danke meinen Schwestern für all die Unterstützung und Liebe, die sie mir immer wieder zusenden. Ich danke meinen Freundinnen für den Rückhalt und die Ermutigung, immer weiter meinen Träumen zu folgen. Und ich danke meinem Partner, der mir immer wieder zeigt, dass ich genug bin – egal, ob mit oder ohne Buch.

Ich danke all den Menschen da draußen, die mir ihr Vertrauen schenken, und ich danke dir, dass du den Weg zu mir gefunden hast und ich dich inspirieren darf. Danke, dass du dich für den Weg ganzheitlicher Gesundheit entschieden hast und mir damit hilfst, meinen Traum von ganzheitlicher Medizin voranzutreiben.

Deine Alina

Über die Autorin

Dr. Alina Hübecker ist Ärztin, Yogalehrerin und Ayurveda-Therapeutin. Um die Gesundheit ihrer Patienten dauerhaft zu erhalten, kombiniert sie die westliche Medizin mit Ayurveda und Yoga zu einer ganzheitlichen Therapie. Ihr integratives Konzept vermittelt sie nicht nur in ihrer Praxis, in Kursen und Workshops, sondern auch auf ihrem Blog, auf Instagram und in ihrem Podcast Ganz schön gesund! Wenn du nach der Lektüre dieses Buchs weitere Hilfe benötigst oder eine langfristige Ayurveda-Beratung suchst, findest du Alina unter *www.dralinahuebecker.com* oder auf Instagram unter *@dr_alina_huebecker*.

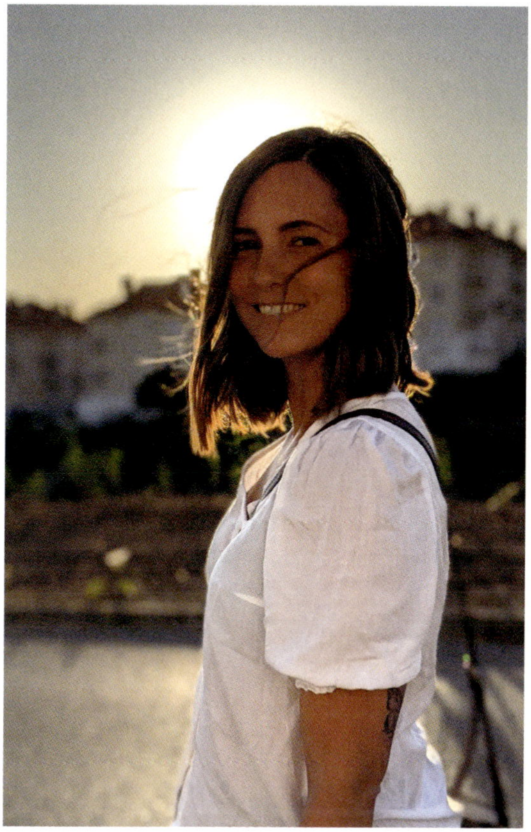

Zutatenregister

Bildnachweis

S. 8: Freebird7977/Shutterstock.com
S. 13, 19, 22, 23: Voin_Sveta/Shutterstock.com
S. 30: StockSmartStart/Shutterstock.com
S. 47–49: Sudowoodo/Shutterstock.com
S. 57: Cookie Studio/Shutterstock.com
S. 108: Nenad Aksic/Shutterstock.com
S. 207: Ekaterina Ru/Shutterstock.com
S. 216: fizkes/Shutterstock.com
S. 54, 89–103, 113, 208–214: Nils Schwarz
Weiß: S. 58, 65, 136, 184: © Ann Christin Weiß, Foodstyling: Corinna Posny
S. 119, 123, 125, 129, 131, 133, 141, 143, 147, 151, 155, 159, 163, 167, 169, 171, 175, 179, 181, 189, 193, 197, 199, 203, 205: Stephanie Just
S. 221: Sabrina Schmidt
movitania/Shutterstock.com; oksanka007/Shutterstock.com